Couverture :
Dessin : Gambit
Couleurs J8B

Sommaire

0. Préface 8
1. Marion 12
2. Estelle 14
3. Lisbeth 25
4. Ako 58
5. Kaori 141
6. Linh 159
7. Morgane 171
8. Ava 179
9. Ambre 184
10. Naomi 216
11. Mickaella 409
12. Yumin 432
13. Chloé 437
14. Elodie 444
15. Manu 456
16. Lou 473
17. Mélanie 513

0. Préface

Ce texte est un recueil des histoires d'amour vécues entre 16 et 31 ans.

J'ai conservé une histoire d'un soir qui a interféré dans une relation amoureuse, et une seule 'sex friend' qui me tient à cœur. Le reste des histoires présente des femmes avec lesquelles j'ai un temps voulu faire ma vie, certaines même dont je suis séparé mais avec lesquelles je souhaiterais toujours finir mes jours.

Souhaitant opérer un 'transfert de ma mémoire amoureuse sur disque dur externe,' rien n'a été retranché ni romancé. J'ai fidèlement et exhaustivement retranscrit ce que me dictait ma mémoire, insérant parfois des textes d'époque ; journaux, lettres, sans les retravailler pour en garder la fraîcheur et l'authenticité. Je ne les relisais qu'après avoir écrit de mémoire. Les mêmes événements sont ainsi parfois racontés deux fois, la première correspondant à mon souvenir, et la seconde à la narration que j'en avais faite juste après, illustrant le travail de la mémoire.

J'ai écrit ces histoires dans une perspective Proustienne, afin de les rendre éternellement vivantes, pour moi comme pour le lecteur. Je pense aussi au jour où peut-être j'aurais perdu la mémoire, et où je pourrai les revivre le temps d'une lecture.

Les histoires d'amour restent présentes, de toutes façons, elles ne se classent pas comme des photos de vacances dans des albums, elles sont là, à chaque instant dans nos nouvelles rencontres, interférant par bribes et flashes dans nos comportements. Mais en les écrivant, les voici présentes in extenso, dans la lumière, plus seulement dans l'inconscient.

Comme 'Herbert West, réanimateur,' de H. P. Lovecraft, j'ai exhumé ces histoires de leur tombeau de mémoire assoupie pour les offrir à la résurrection, le temps de la lecture. Mes amours reposent dorénavant dans ce sanctuaire, ce temple où l'écriture devient culte qui leur rend hommage, parce qu'elles sont parmi ce que j'ai vécu de plus beau, et que l'amour offre un plongeon unique dans l'altérité.

Enfin, c'est la qualité des femmes qu'il m'a été donné de rencontrer qui m'a donné envie d'honorer leur mémoire, notre mémoire.

Toutes ces histoires, alors qu'elles tendaient vers l'éternité, ont pris fin et l'on pourrait y voir autant d'échecs. Pourtant, chacune recèle des gemmes de pur bonheur, de pure beauté, qui n'ont certes pas duré, mais qui n'en ont pas moins existé. Ainsi je les regarde comme des trésors, et ce texte comme une boite à bijoux.

En me livrant à cet inventaire de ma vie amoureuse, je m'attendais aussi à faire des découvertes, à dégager des constantes et à en tirer des leçons.

Mettant en scène des relations, j'y suis nécessairement beaucoup présent, et aux portraits des héroïnes s'ajoute en filigrane un autoportrait amoureux. On y verra par exemple mes deux années passées au Japon, le rôle de la bipolarité, qui a impacté quasiment toutes les histoires à partir du déclenchement de la maladie à l'âge de 20 ans, des troubles anxieux, et des réponses assez catastrophiques que j'ai pu y apporter.

'Pour tomber amoureux il faut connaître la personne…'

Pour moi, ça n'a presque jamais été le cas. Le scan d'une âme à travers un visage et son regard m'a le plus souvent suffi. Ces textes parlent beaucoup de flashs devant la beauté, et je dois préciser ce que j'entends par là.

Il ne suffit pas qu'un visage soit harmonieux, il faut en outre que le regard, l'attitude expriment une personnalité émouvante. Lorsqu'une beauté me touche, il ne s'agit pas seulement de ses traits, mais de la personne que son visage laisse entrevoir. A mes yeux, la beauté est ainsi une qualité humaine. C'est la bonté d'une âme exprimée dans des traits harmonieux.

L'orgueil, la méchanceté, la bêtise ou la vulgarité, par exemple, dégradent la beauté, et peuvent rendre repoussant un visage exquis. Les traits sont des cordes vibrant aux accords de la personnalité. L'humanité, la douceur, la bonté, l'humilité par exemple, sont des caractères propres à magnifier des traits harmonieux, et à produire une beauté qui me touche.

La beauté se construit ou se déconstruit aussi selon la posture entretenue vis à vis d'elle. Élodie n'avait pas conscience de la valeur de ses traits. Mickaella en avait celle transparente qu'en ont les âmes pures. Ako faisait magnifiquement semblant de l'ignorer. Ambre ne s'en préoccupait pas. Il n'y a pas plus repoussant qu'une personne centrée sur la valeur de ses traits, et plus séduisant que celle qui l'oublie.

Et j'en ai croisées des beautés, Dieu m'en a largement pourvu entre l'âge de 16 et de 31 ans. Aujourd'hui, j'en attends une dernière. Peut-être ce texte m'aidera-t-il, sinon à la trouver, du moins à faire preuve de plus de sagesse, et à la garder ?

Et si je ne dois plus jamais en rencontrer, alors j'irai prier dans mon temple, et je me souviendrai avec gratitude de tout ce qui m'a été donné.

1. Marion

C'était il y a très longtemps, bien avant d'avoir atteint l'âge de 10 ans.

Ça s'est passé dans une école primaire avec un préau, une cour et des enfants jouant au ballon.

Il y avait cette fille blonde qui s'appelait Marion, et j'en étais amoureux. Passionné. Je la cherchais tout le temps, et elle me faisait chaud dans la poitrine.

Une année qu'on était dans la même classe, elle me fit passer un mot qui disait : 'Je t'aime, et toi ?'

Fébrile, j'écrivis : 'oui,' en bas du papier, 'oui' au lieu de 'moi aussi.' Insatisfaite, elle me reprocha : 'c'est pas ça qu'il fallait répondre. Enfin… je comprends.' Le cours se termina et je m'empressai de ramasser le papier qu'elle avait jeté sous la table.

Le soir, je le mis dans une boite en métal cylindrique que je glissai sous mon lit. Et je fis un rêve magnifique. Un ange au visage de Marion, portant une robe de mariée et tout auréolé de lumière, s'approchait de moi en flottant.

Quelques jours plus tard je la croisai dans la cour ensoleillée. Pressée et détachée elle dit : 'Au fait, je ne t'aime plus.' Ce fut la fin de notre histoire.

Ma mère a perdu un bébé deux ans avant de me mettre au monde, une fille prénommée Marion. J'avais choisi comme premier amour une figure de ma sœur perdue. Et elle m'a rejeté. Comme pour me rendre au réel.

Mais la figure de cette sœur m'a tant affecté qu'il m'a fallu attendre l'âge de 27 ans pour faire l'amour à une fille de mon ethnie.

2. Estelle

Berlin, été 1992. On voyait bien la différence encore entre l'est, aux routes défoncées bordées de frigos pourris, jubilatoire la nuit avec ses anciens squats reconvertis en clubs, et l'ouest, où tout était doré et rutilant.

J'avais un organisme sain ; pas d'alcool, de dope, de tabac, du sport à haut régime et la cuisine de maman. J'allais passer ma ceinture noire de kung-fu, j'étais fier et arrogant, un peu poète, je venais d'avoir 16 ans et le monde m'appartenait. Mes grands-parents m'avaient envoyé à Berlin étudier l'allemand, il y avait du soleil tout le temps, il faisait chaud et je secrétais plus d'hormones qu'aucun chimiste n'a jamais rêvé en synthétiser.

A l'époque, tout ce que j'avais touché du corps d'une femme c'était les seins, ce qu'avec les cousins on appelait 'base 2,' 'base 1' étant le baiser, et à peine arrivé je réalisai 'base 3.'

"Pardonne-moi jeune fille, je ne me rappelle plus de ton prénom, je me rappelle juste que tu étais grande, jolie, que tu portais des mini-shorts en jean avec des franges, et que c'est au bowling – ou à l'arrière d'un bus ? – que j'ai mis en toi pour la première fois mes doigts dans le sexe d'une femme.

T'étais pas farouche, bourrée d'hormones toi aussi, et

moi, tu comprends, c'est comme si tu m'avais obligé, avec ton mini-short, à te mettre des doigts debout sur la piste devant nos potes. T'étais une allumeuse, une allumette et moi de la poudre, un animal sauvage dévoré par une faim impérieuse. Et tu te balançais, tu dansais, lascivement, les yeux fermés, soupirant pendant que je malaxais ta chatte comme un fou, que mes doigts découvraient ce qui allait devenir une part importante de mes fantasmes et de ma vie…

Ça a duré quelques jours. Je t'ai raconté comment je graphais, comment j'entraînais les jeunes au kung-fu, tu m'as raconté tes trucs dont je ne me souviens pas, si je les ai jamais imprimés, et on a un peu marché en se tenant la main, dans le soleil.

Enfin voilà, on a fait quelques étincelles toi et moi, frotti frotta comme dirait Gynéco, et puis Estelle a débarqué et je t'ai larguée. Avant même d'être avec elle je t'ai dit 'c'est fini,' parce qu'avec une meuf comme ça devant moi, ça devenait impossible d'être avec toi.

C'est pas ta faute, c'est juste qu'avec Estelle il y avait un truc chimique insensé, de molécules combinées, comme avec Ako ou Élodie plus tard, qui force deux êtres à se coller quelles que soient les circonstances. Mais je ne regrette rien, pas même l'affiche au bowling, si c'était à refaire je le referais, et s'il n'y avait pas eu Estelle, peut-être bien que toi et moi on aurait fait l'amour cet été là."

Mais Estelle était magnifique. Ma première femme fatale. Profil arménien, charme à tomber par terre, sensualité à fleur de peau.

Je la fis rire deux ou trois cours de suite, je me faisais toujours voler mes devoirs par des skinheads - avant d'arriver à

Berlin j'imaginais sérieusement qu'il y aurait des skinheads partout - la draguais style 'passage en force,' et quelques jours plus tard je parvins à la choper.

Il me fallut falsifier mon identité ; à 21 ans, Estelle ne serait pas sortie avec un gamin de 16. J'avais la chance de faire plus que mon âge, au cinéma on me refusait les réductions accordées aux mineurs, aussi lui dis-je avec précaution que j'avais 19 ans, mais elle s'écria '19 ! Tu es si jeune ! Tu fais plus vieux !' avec une pointe de déception, comme si pour elle 19 c'était encore tout juste… J'avais un secret à garder.

Dans les clubs interdits aux mineurs j'avais des sueurs froides, mais jamais on ne me demanda mes papiers. Sueurs froides aussi quand elle me branchait politique, demandait pour qui je votais… J'aimerais la retrouver rien que pour lui avouer et voir la tête qu'elle ferait.

J'étais fou d'elle, et Dieu a choisi comme cadre à notre premier baiser un décor de rêve, c'est à dire vraiment un truc impossible, beau et saisissant comme un rêve qu'auraient fait David Lynch et Tim Burton. Une maison avec un salon orange, une cuisine bleue, une musique aux basses lourdes, baignés dans la pénombre et le flottement d'une ivresse légère.

Des gens, tous des inconnus, allaient et venaient, certains prenaient de la cocaïne, d'autres dansaient tout seul, j'avais l'impression qu'en arrière plan un complot se tramait, que ces gens n'étaient pas réels, je ne sais plus comment on avait été invités là-bas, ne l'ai peut-être jamais su. Et le jardin… Sur lequel donnait une porte du salon. Un jardin labyrinthique anglais dans le clair-obscur d'un ciel de mégapole sans lune, les formes décharnées et énigmatiques des arbres et des bosquets, des recoins, des impasses, le tout baigné dans un brouillard laiteux mélange de la lumière étrange de l'intérieur qui sortait un peu, par la porte, et de la qualité de la nuit.

C'est là qu'eut lieu notre premier baiser.

D'abords timide, puisque très intimidé, dans une alcôve de verdure noire, suivi d'une partie de cache-cache dans le labyrinthe, de rires, d'autres baisers, puis d'un squat très perso du canapé du salon orange où nous restâmes enlacés des heures. Il n'y avait pas de couvre-feu, la famille qui m'hébergeait se foutait que je sois là ou pas tant qu'elle touchait son chèque. Ainsi aurais-je profité sans réserve des nuits berlinoises.

Il nous a été accordé peu de temps, deux semaines, dix jours seulement peut-être, mais nos rencontres furent rapprochées, belles et d'une intensité à graver dans ma mémoire des scènes, des conversations, une ambiance, un amour qui date de plus de 16 ans. Combien d'après-midi ensoleillées, combien de soirées j'ai passé avec elle, je ne sais plus, pas beaucoup probablement, mais je m'en souviens avec quelque chose qui est plus que de la nostalgie, une douce impression de complétude et de bonheur qui me fait encore ronronner…

Estelle était belle, vraiment très belle, et désirable. Un soir, je l'avais laissée une minute passer un coup de fil dans une cabine téléphonique pour acheter un truc dans le coin, et à mon retour elle était entourée par trois mecs assez chauds. J'ai bombé le torse, sur le visage à la fois la fureur, mon inconscience juvénile et la confiance que m'avait donnée la pratique du kung-fu, et les mecs pourtant plus vieux, et plus balaises que moi – 'elle est avec toi ?' - sont partis comme des moineaux, à ma grande surprise.

Pendant les soirées, concerts en plein air ou clubs incroyables de Berlin Est avec une foule d'étages, d'éclairages et de salles, de couloirs, de bars, salles de billard, salles de concert, danse halls, lounges, back rooms et autres, je restais autant que possible avec elle, sûr que j'étais si je la laissais de la retrouver accrochée par un ou deux lascars, qui se décollaient heureusement toutefois devant mon air. Je ne me rappelle pas avoir conçu d'orgueil à l'idée d'être avec une femme que tout le monde voulait, orgueil que j'aurais plus tard avec Mickaella, Ako, Ambre ou d'autres, à l'époque ça me rendait juste particulièrement vigilant à l'idée de protéger mon trésor.

Sa beauté avait à voir avec ses origines, Arméniennes, Estelle était merveilleusement et délicatement typée. Elle haïssait les Turcs à cause du génocide, m'en parlait souvent, dés qu'on croisait un kébab, à la fois victime et guerrière, et je faisais mine d'être au courant.

Autre particularité ; elle se baladait avec ses propres couverts, refusant obstinément de se servir de ceux des restaurants, presque avec la même conviction que sur le chapitre précédent.

Le long des trottoirs dorés de Berlin Ouest, un jour on tombe sur des arnaqueurs battant des cartes. Malgré mes avertissements, Estelle joue, perd, remarque que le gars a triché, et scandalisée attend que je réagisse, mais Je me défile, la prend par le bras et l'éloigne, un peu piteux, forcément, mais ces types sont dangereux. L'anecdote me renvoie à son innocence, qui la rendait d'autant plus séduisante.

On s'est aussi fait virer d'un cinéma. On ne regardait pas le film, on se caressait dans la pénombre. C'était inévitable. Ces molécules qui se combinent et créent une attirance animale. La salle était presque vide, personne à notre rang, mais il y avait derrière un inévitable emmerdeur. Il commença par des petites remarques sèches, puis se met à tonner : 'si vous voulez baiser faites-le à la maison !' Enfin il partit chercher la police. Nous nous sommes enfuis en riant, pour nous embrasser avec fougue dans la rue ensoleillée.

Quand mon ami Simon et moi nous sommes rencontrés, cet été-là, dans le centre de langue, nous avons tout de suite voulu nous battre. Il avait l'âge d'Estelle, et des années de boxe et de judo derrière lui. Carré et entraîné, il m'aurait probablement détruit, mais c'était ça aussi l'esprit des arts martiaux pour moi, aller au devant de la défaite avec le même orgueil qu'au devant d'une victoire. Nous n'avions pas jugé le lieu où nous étions approprié au combat, et nous étions partis, presque main dans la main, chercher un endroit où nous battre. Puis chemin faisant, causant, riant bientôt, nous devînmes amis.

Simon m'a rappelé qu'au début de l'incident, avec d'autres jeunes, Estelle était là. 'Tu faisais le coq devant ta nana, qui se tapait son petit jeune, te regardait avec des yeux effarés et ne comprenait pas ce que tu étais en train de faire.' Aux yeux de Simon la différence d'âge était flagrante – peut-être connaissait-il le mien ? Quelque grotesque que fut ma position dans l'histoire, je suis heureux qu'Estelle soit gravée dans l'esprit d'un ami, une autre mémoire que la mienne ; ce ne fut pas un rêve.

Nous n'avions pas de maison, de lit pour faire l'amour ; nous aurions pu aller à l'hôtel mais je n'étais jamais allé dans un hôtel de ma vie, et c'était pour moi un lieu mystérieux où l'on allait nous poser des questions, où ce que nous étions venus faire deviendrait coupable, où – et puis je n'y pensais pas, ce que j'avais me suffisait, je venais de découvrir la 'base 3,' et passer directement de la 2 à la 4 me semblait sûrement une trop grande aventure. Estelle y pensait, elle qui avait déjà franchi toutes les bases depuis longtemps. En témoigne notre dernier ébat dans le recoin touffu d'un parc, elle assise sur moi, chemisier et jeans ouverts, mes doigts dans son sexe quand, au moment où enfiévré par la passion j'esquisse un mouvement pour la déshabiller, elle murmure : 'pas ici.'

'Pas ici…' Ça voulait dire 'oui, ailleurs…'

J'ai laissé tomber. On a marché le long du parc. J'ai fait chuter la fièvre en lui chantant du Lionel D, changé de sujet, changé l'humeur. J'ai fait oublier le 'pas ici,' parce que je n'étais pas prêt, immature. Mon âge m'avait rattrapé. Je l'ai raccompagnée le long d'une allée boisée jusqu'à une bouche de métro où nous nous sommes séparés pour la dernière fois à Berlin.

Je suis rentré dans ma famille d'accueil triste, souffrant. Elle fumait, pas moi, en chemin j'ai acheté dans un distributeur les cigarettes de la marque qu'elle fumait. Et dans ma chambre, tout en faisant mes bagages, je les ai grillées, regardant par la fenêtre les arbres, le ciel noir bleuté, pensant que les fumées de nos cigarettes se mêlaient dans le ciel, pleurant, pestant contre l'injustice du ciel, pensant que je l'avais encore sur mes lèvres, en fumant l'une après l'autre compulsivement ses cigarettes, jurant toutes sortes de choses, m'écriant contre l'injustice d'un 'amour de vacances,' consommant sa perte, apprenant la douleur par le cœur.

Elle habitait Saint Etienne, j'étais Parisien, nous nous sommes écrits quelques temps, de belles lettres de papier, des objets avec un grain, une couleur, un parfum, l'écriture organique, mais les siennes étaient raisonnables, pas enflammées. A la rentrée j'avais trouvé une nouvelle muse, et comme aucun rapprochement géographique n'était prévu, notre relation fut enterrée.

Je l'ai revue une fois, six mois plus tard, à Paris où elle était venue pour affaire. Je la retrouvai après une journée d'escalade, brûlé par le soleil, plein de sueur et de sable. On se fit cette bise terrible de ceux qui se sont embrassés sur la bouche. Ça devrait être interdit, ceux qui se sont auparavant embrassés sur la bouche, et qui ne le font plus, devraient se saluer d'un geste ou se serrer la main. J'attends un signe pour l'embrasser, de toute la soirée il ne viendra pas.

Pourtant, peu après nos retrouvailles elle m'emmène... Dans sa chambre d'hôtel, sous prétexte de prendre une douche et de se changer. La réponse au 'pas ici' berlinois ? Et me voilà, assis sur le lit, regardant vaguement la télévision pendant qu'elle est nue sous la douche à un mètre ou deux de moi. Je décide 'd'attaquer' quand même quand elle sortira, mais à peine a-t-elle rejoint la chambre qu'on annonce la mort par balle de Pierre Bérégovoy, ce qui la plonge dans une tristesse profonde peu propice. J'ai besoin de prendre une douche moi aussi, et dans la cabine je fantasme sur les gouttes d'eau sur les murs qui ont touché son corps.

Toute la soirée, à Montmartre, on cause avec tendresse de tout et de rien, mais pas de Berlin, une fois je la prends dans mes bras et je la serre contre moi, mais plus de passion, pas de baiser, quand nous nous quittons l'histoire est belle et bien finie, nous nous écrirons encore une ou deux lettres et puis nous perdrons contact.

Quand je repense à cette histoire de chambre d'hôtel – elle m'emmène dans sa chambre, nous nous déshabillons tous deux, alternativement, puis nous nous rhabillons, sans nous être touchés – je ne peux m'empêcher de penser qu'elle attendait que je prenne l'initiative, elle aurait cédé et nous aurions fait l'amour. J'ai été trop timide, délicat, obéissant à l'apparence qu'elle s'était donnée. Un baiser volé, fougueux, et nous aurions retrouvé Berlin.

J'avais eu quelques aventures avant, mais c'est Estelle qui m'a fait rentrer dans de monde de l'amour. J'aimerais la revoir et lui dire merci.

PS : Voici des textes que j'ai retrouvés. Le premier tiré d'un cahier que j'avais cette année-là à Berlin, écrit alors que je venais juste d'avoir 16 ans, et qui révèle que notre histoire n'a duré que 6 jours. Il me remet en mémoire l'après-midi ensoleillée par laquelle, à la piscine, nous nous étions amusés à choisir les prénoms de nos enfants…

Cet extrait, daté du 25/07, le texte le plus long du cahier revient, probablement le lendemain, sur cette fête où eut lieu notre premier baiser :

'(…) on arrive vers 9h30 à la soirée. Dans un jardin, quelques personnes font des grillades, et dans la maison, 1 pièce petite avec sono à fond mais personne qui danse (soirée 25/30 ans)

Après avoir serré quelques mains j'arrive dans la pièce centrale et je la vois assise sur le bord du canapé. Elle ne me voit pas, je laisse tomber mon sac sur ses genoux, elle lève la tête et me sourit. Je m'assois, conversation banale, elle m'attendait, allait s'endormir, va chercher deux jus d'orange…Elle me parle d'une bouffonne qui l'a mise en garde contre moi ('il a déjà 1 copine, de mauvaises intentions, fera comme avec Steph,') elle me dit : 'je croyais qu'entre nous c'était différent,' je lui dis que 'je pense qu'entre nous il peut y avoir quelque chose de plus intense, de plus fort.' Pas de réponse. On décide de sortir dans le jardin (frais.) On se dirige au fond, seuls, semi-obscurité, on parle d'elle, de moi, de nos peurs, de nos joies, et aussi de cinéma. A la fin j'ai un peu froid, je le lui dis, elle vient vers moi, se colle à moi et m'embrasse dans le cou. Je la prends par la taille, la serre mais ne l'embrasse pas. Elle est belle. On rentre. L'atmosphère est un peu glauque, ils ont mis de la fumée, il n'y a pour toute lumière qu'un fin néon vert et rose. Il y a peu de monde. Un slow, on danse puis on s'assoit sur les tabourets du bar, très sombre, quelques mots, elle m'embrasse sur la joue, je me rapproche, la prends dans mes bras, l'embrasse dans le cou, la gorge, le menton, les joues et la bouche, un long baiser qu'elle mène avec brillo, très calme, travaillant sur l'ouverture et la fermeture des lèvres, travail de langue, baiser très calme, élaboré, pas monotone, génial. Ensuite, lorsque nos visages s'écartent, elle me dit que c'est pas bien, que dans une semaine on ne se verra plus. Je lui dis de vivre le moment présent et de ne pas se préoccuper du futur. On s'assoit sur le canapé.

'Tu as déjà dit 'je t'aime' à une de tes copines ?

Non, jamais

Jamais ?

Non mais, maintenant, avec toi je crois que je peux le dire, je pense... Que... Je t'aime Estelle.'

Jusqu'à 2 heures du mat, sur le canapé dans le noir presque total, presque tout le temps seuls, moitié conversations moitié embrassades ensuquées. Il y a pas mal de French, ils ont du respect, de l'admiration pour nous. A 2 heures on bouge, ne trouvant pas le bus on va au terminal du U Bahn à pied. 40 minutes de marche délicieuse plus tard on arrive, entre temps, je lui ai décroché une étoile de Mercedes. Mais arrivés là-bas, elle préfère ne pas prendre le métro, je lui trouve un taxi et elle s'en va. Je l'aime.'

Le texte suivant fut écrit deux ans plus tard, au Japon, pur jaillissement de sentiments sur une feuille sans autre destinataire que moi-même, il témoigne de la profonde empreinte qu'ont laissé en moi ces six jours avec Estelle :

'J'aime Estelle. Je n'ai jamais aimé qu'elle. Les moments les plus forts, les plus beaux de ma vie se sont passés avec elle, ce soir, dans ce jardin puis à l'intérieur. 1 semaine ensemble – 2 ans d'amour & de déchirements avec plus ou moins de répits. Elle fut ma plus grande joie, elle est ma plus grande tristesse.

Lisbeth fut-elle un sédatif, un substitut ?

Voilà, j'ai instinctivement employé la forme passée, celle qui caractérisant une chose révolue.

Estelle seule pourrait me prendre dans ses bras et me rendre à moi-même, heureux.

Je l'aime tant c'est atroce.

Saleté d'ange pourquoi tu m'as fait ça ? T'as soufflé sur ma vie et elle s'est écroulée. Je t'adore, je t'aime, je t'adore, je t'aime, je t'adore, je t'aime. Pas envie de te faire l'amour, juste d'entendre ta voix, de sentir ton parfum, de poser ma tête sur ton ventre comme au premier soir... De sentir tes mains délicatement saisir ma nuque...

Elle était intemporelle. J'aurais voulu passer l'éternité avec elle, contre elle, femme, mais on n'a eu que 6 jours. J'avais 'peur de la briser' en la touchant, en la brusquant, en fait c'est moi qui me suis brisé sur elle. Je savais pas que la vie pouvait être si dure, on m'avait pas prévenu.'

Mon premier deuil, initiatique, d'une longue série où le précédent n'apprend jamais rien au suivant...

3. Lisbeth

J'ai peu de souvenirs de ma relation avec Lisbeth, il m'en reste deux ou trois extrêmement poignants qui m'accompagnent encore. C'est pourquoi je vais débuter cette 'reconstitution' par un texte providentiel, oublié pendant 15 ans puis miraculeusement exhumé.

Je suis sorti avec Lisbeth en terminale, à quelques mois de mon départ pour onze mois au Japon. Je ne sais si ce texte fut écrit pendant mes dernières heures en France, ou les premières au Japon, mais il le fut à chaud, encore dedans, par l'adolescent de 17 ans.

Nous étions des personnages en vue, Lisbeth en première et moi en terminale. Une des seules filles noires de l'établissement, très jolie, des tresses, les traits fins. Sexy sans provocation, entourée de copines blanches, elle avait l'humour facile et efficace. Elle pouvait avoir une grande gueule, comme une tigresse, et occupait indéniablement parmi les élèves une place dominante, bien que l'image qui me revienne spontanément soit celle de son adorable sourire, pommettes relevées et yeux plissés.

Je me suis longtemps senti en position de faiblesse, vulnérable face à elle, alors que j'étais moi aussi une figure dominante, un caïd parmi les classes de première et de terminale. J'avais six ans d'arts martiaux derrière moi, je pratiquais, c'était ma came, je m'amusais à faire le grand écart en classe entre deux chaises... Au premier trimestre de terminale, Matt et moi furent premiers ex-æquo au centième de points, un avertissement discipline chacun, le mien pour avoir sauté d'une fenêtre à trois mètres du sol pour récupérer mes affaires qu'il avait jetées...

Toute velléité de rébellion contre notre suprématie était écrasée par un flot de vannes destructrices. Et nous fumions déjà des joints... Je me rappelle, allongé avec Matt dans un parc, un joint se consumant, éclater de rire en nous demandant ce que penseraient les élèves modèles assis au premier rang et qui plafonnaient à la 15ème place du classement. Nous avions un sentiment de supériorité – que j'étais loin d'avoir face à Lisbeth...

Assez de contexte, place au texte maladroit d'un journal d'adolescent, non retouché :

'Aussi loin que je me souvienne, j'ai aperçu Lisbeth en seconde ou en première, présence floue, je crois que je me méfiais d'elle... Elle m'apparaissait comme une jeune fille mignonne, intelligente, mais dotée d'un regard sarcastique, à l'humour et au contact caustique. Elle m'attirait mais je m'en méfiais, par peur des vannes, du ridicule. J'ai dû me faire 2 ou 3 plans sur elle en imaginant...

Mais elle restait très floue.

Le premier vrai contact eut lieu entre la seconde et la première (je ne sais plus trop quand,) lors du visionnage de Malcolm X. Nous étions sortis à 4 une après-midi, Caroline, Sébastien et elle. Pourquoi ces 4 ? Les deux jeunes filles amies de Seb, moi aussi. J'ai un peu l'impression d'avoir été ridicule sur le moment, mais on a eu un bon contact, assez proches, mais tous les deux timides, réservés...

Enfin, j'ai passé un bon moment, avec Seb en vedette qui nous faisait rire. Elle m'a dit se souvenir de ce jour comme d'un premier contact avec un 'garçon charmant, rêveur' – elle a imaginé quelques instants... Pas moi, ou si je l'ai imaginé je l'ai tout de suite refoulé, toujours intimidé. Mais je l'ai trouvée intelligente, fine et belle. Peut-être quelques sourires discrets. Départ de Seb. Plus du tout de contact de toute la première.

Rapprochement.

Début de terminale. Décembre. Depuis le début de l'année scolaire 93-94, en partie à cause de proximité de nos salles de classe, nous nous sommes régulièrement côtoyés. Nous nous sommes lentement habitués l'un à l'autre, sommes devenus familiers, je l'ai cernée, ma peur est partie et j'ai pris dans mon esprit une sorte d'ascendant. Le jeu de séduction a commencé sous forme de provocations, feintes et avant tout amusement.

Sourires et poses langoureuses, phrases entendues pleines de sous-entendus... De nul qu'il était, ce jeu a graduellement pris plus d'ampleur. Je recherchais une petite amie, ayant fini ma soi-disant 'année sabbatique,' mais je me retenais de penser à Lisbeth, dont la conquête me paraissait impossible, étant sur un autre plan, supérieur, et de plus que je considérais comme jouant avec moi sans intention, sans idée 'derrière la tête.'

Puis j'ai lentement commencé à me prendre dans la toile de son charme, à y prendre goût, à ne plus pouvoir me passer de ce charmant jeu. Vint une période de brouille, agacement mutuel de ne pas voir les choses évoluer, alors nous nous sommes ignorés, jetés des regards noirs, froids et dédaigneux, dans l'espoir de provoquer l'autre... Une fois, faisant mine de ne pas vouloir me céder le passage, elle se pressa contre moi, me faisant sentir les formes de sa poitrine... (Dans cette période de rapprochement jamais nous ne nous sommes assis pour discuter ou boire un verre.)

J'avais mal de cette 'séparation' et j'ai commencé à comprendre que j'étais très attaché à elle. 1 soir, 1 soir de nausée que je me grillais 1 clope sur le balcon je rêvais, à elle. Comme à une chose impossible, et je me rappelle m'être dit, l'idéal ça serait que demain on se parle spontanément, que je lui dise que je l'aime, qu'elle pleure et m'embrasse, qu'on sorte ensemble et qu'on s'aime pour la vie, qu'elle soit ma femme, puis j'ai chassé cette vision, car ce soir de froid contact avec le réel ce rêve fou me faisait mal.

Nous avons recommencé à jouer, de façon plus chaude et plus insistante, surtout en décembre. J'attendais la fin des cours avec impatience pour gagner un sourire, un regard, une parole... J'en ai un peu parlé à Matt, 'Lisbeth tu vois, elle est cool, et mignonne... Je vais peut-être sortir avec elle...' et il me répondait avec raison 'OK, toi tu veux, c'est cool, mais elle tu crois que...' avec un air désabusé, et il voyait juste, elle délirait et jouait la vamp avec un peu tout le monde, plus avec moi ? L'humeur du moment... Bref, tout n'était qu'incertitude, mais elle m'exaltait.

Je me souviens lui avoir dit 'Lisbeth, j'aimerais que tu joues un grand rôle dans ma vie, genre sœur... Oui, parfait, tu veux pas être ma sœur ? Non, ma mère ?' De plus en plus proches, quelques timides contacts physiques lors de mon bac blanc, le jour de mon oral d'allemand et de japonais. Avant l'allemand je flippais, assis à ses côtés, je jouais l'excité désespéré et osais lui saisir la taille ou l'épaule. C'est là que l'on s'est dit que l'on pourrait peut-être se voir pendant les vacances, 'je connais une fille appelée Lisbeth qui connaît un mec appelé Gabriel, et ils pourraient peut-être s'appeler pour se voir pendant les vacances…' J'étais au summum de l'extase de la conquête. Mais pas du tout sûr qu'elle veuille sortir avec moi. J'en ai parlé à Matt, à la Petite Taverne, peut-être que mercredi j'allais sortir avec Lisbeth, mais je ne savais pas si j'en avais vraiment envie (ce qui était faux.)

TI-SOR Dans le langage commun.

C'étaient donc les vacances. Je reçois (ou donne) un coup de fil de Lisbeth, 'demain, on pourrait peut-être se voir?' Pour moi c'est OK, j'ai le cœur qui bat vite, mais bien qu'on sache quel film aller voir (Little Buddha,) je n'ai pas l'Officiel et promets de la rappeler le soir même avec l'horaire et le lieu.

Soirée avec Alex et Emmanuel, attente devant l'ex café St Michel pour la libération de la cabine téléphonique, blagues et embrouilles, enfin j'accède… Appelle, tombe dans un mélange de conversations et de bruits étranges, demande Lisbeth, rires, je l'obtiens, commence 1 speech type 'il fait nuit, je vois les lueurs de Paris se refléter sur la Seine et je pense…' Bref, hum, le RDV est pris pour le lendemain. Je leur touche deux mots de Lisbeth, mais que deux, tellement je suis peu sûr de moi et d'elle. Fumette sous un pont devant Notre Dame.

RDV place St Michel, j'arrive en retard, vraiment à la

bourre, manteau car 23 décembre il fait froid, pantalon normal sur mon plâtre et une canne... Elle est là, belle, je suis really désolé, mais elle est aussi arrivée en retard dit-elle, donc c'est OK. J'achète l'Officiel, on marche un peu sans but et sans trop savoir quoi se dire, c'est la première fois que nous sommes volontairement réunis, et seuls, on décide à bouger à Alésia.

A côté du ciné, comme il pleut, on s'installe dans un café, contre la vitre, je vois l'église et le carrefour et elle, dans sa longue jupe noire fendue et très serrée, et son pull blanc. Je prends 1 Adel, elle un chocolat, et on parle, pour casser la gêne, de tout et de rien, l'épreuve du feu, là où tu t'aperçois par les mots si tu as choisi le bon numéro ou une tête vide, et là c'est validé. On discute à satiété, on écoute surtout, l'autre, on s'emplit de ses mots, du ton de sa voix, on ne sait encore rien, on se découvre, mot par mot, par la prestance, la façon de boire ou de tenir sa clope, la bouche, le corps, on effleure aussi le fond, on se teste et on se caresse avec des moufles, on délire, et tout à coup : 'Gabriel, tu as une petite amie ?'

'Touché jusqu'au fond de mon cœur d'une atteinte imprévue aussi bien que mortelle' j'hésite, dis n'importe quoi et finis par répondre négativement,. 'J'en avais une à qui je tenais beaucoup, Estelle,' puis je m'emmêle les pieds dans mon année sabbatique, trébuche et lui retourne la question. Non elle n'a pas de petit ami, cela me réjouit et me surprend... On entame chacun une seconde phase, basée sur 'c'est étrange que quelqu'un comme toi, beau (belle,) intelligent(e) et irrésistible n'ait pas de petit(e) ami(e...)' Sur ce mode jusqu'au ciné, j'arrive à dire, à balbutier, que dans une autre vie, si j'étais moi, et que je la voyais elle, seule, je crois que bon, enfin, je serais attiré...

Little Buddha, film tarte mais sympa. La philosophie est cool, quelques scènes jolies, je la regarde parfois et nos regards se croisent, elle n'a pas l'air très à l'aise... Enfin... Le film se *termine, on sort de la salle, il fait nuit et on marche vers Porte d'Orléans. Je délire, m'extasie sur le Bouddhisme, et deux ou trois fois sur le trajet elle me demande d'un ton sérieux et presque crispé 'Gabriel, je peux te demander quelque chose ?' Et chaque fois, pris d'une peur panique je dévie, réponds 'non, non euh, pas maintenant' et je recommence à délirer.*

Sur le trottoir, sous la lumière crue de l'enseigne de métro, nous décidons de ne pas aller à St Michel mais de rentrer tout de suite, métro, RER, j'ai l'impression qu'elle me mate parfois avec mépris ou reproche, j'achète le Réverbère, nous sommes assis à côté dans un 4 places et, arrivant vers Antony elle me déclare 'Gabriel, je vais te le demander et je t'interdis de m'interrompre... Si tu étais toi, dans une autre vie, si tu étais un homme et moi une femme, est-ce que tu sortirais avec moi ?'

Elle me regarde à peine, mon cœur bondit, explose, je suis enfin sûr de ses intentions, quel bonheur, je fais mine d'hésiter puis réponds 'oui, je crois que oui,' silence, plus de regard, le train s'arrête, mon cœur se bouscule dans l'esprit, je lui dis que je la raccompagne à la porte, elle devait croire s'être pris un râteau, elle descend du train, se penche pour m'embrasser sur la joue, je tourne la tête et atteint ses lèvres, surprises et heureuses, long kiss où elle me mordille la langue, la sonnerie retentit, on se sépare, 'je t'adore' prononce-t-elle et le train repart.

Je suis heureux, outre le fait que c'est le 1st kiss depuis plus d'un an, je n'ai plus ce dégoût, cette peur de l'engagement habituels, je suis heureux.

Le lendemain ou le jour d'après c'était Noël. Je sors du RER, la nuit, il neigeait, j'étais content, dans mon cœur, sous le pont, à la base des escaliers en fer, je croise un noir à qui je demande du feu, ma joie a dû se voir sur ma face et on a été heureux ensemble, on était vers Noël, il neigeait, c'était cool... 'Il neige, cool, pour une fois qu'il neige au bon moment...'

J'ai appelé Lisbeth, je l'ai trouvée assez froide dans un premier temps, je lui parle du baiser de la veille, elle me dit qu'il fut bref, j'ajoute qu'il fut bon, je lui parle du crapaud que j'étais et qui s'est transformé en prince charmant. On se donne RDV deux jours après, le 25, putain, que ces trois jours ont été longs, horriblement longs et bons, dans l'attente d'une étreinte et de rapports que je n'avais pas encore goûtés mais qui étaient là, promis, certains... 3 jours dévoré par le feu.

Why did I go out with Lisbeth ? Sa couleur y a été pour quelque chose, un aspect même important au début, mais qui s'est effacé ensuite, devenue une composante comme une autre de son anatomie, et je l'ai aimée pour l'intégrité de son être (pour tout son être) d'un véritable amour.

Le 25, sur la passerelle de la gare de Massy-Palaiseau j'achète des fleurs, je n'ai plus mon plâtre. Arrive en avance Place St Michel, vais m'installer au café close to ex-café St Michel, m'assoit près de la vitre, pose les fleurs sur la table, commande 1 café et allume 1 clope, rêve en regardant la place. Après 20 minutes je demande du feu à 2 espèces de cailleras classes assis à côté de moi, 'elle est en retard ?' me demandent-ils, 'non,' sourire, 'elle a encore 15 minutes.' Je sors ensuite, il pleut, je m'abrite à gauche de la fontaine, sous un rebord de l'édifice, j'attends, fébrile ? Non, cool.

Elle monte de la bouche de métro située en face de moi, me voit, sourires, je lui présente les fleurs, elle avance en se déhanchant, m'enlace et m'embrasse. Nous nous dirigeons vers la Petite Taverne. Marche le bras sur l'épaule, autour de la taille, ne sachant pas trop comment nous comporter, on arrive à la Petite Taverne, dans la rue on parle de Noël, des familles, ses trois sœurs, son père déserté en Afrique, sa mère...

1er étage, contre la fenêtre, face à elle et à la rue, café et chocolat, jeux avec les mains, gênées de leur contact timide, le grain de la peau de ses mains noires, les miennes blanches, les figures en noir et blanc qui se créent, j'ose à peine lui prendre la main ou me pencher pour l'embrasser... Conversation gênée, je me (la) sens un peu sur la défensive, ou plutôt en protection de soi, on est ensemble, OK, mais d'où ça vient, où ça va, on ne le sait pas... Je lui demande de me parler de sa vie, on parle de l'Afrique, d'1 peu tout. Des jeunes dans la vingtaine sont aux trois tables en file indienne derrière nous, je suis fier d'être avec elle.

On sort, descend sur les bords de Seine, inondés en partie, s'assoit sur un banc, elle sur mes genoux, embrassades, je n'ose pas la toucher, caresse le dos sur le pull... Je goûte la beauté de l'instant : Nuit, Paris, Seine, elle, 1ère femme depuis 1 an et demi... Elle a envie de pisser (excuse pas très poétique mais bon...) on marche jusqu'au Bistrot 27, que des Rebeus, cool, on s'assoit au fond, à l'opposé du comptoir, café, coca, clope allumée par le tenancier... RER, à moitié couchée sur moi, je sens son parfum, je l'aime ?

Bref, j'étais content, j'avais 1 copine, cool intelligente noire et mignonne, ça allait quoi, mais je ne savais pas trop si je l'aimais ou pas, ce qui est sûr c'est que j'étais croc d'elle, heureux.

Voyage avec daddy dans le sud, vraiment très cool,

ouaih, j'étais heureux de me rendre compte combien Lisbeth me manquait, je ressentais le jeu en moi, passion ? Ouaih je crois, mais j'espérais aussi que je l'aimais.

1 soir, à Avignon, j'ai téléphoné à Lisbeth, j'en brûlais d'envie, je regardais le fleuve, le pont et les remparts éclairés délicatement, par une nuit froide et belle. On a parlé, de je ne sais plus trop quoi, des lieux communs, pas de 'je t'aime,' puis bye. J'étais happy, reposé, insouciant (je lui ai quand même dit que je partais sûr au Japon en mars, je venais de recevoir mes papiers...)

(...)

J'ai pensé à elle tout le temps, le soir, roule 1 clope, pense à notre histoire future, je sens l'amour en moi. Arrivée de maman, je reçois la lettre de Lisbeth, elle me bouleverse, je me demandais ce que j'étais pour elle, étant encore de parfaits étrangers, pourquoi ça collerait entre nous ? Pourquoi on serait justement ces deux-là faits pour aller ensemble... Et sa lettre là, ça bouleverse, ça remue du sentiment, ça agite son homme. Je l'ai appelée le soir même et je lui ai dit que je l'aimais.

La veille de la rentrée, panne du camping-car, j'ai eu une peur folle de ne pas la revoir le lendemain, ou jamais...

Lendemain matin, grands préparatifs, je la vois au milieu de ses amies, lui dis bonjour, la prends par la main et l'entraîne dans la salle vide du fond où je l'embrasse avec toute mon âme.

On est ensuite restés ensemble pendant deux mois et demi jusqu'à mon départ, on a eu des hauts très hauts et quelques bas très bas, jamais de longueur. Je vais plus évoluer par thème que chronologiquement maintenant.

Les réactions to our going out.

(...) Ses copines se la jouent à la 'waouh ! C'est super, formidable Lisbeth, depuis le temps que tu en rêvais...' Je regarde avec un air amusé les mecs qui viennent la dragouiller en lui demandant ce qu'elle fait avec moi, 'ah, encore en train de draguer...' Je ne prends pas la peine de rectifier, souris...

(...) Et nous sommes devenus dans le lycée un couple de référence, le couple phare.

Le premier cinéma fut si symbolique, Little Buddha, que nous y allâmes souvent par la suite. Nous n'y sommes en fait retournés que 4 fois, nous avons eu peu de temps. '9 mois,' 'Pas de vacances pour les Blues,' 'Mr Jones,' 'Mrs Doubtfire...'

J'ai du mal à me souvenir du contexte de 'Pas de vacances,' nous sommes allés dans un pub ou un café, avant ou après, je sais plus. C'était un mercredi après-midi, il faisait déjà nuit, Montparnasse, elle portait son tailleur bordeaux, je voulais aller voir 'Menace to society,' mais pas trop sûr que ce film lui plairait, je me suis laissé entraîner voir 'Pas de vacances pour les Blues.' Film réellement médiocre en vérité, avec toujours le mot pour ne pas rire humour pas drôle, mais enfin, Loriane rit, et je me force souvent pour l'accompagner. Au début de la projection je me souviens avoir rêvé pouvoir rester avec Loriane dans cette salle obscure pour l'éternité. Pendant le film, mes mains parcourent ses jambes, bas fantastiques, la peau douce et ferme en haut là juste où se découvre le corps, effleurement de la culotte mais refus et changement de position, a few kisses, une attitude 1 peu apeurée et défensive de sa part.

2ème film, Mr Jones, que j'ai expressément choisi. On se retrouve sur la place de la gare à Antony. Elle est belle. RER, métro, il y a des keufs et on délire... Montparnasse, café avant le film, dans un établissement vraiment sympa, cafés et chocolats excellents, contre la vitre, regardant la nuit tomber sur le boulevard... On parle de tout, de la piscine au sein de laquelle je ne veux pas qu'elle vienne me voir, on marche jusqu'au cinéma, je lui dis que Mr Jones va être un film déprimant, elle fait mine de se casser... Mr Jones est un film tellement fort et génial, dans ses deux phases, ascendante et descendante, que nous ne nous embrassons que deux petites fois. Fin du film, marche dans une petite rue, il pleut, c'est génial.'

(...)

'Samedi matin, vacances, parents pas là. (...) Lever 8h30, footing. Tel à Lisbeth & fixe le RDV chez moi à lundi. (...) Lundi matin, tel à Lisbeth, test de branlette dans un préservatos devant un film 'érotique...' Je sors, vais faire les courses, fait une salade, me douche, m'habille, range et part à la gare. Elle m'attend, nouvelle coiffure défrisée qui lui va bien, pantalon et chemise, une tarte à la main.

On est gênés, elle vient 'pour réviser le japonais' mais on sait à quoi s'en tenir. Je flippe grave. On est gênés ouaih, bloqués, on ne sait pas trop de quoi parler... Arrivée à la maison, elle passe le pas de la porte, elle est seule avec moi dans une maison confortable, je flippe et en même temps j'ai la rage d'avancer. Je lui fais visiter, lui donne le bonsaï, on s'assoit dans le salon, mate des photos, je mets les Doors, ferme les rideaux et on mange face à face, sans trop savoir de quoi parler.

Puis je la fais asseoir sur mes genoux et la prends dans mes bras : gêne du 'bon ben on est réuni pour ça alors, euh, allons-y.' Embrassades longues, mes mains glissent sur son jean, remontent et découvrent avec surprise la braguette ouverte

'NOOOON !' C'est pas possible. J'ai le cœur qui bat à 500 à l'heure, je glisse un tout petit peu ma main dans le jean, elle est discrètement secouée, surprise, peur et plaisir, sursaute sans sursauter, je caresse le tissu légèrement puis remonte mes mains vers la chemise, défaite, et elle accepte le passage de mes mains en dessous, body, je bande comme un taureau, caresse par dessus le body ses formes sublimes, elle se prête au jeu, j'ai l'impression que la confiance et le don qu'elle me fait sont immenses.

Puis elle murmure 'emmène-moi en haut,' la phrase qui fait sauter le cœur comme s'il marchait sur une mine, et insiste pour que j'éteigne Jim. Je cours et descends prendre les préservatifs et monte la rejoindre dans la chambre. Elle est debout contre le radiateur, je parle un peu du temps... Puis l'embrasse, la serre dans mes bras, tente de la rassurer et de me rassurer, on a peur, c'est clair, on s'assoit sur le lit, enlacés, s'embrassant...'

3ème film, en lui-même moyen mais instant de magie pure : 'Ms Doubtfire.'

Premier lundi des vacances de février, il doit être 18 heures, nous venons de faire l'amour. De nous unir physiquement en cet acte tellement magique, de total abandon, de totale confiance et de plaisir absolu. Il neige. Nous marchons dans la nuit vers la salle obscure. Elle porte mon jean. J'ai mon manteau, I'm the most relax & happy I've ever been. Est-ce que je fume une clope ? Il fait froid, il fait nuit, je suis bien, tellement bien...

Dans le ciné on se tient la main. Il n'y a plus aucune tension entre nous. On est bien, ensemble, en confiance et repos total, plus unis et plus proches, sans aucune barrière. Jamais cet état on ne l'a rencontré... Peut-être avec une mère, tout petit. Je pense que c'est magique, fantastique ce qui m'arrive, ce qui nous *arrive, que ça y est, je suis peut-être à côté de la femme de ma vie, qu'elle va en être une composante essentielle pour longtemps...*

Fin du film, mais pas du rêve, on rentre à la maison pour qu'elle se change (rentrer chez elle avec mon jean...) et prenne le bonsaï... Je la regarde se changer dans ma chambre, elle est belle, elle est femme, je l'aime. J'ai envie d'elle, je la prends dans mes bras... On repart finalement, il est tard, il fait froid, j'ai mon manteau, je gesticule en déambulant, elle a ses mains dans mes poches, je suis bien... La vie est belle et magique !

4ème film. J'ai eu du mal à m'en souvenir, il avait complètement disparu, étrange... '9 mois.' Film sympa pour après-midi étrange... (...)

Je remonte la rue Mounier, pressé, croise 1 personne qui m'appelle 1 fois dépassée, c'est Lisbeth... Embrassades... On part sur Paris. L'ambiance n'est pas je crois au beau fixe. On est langoureux, amourachés, mais la communication n'est pas maximale. Arrivée à St Michel, il pleut / neige, marche speed vers le pub St Michel... Entre, monte à l'étage, personne, on s'assoit sur une banquette, table 4 places derrière l'escalier. Chocolats, elle pose sa tête sur mes genoux, on parle de rêves, de paradis, on est bien, mais j'ai quand même le cerveau préoccupé. Je lui caresse le visage, le cou...

On décide avec grand mal de s'arracher au pub et à la banquette pour aller au ciné, mais il faut absolument casser cet état de mélancolie naissante. Je règle les consos, on se casse, métro, Montparnasse, '9 mois,' film sympa, délirant par moments, que l'on regarde réellement, 1 mioche file des coups de pompe dans le siège de Lisbeth, je le remets en place.

On sort de la séance. Je flippe grave, c'est formidable.

Ce film a éveillé en moi la peur d'être papa, peur panique des réalités de cet emploi. Je me grille 1 clope, j'ai carrément très peur, mauvais usage du préservatos… Hop ça y est. Elle délire & me rassure. On va prendre un dernier café, café pas très sympa, coincés entre 1 poteau & 1 vitre.

On parle surtout de mon départ, l'ambiance est morose, elle me dit qu'elle a parlé de notre future séparation spatiale à sa grande sœur Marlène, qui l'a rassurée en lui disant qu'11 mois étaient vite passés… Elle me dit qu'au début elle n'avait pas d'espoir quant à la poursuite de notre relation après le Japon, mais que now elle y croit, elle a confiance. Elle a l'air d'avoir pris du recul, de regarder les choses avec une certaine philosophie, elle me dit que je fume trop, les clopes n'ont en effet plus de goût… La neige tombe dehors.

Voilà, that's all folks, au niveau des cinés en tout cas….

Ouvrons le chapitre relativement court des sorties (hors cinés et cafés.) J'en recense 3, mais peut-être certaines m'ont-elles échappé, l'expo Baudelaire, le restau et Fun Radio…

Les tout premiers temps de nos retrouvailles de janvier, nous allâmes un mercredi à la bibliothèque de Paris pour visiter 'le cousin Charles,' expo sur Baudelaire et Paris. On descend au sous-sol de l'expo, relativement intéressante, beaucoup de textes originaux. Visite, commentaires succincts et effacés, rencontre brève des paradis artificiels, à un moment au début je lui dis qu'une expo se visite seul et à son rythme, vexée elle se casse au loin, je résiste 5 minutes puis cours vers elle, passe mes bras autour de sa taille, l'embrasse dans le cou et lui confesse que je ne peux m'éloigner d'elle.

Bref, fin de l'expo, on marche 40 minutes sous la pluie pour trouver la place Ste Catherine, qui est vide et inintéressante, donc vexé par mon incroyable bêtise, je nous rapatrie vers la Petite Taverne... Assis côte à côte contre le mur de gauche du premier étage, embrassades, j'effleure ses cuisses, sa poitrine, mais à chaque fois elle me repousse, recule, refuse, bloque... Comme une défense face à une douce agression, sorte de malaise, la confiance n'est pas là. Cela m'énerve quelque peu...

On sort, je presse les démarches, RER, dans l'escalier je suis froid, elle tente de me prendre la main, je m'écarte, elle ne veut pas de contacts entre nos corps, elle a peur ? Très bien, et bien elle n'aura aucun contact pas même avec ma main... Réflexion stupide mais logique, celle de l'illogisme du dépit amoureux. Sur le quai elle me demande ce qui se passe, je réponds des bribes de bêtise... Superficialité.

Le lendemain elle me fera parvenir la lettre écrite au crayon à papier, je la lis à la fenêtre, elle remue dans moi, mon cœur bouillonne, je retrouve Lisbeth, l'embrasse, m'excuse, lui balbutie que j'ai confiance, qu'il ne faut rien presser, que je n'exige rien, qu'elle ne doit rien faire pour moi qu'elle n'aurait fait pour elle-même. Le soir je lui écris la lettre numéro 1, (laisser aller, laisser faire le temps, ne rien presser, quand j'effleure ton corps ça ne veut pas dire que j'ai envie de te faire l'amour, seulement de te découvrir...) Je lui donne jeudi matin, elle sourit et m'embrasse.

2ème mercredi des vacances, nous avions prévu de nous faire un restau, une pizzeria, avec pas mal de monde. J'arrive à Antony à la bourre, les filles sont déjà là, Lisbeth, Caroline, Hélène et Sangheeta. Je me suis fait couper les cheveux, il paraît que je suis mignon, je squatte une cabine téléphonique pour appeler l'organisme qui me fait partir au Japon, & nous partons vers le restau. Pizzeria 2 heures, cool, discussions, délires, puis direction le café du bas où on reste 40 minutes. On parle du

Japon, des films d'horreur, du bahut, des phénomènes paranormaux, cool... Ouaih.

Enfin, un de mes meilleurs souvenirs, avec Lisbeth & en général, le dimanche avant mon départ, la manif à Fun Radio. Le rêve.

On devait se voir ce dimanche, mais pris dans mes paquetages du Japon plus longs que prévus, je l'appelle avec désespoir à 2 heures pour décommander. Ouaih... Après-midi pas rose en perspective. Je suis branché Fun Radio, et il semble que ça bouge bien, ils se révoltent contre les enculeries du CSA, la jeunesse bouge, émission à la fenêtre, tous les animateurs présents, libre antenne permanente, édition spéciale de Love in Fun, plusieurs milliers de jeunes devant la radio, manif spontanée, possibilité de visite des studios... Bref, je commençais à bouillir intérieurement, 1 peu dégoûté d'être bloqué chez moi.

Puis, soudain, retournement sublime. Le paquetage est fini, mais alors je suis libre ! J'appelle Lisbeth, RDV à 4 heures à Antony pour mettre le cap sur Fun. J'arrive en avance, elle plus en retard, je l'embrasse. RER, je me sens vraiment bien. La jeunesse bougeait et je bougeais avec elle, j'étais avec la femme que j'aimais et avec qui je m'étais uni pour la première fois... Le rêve. La vie cool, bien.

Il commence à faire nuit dehors, on remonte le boulevard vers La Défense, on délire comme de grands gamins. Enfin, de loin j'aperçois un attroupement et les couleurs de Fun Radio. Il y a 3 ou 400 personnes, plus des keufs devant Fun. A la fenêtre, Doc & Difool, répondant alternativement aux questions des auditeurs & saluant la foule. Des baffles gigantesques balancent le son dans la rue.

On délire un peu en bas puis on décide de rentrer.

Grosse foule devant les portes, rythmée par les avertissements de la police et du staff, on entre dans la masse compacte, 1 peu compressés mais contents, 1 gamin genre bouboule de 15 ans nous adresse la parole : 'vous allez bien ensemble...' et ne nous lâchera pas, vrai moulin à paroles, de toute notre visite.

On entre.

En file indienne on attend dans le hall. Distributeur de préservatifs... C'est à ce moment-là que j'invite Lisbeth, qui se trouve devant moi, à visiter ma 'poche magique.' Elle introduit donc sa main gauche dans ma poche gauche, qui se trouve être totalement déchirée, et se livre pendant deux minutes à des caresses fort sympathiques, ensuite trajet dans les couloirs étroits et chaleureux, photos, studio, re-'poche magique,' animateurs qui passent...

Love...

J'avais toujours rêvé d'une jeune fille imaginaire, tellement entière et pure, confiante, qu'elle ne se laisserait pas morceler, découvrir peu à peu, se réservant, refusant, et s'abandonnant enfin entièrement et sans réserve lorsqu'elle ressentirait la magie, l'exception, la vérité, s'abandonnant corps et esprit, en 1 acte d'amour immense, magique et non souillé... Je l'ai trouvée.'

A l'époque, et jusqu'à l'écriture à l'âge de 25 ans de Rêves et cauchemars à Tokyo, impossible d'écrire sur le sexe. C'est pourquoi le point culminant de l'histoire, notre défloraison mutuelle, a été si pudiquement éludé dans le texte. Mais c'est un souvenir fondateur qui ne m'a pas quitté.

On savait 'qu'on allait le faire' dans la maison désertée par mes parents. Ça me rendait nerveux, j'avais peur de ne pas assurer, de ne pas savoir comment faire, de perdre mon érection. La veille, j'avais fait un footing pour me mettre en condition. Puis Lisbeth n'était pas n'importe qui ; j'avais du respect et de l'amour pour elle, et si elle pouvait être douce, c'était aussi une tigresse douée pour casser.

Elle ne me l'avait pas demandé, et je ne lui avais pas dit, jouant d'une mâle assurance, mais moi je savais qu'elle était vierge, et que c'était important pour elle. Qu'elle s'ouvre ainsi à moi me pétrifiait.

C'est elle qui prit l'initiative, ouvrant son jean en douce, assise sur mes genoux, comme pour dire : 'Allons-y.' J'en suis resté stupéfait. Il y avait une immense atmosphère de douceur et de délicatesse. Je restai pétrifié, sans oser plus que l'effleurer. 'Emmène-moi en haut,' dit-elle en prenant encore l'initiative, et c'est quasi religieusement que nous montons l'escalier, en silence, recueillis.

Hypnotisés par le tic-tac de la pendule, nous nous sommes assis sur le lit. Rien de plus éloigné de la fièvre précédant le sexe, nous ne cherchions pas le plaisir mais une union mystique.

Jusqu'à ce que je me retrouve nu au-dessus d'elle, mes souvenirs sont flous. Il est possible que nous nous soyons déshabillés assis, côte à côte.

Elle est allongée sur le dos, je regarde sa peau, sa nudité, les poils tout tortillés et comme coiffés de son sexe, et j'hallucine, je lèche ses seins, mais sans désir, c'est mon esprit qui commande, je fais 'comme dans les films,' l'émotion qui me submerge est trop forte. Je pose ma main sur son sexe, insère un ou deux doigts, elle mouille, les bras le long du corps, haletante.

Je la pénètre, brièvement, en missionnaire, je ne m'en rappelle pas vraiment, je crois qu'à un certain point elle enfonce ses ongles dans mon dos, je ne sais plus si j'éjacule ou pas, puis je m'allonge à côté d'elle et la dorlote dans mes bras.

La gêne était partie, des deux côtés, nous nous retrouvions détendus, amoureux et complices comme jamais. Une chose m'a frappé ; debout devant elle complètement nu, je trouvai dans cette nudité sans gêne une volupté considérable.

Quelque chose de fondamental s'était passé dans ma vie, et j'éprouvai un temps le besoin de m'isoler. Ainsi, pendant qu'elle se douchait, je pris prétexte de la promenade du chien et sortis. La nuit tombait, mes pas me portèrent au milieu d'un terrain vague, au sommet d'un monticule, où j'allumais (et j'en fumais trois par jour à l'époque) ce qui fut peut-être la meilleure cigarette de ma vie. 'Je suis un homme ! Je suis un homme !' Je ne sais plus si je le criais vraiment ou si ça criait juste à tout rompre dans mon cerveau, mais j'avais changé. A présent j'étais un homme. Et je fumais ma cigarette au sommet du monticule, du monde, flottant comme la fumée, planant, une délicieuse sensation de puissance et de liberté en moi.

Ce qui s'était passé avait vraiment été important, mystique ai-je même dit, au point que je mis du sang de son hymen sur la Croix d'Agadez que je portais alors. Alliance mystique. Je me rappelle avoir seul, la nuit, regardé la croix brunie en son centre, puis le ciel, en signe d'une muette promesse.

Il y a dans le texte une fébrilité, des balbutiements, en contradiction avec le portrait de caïd dressé dans le contexte, mais les deux coexistaient. Autant j'étais sûr de moi et dominant parmi mes congénères, autant je me sentais aussi démuni qu'un petit garçon parfois face à Lisbeth, parce que c'était une femme, que je l'aimais, et que je n'avais que très peu d'expérience de ces deux choses-là. Il y avait eu quelques esquisses, puis Estelle avec qui ça n'avait duré que six jours ; Lisbeth fut la première femme avec qui je fis l'amour, et bâtis une relation.

J'ai encore trois souvenirs d'elle, avant mon départ pour Tokyo :

Dans un café à côté du lycée, nous allions souvent au café, on buvait du chocolat, on parlait et on s'enlaçait... Ce soir-là, ça ne devait pas être tout à fait le soir mais il faisait nuit parce que c'était l'hiver, je lui avais apporté une pile de livres, ceux que j'aimais le plus, mes livres fondateurs, pour qu'elle se nourrisse de moi en mon absence, des livres comme substituts à ma présence, des vivres en quantité que j'estimais suffisante pour tenir onze mois. Je pensais aussi qu'elle apprendrait à mieux me connaître, et que ces lectures constitueraient un dialogue entre nous.

La veille de mon départ, je rentre le soir à la maison, et j'ai la surprise de retrouver cinq amis et Lisbeth, mes parents s'éclipsent. On fait la fête. Et je me souviens d'un moment où, les amis dans le salon, Lisbeth est dos au mur dans la semi-obscurité en bas de l'escalier, moi devant elle, tout contre elle, les bras pliés, les mains posées sur le mur de part et d'autre de son visage. Nous nous embrassons avec passion. Je l'invite à monter. Elle en a envie, mais désigne le salon, 'tu vas pas les laisser...' C'est ainsi que je ne lui aurai pas fait l'amour deux fois.

Elle est assise sur moi, dans un pré vert tendre, grand soleil. Ça fait déjà un moment que nous nous embrassons, que nous parlons, que nous blaguons. J'ai ouvert son pantalon et je lui caresse la chatte. Elle écarte les jambes. Ses lèvres sont gonflées, humides, délicieuses au toucher. Lisbeth, le personnage, est une tigresse, et là pour moi elle s'abandonne, elle qui a protégé farouchement son intimité toutes ces années, parfois même avec moi, laisse tomber toute résistance, et nous flottons dans ce pré, tellement ensoleillé que ça en fait presque mal aux yeux, enivrés par la tendresse et la sensualité.

Quand je suis arrivé au Japon, Lisbeth m'a manqué cruellement, j'étais fou amoureux, déchiré. Nous nous sommes écrits tout de suite, et nous avons continué à le faire chaque semaine. Chaque matin je dévalais les escaliers pour ouvrir la boîte aux lettres. Chaque retard dans la réception me menait à des abîmes de désespoir. Je vivais en attendant le lendemain. Ses lettres avaient son parfum, toujours la même enveloppe et le même papier à grain épais, son écriture ronde au stylo plume bleu.

Une semaine après mon arrivée, voici ce que j'écris :

'*Lisbeth.*

Vaste sujet, le plus vaste et présent en moi à l'heure actuelle. Besoin de me laver, de tout poser hors de moi et de regarder avec recul. Je veux tout remettre en cause, faire de ce séjour au Japon mon psychanalyste. Tenter d'être le plus franc possible dans mes écrits, de ne pas déformer ce que la mémoire a déjà transformé.

Lisbeth, je l'aime, enfin je le crois et l'espère sincèrement. C'est réellement la seule personne qui depuis 1 semaine me manque. Peut-être parce que l'éloignement peut être considéré à son égard comme une perte. Je retrouverai ma famille, mes proches amis, et si je m'éloigne de quelques-uns d'entre eux, tant mieux, cela montrera que nous avons évolué d'une façon différente, et que notre amitié n'a pas lieu d'être regrettée.

Alors que Lisbeth est à la fois la personne à laquelle je tiens le plus, à laquelle ma volonté, mes désirs et pensées se sont le plus attachés, et à la fois la personne avec qui la relation est la plus floue, la moins stable.

De cette différence entre désir, volonté et réalité vient le malaise. Suis-je victime de la passion amoureuse, qui se vide et est portée au loin par le vent, sans laisser aucune trace, après avoir détruit et brûlé ? Je ne l'espère pas. Le fait est que je suis fou d'elle, et qu'après une semaine ici, une grande partie de ma vie est réglée par les (non)réceptions et envois de lettres, et souvenirs de Miss Lisbeth. Je l'aime. Et je n'ai ressenti de sentiments aussi forts que peut-être avec Estelle...

Elle me manque, j'ai envie de bâtir quelque chose de fort et de grand avec elle. J'ai envie de la découvrir et qu'elle me découvre, de percer le fond de ses pensées et de ses rêves les plus cachés, j'ai envie que nous nous connaissions l'un l'autre comme jamais deux être ne se sont connus et compris. J'ai envie de pénétration physique et intellectuelle, mais pas de fusion. Je la veux la plus elle-même, et moi le plus riche de moi-même.

Elle ne me manque pas de façon continue, mais par pics, des moments de déchirement suprême succèdent à des périodes de calme qui me font peur.

Le manque fut réveillé samedi 19 mars par la lecture de

sa première lettre, sorte de matérialisation de notre séparation.

J'ai peur qu'elle se lasse et ne m'aime plus, ou qu'elle aime trop une image de moi s'écartant de la réalité. J'ai peur de ne plus l'aimer... J'ai peur que l'on essaie de recoller les morceaux de différents vases après 11 mois, j'ai peur de la mort, de ne plus la revoir, tout n'est qu'incertitude. J'ai peur que sa raison prenne le dessus, qu'elle ne puisse aimer un fantôme, qu'un jeune homme plus réel prenne le dessus et l'emporte. J'ai peur de tout, j'ose à peine espérer...

Je me suis réveillé de la sieste de ce 26 mars porteur d'un très grand malaise. Quelque chose d'affreux s'était déroulé dans ce rêve dont ma raison refusait de se souvenir. Je me sentais horriblement mal, déchiré dans mon cœur et mon esprit, brisé intérieurement et souffrant dans tout mon être. (...) Je me sentais mal et j'ai cherché le pourquoi. Sujets de malaise ? L'éloignement de la France et de mes proches, le bac, l'école au Japon, Lisbeth... Qui me manque et de qui j'avais espéré recevoir une lettre aujourd'hui, une semaine après la précédente, lettre que j'ai été triste de ne pas recevoir, est-ce qu'elle ne pense pas à moi...

Et soudain, au milieu du repas, le déclic... J'ai été submergé par une des plus grandes peurs de ma vie. Je parlais dans ce rêve avec sa mère, qui me traitait en criminel et me faisait les plus grands reproches tout en me méprisant. Je pleurais et voulais entrer en communication avec elle. Nous étions très affectés par quelque chose. Atmosphère de crise : Il lui était arrivé quelque chose, peut-être était-elle morte (je ne me rappelle pas) et sa mère me reprochait cet accident, ou cette mort, comme si j'avais pu l'empêcher. Elle me reprochait des choses concernant des lettres stupides que je lui aurais envoyées.

Peur immense, aggravée par l'absence de nouvelles, et s'il était arrivé quelque chose à Lisbeth, un accident ! Ma vie ne serait plus rien. J'ai prié. Il fallait que j'appelle... Maintenant le rêve s'explique. Samedi, j'attendais une lettre de Lisbeth, et fus affecté de ne pas la recevoir. Absence de lettre : baisse de l'amour, des pensées à mon égard – ce que je ne veux et ne peux pas penser, sinon notre relation s'effondre. La seule explication à cette absence de lettre était donc une impossibilité de l'écrire + peur de la perdre + crainte de la mort = explication du rêve. Mais dans le rêve il s'agit de mes lettres qui sont le motif de l'engueulade – envoi de lettre à 1 personne morte, reçue par la mère, traumatisme.

'Would you die for me ?' je l'ai emprunté à Morrison et écrit, et cette phrase m'a marquée, et si elle le prenait pour une invitation à la mort ? Cela aurait été la raison de sa mort. De là la responsabilité et les reproches.

Pourquoi sa mère ? Que je n'ai d'ailleurs jamais vue ? Enfin, je viens de recevoir sa lettre, et cette mini analyse du rêve m'a reposé.

Dimanche 27, ma violente crise de nausée, de haine et de dégout a (malheureusement) atteint Lisbeth, mais je me souviens maintenant que ce n'était pas la première fois et que, alors que nous étions ensemble elle avait déjà été atteinte, cela m'avait grandement inquiété, mais c'était passé, donc espérons que cette atteinte ne sera ni trop grave ni définitive.

Sa lettre m'a déçu, reproches concernant Matt, ton serein & jovial... Pas les mots que j'aurais souhaité lire. J'ai souffert d'1 crise d'indifférence (type c'est qui cette meuf ?) me suis aussi rendu compte que nous allions forcément nous éloigner, et peut-être ne plus avoir rien en commun dans un an... Être de parfaits étrangers...'

Malgré ces crises, sautes d'humeur, coups de blues, je restai exclusivement amoureux de Lisbeth pendant 4 mois, amour épistolaire rêveur brûlant et douloureux, jusqu'à ce que Jee-yoon surgisse dans ma vie réelle, que j'en tombe éperdument amoureux, puis qu'un mois plus tard je tombe encore plus éperdument amoureux d'Ako, et qu'après Ako jusqu'à la fin je ronronne dans le tendre amour de Kaori. Amours de chair contre amour de papier...

Toutefois, je gardais Lisbeth en tête pour de possibles retrouvailles. Lisbeth floue. Qui avait commencé à se flouter elle-même durant ces premiers mois où j'écrivais avec ferveur et dévalait l'escalier à la première heure jusqu'à la boîte aux lettres, en commettant une erreur qui allait commencer à me séparer d'elle.

On ne provoque pas une engueulade à partir de rien, on ne fait pas la gueule à son mec lorsqu'il est à des dizaines de milliers de kilomètres, entouré par des millions de Japonaises et prêt à décrocher à chaque instant. J'en soupire encore...

J'avais envoyé une lettre à Matt pour elle, qu'il a mise à sa place avec une rose dans sa salle de cours, genre terrorisme amoureux, le jour de son anniversaire. Le jour que je croyais être celui de son anniversaire. Voilà. Et elle a trouvé le moyen de me faire la gueule pour ça, pour une semaine de décalage, en ne m'écrivant pas ou en m'abreuvant de reproches, depuis l'autre bout de la planète. Mon amour pour elle en a pris un coup.

Et puis il y eut aussi l'affaire des photos, l'autre erreur qu'elle fit en refusant de m'envoyer une photo d'elle, que je la lui réclamais pour ne pas oublier son visage... Que j'oubliai donc, à cause de son obstination inexplicable, alors que je l'aurais regardée mille fois par jour cette photo... Deux erreurs, majeures, mais qui furent loin de flinguer mon amour, je gardais Lisbeth dans mon cœur même si elle devenait de plus en plus floue.

Enfin, sans même parler des trois amours que j'ai connus, et qui l'ont finalement balayée, rendue fantomatique, simple hypothèse de retour, ces onze mois au Japon où j'ai développé plus que jamais mes facultés d'adaptation, la nouveauté de ce que j'ai vécu, m'ont tant transformé que je me suis éloigné de celui que j'étais avant de partir. Je changeais, et cela rendait plus hypothétique la compatibilité avec Lisbeth, qui changeait elle aussi.

Voici un brouillon de lettre destinée à Lisbeth, daté de la période où j'étais avec la sublime Ako.

Les filles n'étaient pas en compétition ; l'une était en France, l'autre au Japon, il n'y avait pas de passage entre les deux, elles appartenaient à des espaces temps différents, et pouvaient donc très bien coexister, et même si je me dévorais de passion pour Ako, Lisbeth, l'énigme désormais, restait possiblement la fille du retour, à qui j'avais été très attachée, et pour laquelle j'avais encore des sentiments.

'Le 3/8/94

Lisbeth,

Tu as vu Jungle Fever, de l'ami Spike ? (...)

J'avais volontairement rendu ma dernière lettre, qui remonte à très très loin, amère. Je suis amer et éloigné. Après t'avoir écrit je suis parti une semaine à Hokkaïdo, paysages superbes, espace, beauté d'une nature riante et triomphante, fraîcheur, vie, l'exact contraire de la fournaise de la capitale. Ici l'air vicié est chaud et lourd, il t'alourdit de l'intérieur, respirer tu ne peux plus...

Ensuite je suis revenu dans cette fournaise, 1 ou 2 semaines, et dimanche et lundi j'ai escaladé le mont Fuji, expérience la plus magique de ma vie, avec le désert du Niger, comme une nouvelle naissance, on grimpe 5 heures le jour, 5 heures la nuit après avoir tenté de dormir 3 heures dans un gîte, la longue file humaine de petites lumières, communauté d'esprit et de fatigue, les pierres qui crissent, le bruit des grelots attachés aux bâtons... Vu le lever du soleil du haut du Mont Fuji, entouré de dizaines de Japonais emmitouflés qui criaient 'Banzaï ! Banzaï !'

Descendu dans le cratère, j'ai marché sur la lune. Pierres rouges, scories de cette déchirure par laquelle il y a très longtemps la terre a perdu son sang...

Arbres pliés par le vent, arrachés, fatigue, plénitude. Ce mont est magique.

Lisbeth, j'ai beaucoup changé, je crois que je deviens adulte, j'écris des dizaines de pages, je lis les philosophes et les pas philosophes, regarde, sens, pense. Que se passe-t-il en moi ? Je ne sais pas. Tellement de choses, de vents, de montagnes, de bruits... Pas le temps de me retourner, de comprendre. Je cours en avant, fuite éperdue vers je ne sais quoi.

Tout ce que je ressens, pense, inutile, ne passe pas par les mots, excuse-moi.

A force de refuser obstinément de m'envoyer des clichés de ton visage, je t'ai oubliée. Je me souviens de ta présence, de ton karma, mais ton visage s'est comme le mont Fuji couvert de brume.

Ne pleure pas, j'ai décidé d'être le plus honnête et franc avec toi.

Je ne ressens plus l'amour que j'éprouvais pour toi au début du Japon, alors que j'étais si désespéré. Mes sentiments sont flous, fades, effacés, le pire serait je pense de ne pas te le dire. J'ai l'impression que c'est un homme différent qui tient la plume, différent de celui qui t'envoyait ces lettres d'amour folles et magnifiques. Le feu s'est peu à peu éteint. Depuis début juin' - courant juin je rencontre Jee-Yoon - *'je ne trouvais plus les mots, les phrases du cœur, de l'âme. Il a eu des brefs retours de passion ce feu, mais ses cendres sont battues par le vent et la pluie aujourd'hui.*

J'écris cela, et plus j'écris plus je sens confusément que je t'aime encore, là, au fond, caché. Est-ce cette frustration permanente de ne pas te voir, je ne sais pas... Je veux t'écrire encore, te lire encore, te retrouver en France, j'attends ce moment, je pense à toi. Qu'arrivera-t-il alors ? Dieu seul sait. J'espère qu'alors... Je le pense. Tu revivras dans mon cœur. 5 mois se sont passés, reste 6.

Tant de silences alors que nous étions ensemble, tant de non-dits, où est la magie ?

Saurons-nous la faire (re)vivre ?

Tu me manques,

Je t'embrasse

Gabriel'

Je n'ai jamais parlé à Lisbeth, ni pendant, ni après, des femmes que j'ai connues au Japon. C'est pourquoi le 'j'ai décidé d'être le plus franc et honnête avec toi' me fait honte quand j'étais en pleine histoire d'amour avec Ako. Mais, si au bout de quatre mois nous avions cessé d'être un couple, nous étions toujours une question, une option l'un pour l'autre.

Nous continuâmes à correspondre, de manière plus espacée. Je ne me sentais plus amoureux d'elle, mais je n'excluais pas d'en tomber amoureux à nouveau à mon retour, j'y pensais de moins en moins, je n'y pensais plus, c'était une option oui, une possibilité pour un autre temps sur une autre terre... Le Japon m'avait porté si loin de Lisbeth et de celui que j'étais avant de partir...

Voici une lettre que je lui écrivis peu avant mon retour, et qui illustre mon état d'esprit et mon positionnement face à elle à l'heure des retrouvailles :

'Dear Lisbeth,

J'espère que ton moral est aussi bon que le mien et que tu te portes au mieux. La perspective du bac approche et la philo doit te donner des maux de tête.

Je rentre dans 15 jours, et la tristesse que j'éprouvais à l'idée de repartir en France quelques mois avant s'est estompée. J'ai vécu le mieux que je pouvais durant cette année et c'est donc sans regret, heureux et l'esprit libre que je rentre à Paris. La perspective du boulot que je vais devoir fournir me remplit d'une joie immense. Je ressens une énergie, une rage proche du plaisir physique à la vision de cet affrontement avec moi-même. Ne pas bosser 8 mois m'a fatigué, et je ressens un besoin de philo, d'éco & d'histoire, d'exercices académiques de l'esprit sans lesquels une vague impression de gaspillage m'accompagne chaque jour.

Je suis heureux, j'ai changé tellement, tellement envie de changer encore, plus, tellement vécu d'émotions et d'expériences profondément humaines, vu tellement, appris tellement. Je suis un être sociable. Mieux, je suis un être qui, s'il était seul, mourrait, voilà la leçon que j'ai tirée des premiers trois mois de relative solitude.

J'ai plus d'amis et de personnes qui comptent pour moi, et dans les vies desquelles je compte, plus de relations que je n'en ai jamais eu en France. Plus de 100 adresses & de nombreux amis qui resteront, viendront en France et m'accueilleront ici... Tokyo est une ville superbe, j'aimerais tant te la faire visiter. Je la connais mieux que Paris ! La langue japonaise est elle-même très belle, les Japs... Tout cela je ne le perds pas, ça restera vivant en moi. Je retournerai au Japon aussi vite que je peux, mais je pense aimer également la France. Est-ce seulement l'environnement japonais qui m'a donné cette joie, ou est-ce aussi ma façon de penser, de vivre et de voir les choses qui me la procurent ?

Je suis heureux, j'attends avec impatience de te revoir, de t'entendre, de te parler, de te retrouver.

Love,

Gabriel.'

Je ne parle pas de nous, parce qu'il est très hypothétique, mais aussi parce que je n'ai plus de référence commune avec elle, je les ai oubliées, j'aurais à cet égard tiré grand profit – pour me rafraîchir la mémoire – de relire le récit de notre histoire écrit avant le départ, et placé au début de ce chapitre. Plus de référentiel commun, j'ai la sensation d'avoir subi une métamorphose, et elle ne m'a pas, de loin, écrit suffisamment pour que je puisse la suivre. C'est un peu comme si j'écrivais à une inconnue, que je drague, en faisant le coq, l'homme aux '100 adresses,' en me congratulant.

Je suis aussi probablement dans une humeur euphorique, une de ces humeurs borderline qui apparaissent clairement dans le récit de la relation avec Ako, et précédèrent de quelques années le déclenchement de l'affection bipolaire. Tout ce qui est personnel tient dans la dernière ligne. L'ordre instinctif des propositions traduit mon état d'esprit – j'ai affaire à une semi-inconnue qu'il faut 'revoir,' et que je ne saurai si je peux 'retrouver' qu'après lui avoir parlée, et surtout l'avoir entendue.

Les retrouvailles et la séparation furent simples et brèves. Elle voulait, je ne voulais pas. Elle s'est à plusieurs reprises jetée sur moi sur la banquette d'un café, je l'ai repoussée. Sans raison. Son empressement m'a déplu, ses mots aussi, 'bébé,' je n'aime pas qu'une fille m'appelle 'bébé', surtout sur un ton gourmand – mais ce n'était pas ça, ça ne le faisait pas, je ne ressentais rien.

On a peut-être mal fait les choses, il aurait peut-être fallu se retrouver plus doucement, lentement, progressivement. J'ai peut-être eu tort de me fier à ma première impression – ce n'est plus la même fille, ce n'est pas ce que je veux, qu'est-ce que c'est que cette coiffure, je ne ressens rien, je n'en veux pas – parce qu'il y a quelques mois, après 15 ans, touchant au même groupe d'amis, quand elle est entrée dans mon appartement lors d'une soirée Lisbeth, en femme sophistiquée, était juste sublime.

Je l'ai admirée, désirée, j'ai senti mon cœur battre à nouveau pour elle. Je me suis demandé si je n'avais pas eu tort de la quitter. Et elle a eu sa revanche. Parce qu'elle m'en a longtemps voulu de l'avoir quitté, surtout après m'avoir offert sa virginité. Elle avait dû prendre une décision en conscience avant de coucher avec moi, c'était important pour elle, elle avait déjà dit 'non' pas mal de fois. Elle a dû se sentir trompée par celui à qui entre tous elle avait accordé sa confiance, trompée le plus intimement, et au-delà, terriblement déçue que ce don de n'ait mené à rien, à onze mois d'absence suivie d'une séparation dans un café. Qu'elle n'ait pas eu de sens, si le sens se mesure à la durée du couple.

Elle m'en a voulu. Elle a été hostile des années. Je ne sais plus si elle m'a fait des reproches ouverts, mais c'était tout comme.

A un certain point, 3, 5 ou 10 ans plus tard, je lui ai dit que pour moi aussi ça avait été la première fois. Je savais que ce n'était pas la même chose, mais nous étions sur un pied d'égalité, pour moi aussi c'était un moment précieux et fondateur, je n'étais pas un chasseur qui aurait abusé d'elle. La confession m'a fait du bien, mais n'a pas réparé la culpabilité de lui avoir fait du mal.

J'espère encore une conversation où je pourrais m'expliquer, me faire pardonner et refermer nos blessures.

4. Ako

Note : Ce récit est constitué de deux textes imbriqués. La narration contemporaine, en caractères classiques, et le journal de l'époque, en italique. J'ai retranscrit ce dernier fidèlement, présentant ainsi de multiples aberrations syntaxiques, stylistiques et autres libertés, afin de préserver sa spontanéité et sa fraîcheur, traduisant l'état d'esprit et le ressenti de mes 18 ans. Je vous prie d'accueillir avec bienveillance la confusion et la sauvagerie de ce second texte.

A l'âge de 17 ans, je suis donc parti onze mois dans une famille et un lycée japonais. Il n'y avait alors quasiment pas d'étrangers à Tokyo. Dans le métro les gens me pointaient parfois du doigt, les yeux ronds, s'exclamant : 'regarde! Un étranger!' - 'Gaïjin da !' - Ça n'était pas du racisme, juste de la surprise tant ils étaient étonnés par les autres ethnies.

Il y avait encore moins d'étrangers qui parlaient la langue et s'intégraient. Les hommes d'affaires et les soldats vivaient entre eux, s'amusaient exclusivement à Roppongi, leur quartier de plaisirs. Mises à part certaines filles vêtues de noir qui les y attendaient, la plupart des Japonaises ne faisaient pas la chasse aux gaïjins, fascinées mais retranchées derrière une palissade de préjugés, et une peur inspirée par certains soldats Américains coupables de viol, qui parvenaient souvent à se réfugier dans leurs bases extraterritoriales.

En 1994 donc, pas d'Internet, de portable, des soldats qu'on redoute, des hommes d'affaires invisibles, et puis nous, les étudiants, adolescents venus apprendre, découvrir le Japon, sortes d'anti-GI. On nous réserva un accueil extrêmement chaleureux, et la réaction des filles fut extraordinaire.

A ce titre, je peux dire que pendant un an j'ai été une rock star. Les lycéennes criaient souvent à ma vue, se précipitaient, m'entouraient en essaim, 'il est beau ! Je peux te toucher ? Tu as une petite amie ?' Et quand je disais que j'étais Français, c'était l'émerveillement. Les Français, sur une base complètement fantasmatique, étaient alors leurs étrangers préférés.

Et qu'est-ce que les filles étaient belles... Le premier métro que je pris était rempli de lycéennes en jupe plissée, et je me suis demandé sérieusement : 'elles sont toutes comme ça ou c'est une école de mannequins ?'

Sorti de mon lycée de banlieue, tout à coup j'étais une star. Quand je suis retourné à Tokyo, sept ans plus tard, les Japonais s'étaient habitués et balayaient les étrangers du regard.

Quelques semaines avant de rencontrer Ako, j'étais tombé fou amoureux d'une Coréenne de 20 ans, Jee-Yoon, croisée pendant un festival. Elle était superbe en kimono, il y avait une attirance manifeste, j'ai pris son numéro. Mais nous ne sommes sortis ensemble que trois ou quatre fois, la situation était dramatique parce qu'elle devait repartir quelques semaines plus tard à New-York, où elle étudiait. Au deuxième rendez-vous, dans un parc en bord de mer, je l'ai embrassée. C'était magique, intense, et ça m'a coupé le souffle parce qu'elle n'avait jamais encore embrassé personne. Après le baiser elle eut un petit sourire pour elle-même, de la joie avec un soupçon de regret, et jeta en un souffle : 'ça y est, je l'ai fait.'

Je me rappelle qu'il était extrêmement doux de l'embrasser.

Elle ne s'était pas abandonnée comme ça ; je lui avais donné l'assurance que j'allais faire ma vie avec elle. Je lui avais donné toutes sortes d'assurances, sincères mais plus folles les unes que les autres, parce que j'étais passionné. Amoureux comme je ne l'avais jamais été. Nous fîmes des projets d'avenir, après le Japon je la rejoindrais à New York, nous nous marierions, elle était devenue ma raison de vivre.

Lors de notre premier rendez-vous, dans un game center où nous avions joué aux palets, elle m'avait dit que j'étais trop jeune. C'était une fille extrêmement intelligente, drôle, émouvante, dotée de principes stricts. Quand elle a accepté de poser ses lèvres sur les miennes, elle a du voir défiler tous ses refus passés, et le vœu qu'elle avait fait toute petite de n'embrasser jamais que l'homme de sa vie.

Le soir où elle est partie, je portai mes lunettes de soleil dans le métro parce que je pleurais. Le soir, je demandai à Dieu avec le plus grand sérieux de me tuer pendant la nuit si je devais ne jamais la revoir. Je m'endormis le ventre noué.

C'était l'été, et peu de temps après je partis pour un camp de vacances dans les montagnes, à Akagi. C'est là que je rencontrai Ako, et que j'oubliai la Coréenne. Ça m'a souvent frappé par la suite, illustration d'une loi naturelle stupéfiante et cruelle, comment j'ai pu en un instant, quand mon regard a rencontré celui de la Japonaise, oublier totalement Jee-Yoon et tous ces sentiments extrêmes et définitifs qu'elle m'avait inspirés.

L'histoire d'amour commence ainsi à Akagi, le camp de vacances où je n'ai pas envie d'aller, parce que je me morfonds sur le départ de la femme de ma vie. C'est pourtant prometteur, 100 lycéens étrangers, 150 Japonais, mais je ne vois pas ce que j'ai à y gagner. On rigole quand même dans le car, puis ça m'éloigne de la mère de ma famille japonaise qui veut que je rentre à 20h et refuse que j'aie une vie sentimentale. Un peu d'air.

Je rentre dans la salle de conférence en rigolant avec Jason, un métisse Thaï-Néo-zélandais de deux mètres que j'apprécie beaucoup, sifflote puis tout à coup aperçois une Japonaise, les yeux braqués sur moi, simplement la fille la plus belle et la plus sexy que j'ai vue de toute ma vie. Une bombe, un mirage.

Je regarde derrière moi, à droite, à gauche, incrédule, mais Jason me glisse en souriant : 'c'est bien toi qu'elle regarde, enfoiré.' Je n'arrive pas à y croire, elle est faite d'un métal plus précieux que moi. Mais elle continue à me regarder, avec ses yeux d'une pureté hallucinante, je lui fais un signe de la main et elle rit. Ça y est. Je suis transi d'amour.

Le camp, posé en pleine forêt, était constitué de bâtisses de trois étages bordées de pelouses et de terrains de baskets. Une sirène nous réveillait tôt, et nous assistions en rang au lever du drapeau japonais. Nous nous alignions ensuite pour la traditionnelle gymnastique du matin, occasion de nombreux fou-rires, avant de nous ruer sur le petit-déjeuner, découvrant l'œuf cru sur riz brûlant accompagné de sauce soja et d'algues séchées, un délice.

Les journées alternaient temps libre et activités. Après dîner, on prenait le bain. On se lavait côte à côte, puis on entrait dans le vaste bassin très chaud, agrémenté d'éclats de voix et d'éclaboussures. Je me rappelle d'un Japonais faisant le monstre du Loch Ness avec son sexe sous les rires et les applaudissements. Tous les jeunes étaient cool et chaleureux. Nous fûmes vraiment cet été la une bande de 250 potes. Après le bain, garçons et filles se retrouvaient sur les tatamis des salles communes, détendus, sirotant des boissons fraîches sans alcool. Les mecs et les étrangères étaient en short, les Japonaises en yukata, kimono d'été léger et flamboyant. On riait beaucoup.

Ako et moi nous sommes dragués silencieusement, nous cherchant, nous souriant fugitivement au détour des couloirs et des sentiers de montagne, échangeant quelques rares paroles tant, en fait, nous étions l'un et l'autre impressionnés. 'That's why darling, it's incredible, how someone so unforgettable, thinks that I am unforgettable too' (C'est pourquoi chérie, il est incroyable, que quelqu'un d'aussi inoubliable, pense que je le suis aussi) chantait Sinatra. Elle était LA femme, et moi au Japon, cette année-là, une icône.

Je la guettais partout, mon cœur cognait, quand je la trouvais nous échangions un sourire extatique et puis je m'enfuyais. J'étais bourré de confiance mais j'avais l'impression qu'elle jouait dans une classe supérieure, c'était incroyable que cette fille-là s'intéresse à moi.

Je me rappelle du matin où je l'ai vraiment abordée, après le deuxième petit-déjeuner. Elle s'était assise seule, je pense qu'elle m'attendait. Je n'oublierai jamais son expression de surprise et de joie. On se raconta un peu qui on était, ce qu'on faisait, elle portait un T shirt marron, et en plus de son visage incroyable elle avait des seins lourds, des hanches larges et une taille fine, un corps parfait. 18 ans, comme moi.

Cache-cache, on se cherche, se sourit, on se prend en photo, on discute un peu, fugitivement. Elle emporte le concours de Miss Akagi.

Puis vint l'immense feu de camp de la dernière nuit. Les étincelles crépitaient, dans la pénombre des bois bordant la clairière, des lucioles brillaient, et nous avions tous les larmes aux yeux, assis en un vaste cercle nous pleurions à l'idée de nous séparer, de voir se terminer ce rêve dans lequel nous avions été si heureux.

Pour Ako et moi c'était la dernière chance. Assis côte à côte, les yeux dans le feu, reprenant les chansons du camp, 'Stand by me,' 'Stand up little girl...' Sa main était posée juste à côté de la mienne, je voulais la prendre, mais debout derrière se tenait Sanaé, une fille jolie et douce qui avait aussi craqué pour moi. J'hésitai, je ne voulais pas lui faire de mal, mais bientôt je n'y tins plus et pris la main qui se referma sur la mienne. Sanaé partit brusquement. Une pointe de tristesse passa dans mon bonheur. Mais nos doigts s'étreignaient, fort, de plus en plus, nos mains imbriquées comme pour ne jamais se lâcher...

Plus tard, à mi-chemin entre le feu et l'obscurité de la forêt, ombre et lueurs oranges sur nos visages, elle pieds nus, toujours pieds nus, se tient face à moi, à quelques mètres, ses yeux dans les miens, immobile, le visage grave, un soupçon d'effroi dans le regard, et je lui demande, maladroitement mais avec assurance 'tu sais comment on fait un french kiss ?' Je joins le geste à la parole : 'on se regarde... Je m'approche de toi... Je pose les mains sur tes épaules... On se regarde encore... De plus près... Je pose une main dans ton dos... Je te rapproche encore... Tu tends ton visage... Et on s'embrasse...' Et je l'embrasse, après avoir commenté chaque étape. Ses lèvres s'ouvrent, elle me prend par la nuque avec passion. C'est délicieux, voluptueux, il n'y a rien de meilleur au monde.

Le chemin du retour à travers la forêt, dans la nuit, main dans la main, est bordé de lucioles. Je plane. Le rez-de-chaussée du building déborde de groupes euphoriques qui se prennent en photo, chantent, jouent de la guitare, et tout le monde s'aime, nous aime, partout on nous interpelle, on nous applaudit, on nous prend en photos, on crie nos noms.

J'entre dans le bain, les mecs s'exclament : 'you got her !' 'You're so full of shit man !' (tu l'as chopée! T'as tellement de chance mec!') Ils me congratulent, me tapent sur l'épaule, et je me prélasse dans l'eau brûlante avec le sentiment du devoir accompli, de la vie accomplie, je suis le caïd, j'ai chopé la reine... Jamais on ne m'a témoigné tant d'admiration, de respect et d'envie.

Puis vint le couvre-feu, et un Japonais du staff m'accompagna dans ma chambre parce que, dit-il, 'ils avaient peur que je retrouve Ako...' Peur qu'on fasse l'amour, ça n'était pas au programme avant le lever de drapeau et la gymnastique du matin. De toutes façons, c'était le couvre-feu pour tout le monde, elle devait être en train de se coucher elle aussi, ainsi, l'esprit tranquille, je fis un poker avec deux Américains et m'endormis.

C'est le matin que je réalisai mon malheur. Jason, sérieux, m'avertit : 'fais gaffe à ta meuf,' et refusa de m'en dire plus. Puis j'appris qu'une grande bande s'était retrouvée la nuit sur le toit pour faire la fête et lancer des feux d'artifices.

Vert.

Et je suis vert chaque fois que j'y repense. D'autant qu'elle fut indifférente au petit déjeuner. En avait-elle embrassé un autre ? Je ne le saurai jamais. Et ça me hanta toujours, de loin en loin.

A l'heure du départ je lui ai parlé, loin du groupe, et demandé quelque chose comme 'est-ce que tu veux être avec moi ?' Elle a répondu 'oui.' On s'est embrassé langoureusement et promis de se revoir à Tokyo. C'est incroyable le nombre de gars qui lui laissèrent leur téléphone, et moi je vacillais, étais-je toujours le numéro un ?

Puis, après que son car fut parti, un inconnu me donna un billet où elle avait écrit qu'elle m'aimait. Mais... Était-ce bien elle qui l'avait écrit ? Cette histoire de fête sur le toit m'avait profondément troublé. Toutefois, au moment des adieux, nous nous étions enlacés avec une très grande tendresse, et embrassés passionnément sous les applaudissements. Les gens nous prenaient en photo, et j'ai un cliché de nous deux qui me fend le cœur quand je le regarde.

Suivirent trois semaines de vacances pendant lesquelles nous échangeâmes des lettres. Je passai les premiers jours dans la maison de campagne de ma famille japonaise, assis sur les tatamis, à écrire la rencontre dans mon premier cahier.

Je commence ici à insérer des extraits de mon journal, entrecoupés de réflexions actuelles :

'Akagi. 4-9 août 94.

Avant d'aller à ce camp, pris dans mon trip Jee-Yoon et

la tête surchargée de joies et de rages je l'imaginais comme une connerie boueuse. Bons sentiments boyscoutiens + alliance de personnes n'ayant rien à faire ensemble, ça me privait de Tokyo, de Jee-Yoon, mais tout de même heureux la veille de partir pour prendre le large de la famille, respirer un peu. Tension max avec la mère, j'écris un texte sur mon enfermement, ma volonté de grandir, ma rage d'être 1 adulte en cage, traité en gamin. Elle pense que je suis pas capable de prendre le métro tout seul... Le lendemain, presque engueulade, guerre froide, mais je pars seul finalement, je suis heureux. Métro, arrive à Shimbashi, retrouve Jason, m'embrouille dans la joie, parle de Jee... Aïni l'Indonésienne, belle et toujours aussi fine, Paul, toujours très cool, et ma group leader Emi, 18 ans, mignonne, intelligente, sensible, on tchatche, le feeling passe, il fait une putain de chaleur et je mets ma casquette à l'envers...'

Il y a une communauté de lycéens étrangers de la même organisation, l'AFS, je ne les vois pas souvent mais je suis toujours content de les retrouver. Nous voyageons et passons la première journée ensemble à Akagi, euphoriques. Les Japonais arrivent le lendemain.

'Les Japonais débarquent après que nous nous soyons installés à nos rangs respectifs dans la grande salle. Eiji entre, speed et caustique mais nice, on tchatche... 1ère vision d'Ako. Trois ou quatre rangs devant moi, je vois une jeune fille très mignonne et pleine de charme qui regarde fixement en souriant dans ma direction, elle est joyeuse, rit en parlant à une copine, fait des gestes de la main, je n'y crois pas, elle doit regarder quelqu'un d'autre, mais non, elle vient bien vers moi, s'arrête à trois mètres avec sa copine, rit, me regarde, rougit, c'est moi c'est clair, c'est style 'j'ai décidé que ça serait lui,' je lui dis konnichiwa' – bonjour – *'elle répond, heureuse, puis repart, riant, timide mais... Ahhhh... T shirt trop petit découvrant un ventre sublime... Bref très mignonne (...)'*

Un jeu est organisé pour faire connaissance. Chacun porte un badge, on doit retrouver la personne qui porte le même.

'Je me lève, la vois, lui mets la main sur l'épaule, lui demande très vite style pressé quel drapeau figure sur son badge, il est différent du mien, je dis 'tant pis' fais un sourire désolé et me casse.' - Témoignage de ma timidité, et de l'étonnant mélange de trop plein et de manque de confiance en moi de l'époque. - *'Drapeaux, jeux, elle court vers moi pour être dans mon groupe, danse bidon mais mon esprit et mon cœur chauffent très fort. Dîner. La salle est bondée, je m'assois avec trois Japonaises inconnues, tchatche, de temps en temps Jason vient me parler... Ne vois pas trop Ako, ou si je l'aperçois c'est toujours une grande joie étonnée que je lis sur son visage, 'il est là !' rires ou trépignements (calmes tout de même) avec sa copine, elle a un charme très particulier, mélange d'adulte éveillée aux sentiments et au sexe et d'écolière Japonaise riant derrière son mouchoir...*

Games.

Je parle avec Eiji, il me dit 'she goes to bed with every men,' (elle couche avec tous les hommes,) *qu'il connaît une de ses amies, qu'elle like me aussi... Premiers débuts de frustration quand je la regarde et qu'elle ne me voit pas, ou me sourit juste un peu timidement...(...) Le soir ne fut pas très joyeux, je commençais à trouver le comportement d'Ako, alternant séduction, attitude de femme séduite et la plus parfaite indifférence, ennuyeux.*

Et c'est déjà le 3ème jour. Je me lève avec l'envie de mettre une balle dans ces putains de haut-parleurs qui me fracassent les oreilles avec leurs insanités musicales. Drapeau, petit déj à parler alternativement en anglais et en japonais à des personnes des deux sexes. 1ère conversation avec elle. Je l'ai regardée et lui ai souri de loin en avalant mon bol de riz à l'œuf, et elle a eu à ce moment-là cette explosion de joie sauvage sur le visage. (Éclats de voix vers sa copine...) Elle se lève, on se regarde un bref instant, elle sort. 3 minutes après je l'imite, espérant qu'elle m'attend quelque part. Je regarde la salle de tatamis et l'aperçois effectivement seule, adossée à un pilier regardant l'écran TV. Je m'assois en tailleur à côté d'elle (dans son dos, elle me voit pas.) 'C'est intéressant ?' Elle tourne la tête, l'expression étonnée, rassurée, joyeuse, des grands yeux marrons écarquillés, elle est très belle, et curieusement toujours pieds nus... 1ère discussion. Télé. Elle. En terminale. Aime sortir, danser, coudre, cuisiner. Je parle de moi, Afrique, Grèce, intérêts... Elle veut être hôtesse de l'air, elle est belle, pure et trop femme consciente. Heureux, timide, il est l'heure, je me casse. Marche sympa à travers forêts et villages, parlant avec Eiji... Je vois deux ou trois fois Ako qui sourit de joie, et rit de son rire de trois syllabes dont je suis déjà fou.

1 fois 'l'épreuve' est de dire 'je t'aime' à une personne présente. Mon groupe a rejoint le sien, la question leur est posée et ils crient ou murmurent avec timidité à tour de rôle 'je t'aime' au staff en présence, ça n'engage à rien. Ako est troublée, elle se cache, elle m'a vue, elle redemande, 'euh, à n'importe qui, à la personne aimée ?', elle hésite, tangue, va-t-elle le dire ou non ? Ce sera non. La lycéenne timide l'a emporté, elle parle au staff... Puis repart.

1 autre fois dans la forêt nous sommes arrêtés, 3 ou 4 groupes attendent, nous sommes proches. Elle me dit qu'elle veut apprendre le French, je lui apprends donc 'je t'aime.' Photos, elle rejoint une copine assise à quelques mètres, me désigne du regard, sourit et lui murmure quelque chose à l'oreille, elles rient (pas moqueur) genre 'Ah c'est lui...' fin.

Repas, discussion avec Jason / David.

Puis Koinobori' – Dessins de grandes carpes fantastiques destinées à être suspendues - *'Grand gymnase. J'ai pas la pèche,* suis triste, elle a du me croiser sans rien me dire à midi. Je regarde son groupe, elle est belle. Ai changé mes fringues, arbore une feuille de H qui provoque quelques réactions. 1 peu l'impression d'être dans un centre aéré parfois mais plutôt que d'avoir des idées noires et de faire la gueule je préfère ne pas penser et faire à fond et en souriant tout ce qui me dégoûterait et me ferait pitié d'habitude. J'agrippe donc des couleurs et griffonne pendant une heure 1 œil et 1 nez, et ça me fait penser à 1 dessin de maternelle. Ils y vont tous de leur 'c'est superbe !' 'Les Français ont le sens artistique !' Mais je suis de mauvaise humeur, ce que je fais est laid et ils m'emmerdent. Je crayonne avec rage, comme drogué, la tête à 15 cms de la feuille. Quelqu'un s'assoit à côté de moi, s'exclame 'Kawai ! Subarashii !' – 'Trop mignon ! Magnifique !' – 'Je marmonne 'URUSAI, yokunai…' – 'Tais-toi, c'est laid…' – fâché, je ne lève même pas les yeux, elle part. Je m'aperçois que c'était Ako…

Enfin bon, fini c'est pas horrible, dessins sur le corps ils se font, moi j'ai à 100% le syndrome Ako, elle a pris ma raison, mon esprit et mon cœur, je suis triste rage, je la cherche, je marche avec cette conne de Heather entre les groupes, 1 fois de plus, arrivant à un groupe elle est là, elle sourit et murmure en me désignant aux oreilles d'une amie et elles sont excitées, joyeuses (genre c'est lui mon boy friend.) Bref, it's all over. Je suis désespéré…'

Comment expliquer ça ? Ce brusque désespoir alors même qu'elle vient de me donner des signes positifs supplémentaires ? J'y vois, en plus de l'émotivité, un signe avant-coureur des troubles anxieux et des revirements d'humeur de la maladie bipolaire qui devaient se déclencher ouvertement deux ans plus tard. Timidité, revirements paradoxaux, humeur massacrante, à ce stade déjà c'était bien moi le plus complexe, elle ayant été au contraire claire et constante dans ses signaux. Je me suis beaucoup compliqué la vie.

Enfin, - *'je suis désespéré, alors je décide de faire un basket.'* - 'Je suis désespéré alors je décide de faire un basket ???' - *'5 Japs, 5 gaïjins mixés, Jason et Paul mènent la danse et c'est parti pour 30 minutes de sueur, elle est là, elle regarde la partie avec sa copine, fin, Paul se rapatrie vers mon sac, elle l'évente, ils échangent deux mots. J'arrive, en faisant mine de ne pas la regarder, m'assoit contre le mur et prend mon sac. La sueur coule, horrible, je suis rouge, pourpre, tout en eau, je crève, elle m'évente debout, Paul murmure 'je vous laisse, bonne chance,' et se casse. Elle s'assoit à côté de moi, je prend le fan et nous évente, sa copine, la 23ème roue du vélo est là aussi...*

On tchatche de la disco' – soirée discothèque programmée le soir même – *'elle me dit que je dois bien danser car je dois sortir souvent dans les clubs de Tokyo... Et j'entrevois le bug, si on se revoit, voudra-t-elle aller dans des clubs ? C'est du suicide avec la mère que j'ai. Elle pense à moi comme à un habitué des discos de Tokyo. Why ? Elle veut prendre une photo de nous deux. Je refuse (sueur...) On tchatche... Puis il est l'heure... Je vais me passer la tête sous l'eau.*

Je sors, je la vois attendre avec sa copine sur un des chemins, instinctivement je ne veux pas la croiser, et je prends une autre voie.

Repos, retour dans ma chambre, je change une fois de plus de haut et mets une chemise violette. Jason arrive en T shirt 'Oh, you're changing into a beautiful ridiculous shirt ! They're all wearing T shirts. I also brought a beautiful ridiculous shirt for the disco...' ('Oh, tu mets une chemise magnifique et ridicule ! Ils sont tous en T shirts. J'ai aussi amené une chemise magnifique et ridicule pour la disco...') *Je l'enjoins à la mettre, soyons les plus beaux et les plus ridicules ce soir! Let's express our body!* (Laissons nos corps s'exprimer!) *Joie, rires, il met une chemise et on est parti* 'Are you going to express your body tonight Jason?' ('Est-ce que tu vas laisser ton corps s'exprimer ce soir Jason?)

Ils attendent dans le hall, on rentre, en rangs, bonne humeur... Je la cherche, elle arrive, T shirt blanc marqué 55 et jupe noire au-dessus du genou. Cheveux détachés, très belle (...) On éteint les lumières et la musique arrive, bonne zic hip-hop avec des rythmes lourds, un hurlement de joie emplit la salle, les corps se mettent en mouvement (...) 1 cercle se forme autour de moi, je goûte tous ces visages admiratifs, surpris, et j'invite successivement 5 ou 6 personnes dans le cercle, jouant le rôle de MC. Les filles sourient, crient 'kakkui !' – 'il est craquant !' – *'La plus surprise, admirative, la plus joyeuse est Ako. Elle danse au premier rang des cercles et me dévore joyeusement des yeux, à ce moment-là elle m'aime, c'est clair. Elle, Ako, me dit que je suis kakkui, que je danse très bien, je lui dis qu'après j'aimerais danser avec elle... C'est le délire, au milieu des 250 personnes je saute en jetant le poing en l'air, et toute la foule de sauter avec moi... Plus tard je porte une jeune fille sexy et séduisante sur mes épaules et je danse, elle sur moi, moi sous elle, délirant avec Jason qui en a pris une aussi (...)'*

- *Plus tard, assis sur des bancs dans l'obscurité nous faisons semblant de ne pas nous voir, puis, ne pouvant plus résister, Ako se retourne complètement vers moi, passant dans un geste superbe une jambe de l'autre côté du banc, ses cheveux et sa jupe volent'* – ce que ma pudeur désigne par 'geste superbe,' c'est un jeu de jambes qui dévoile entre ses cuisses un flash de blancheur dans la pénombre – *'elle a ce visage superbe, innocent et aimant, séducteur et pur, elle est belle, elle sourit... Je fais mine d'être surpris et lui demande si je peux m'asseoir à côté d'elle, elle est heureuse, joyeuse, regarde sa copine, me regarde et parle d'amour avec ses grands yeux étonnés. Je m'assois, elle m'aime, je l'aime.'* - Ce qui me frappe tant chez elle, c'est probablement la figure de la Lolita, rencontre entre une très grande pureté, une innocence d'enfant et une femme sexuée, désirant et désirable.

'*On parle, avec timidité, dialogue entrecoupé de son rire terriblement féminin. Je profite de ce moment de gloire pour lui dire que depuis mon débarquement au Japon c'est la première fois que je danse... On tchatche. Lieu d'habitation à Tokyo. Elle me dit 'Mata asokone... Aitai.'* ('Je veux te revoir là-bas.')

'*Je repars, danse, elle me rejoint, danse, bref je suis heureux, puis c'est fini, lumières on, je me couche à moitié dans mon rang, ils, elles me congratulent, Ako vient s'accroupir à 1 mètre de moi, juste pour me regarder, être avec moi. Elle a une jupe, vision magnifique*' – c'est à dire que j'ai une érection en apercevant son sexe gonfler l'étoffe de sa culotte – '*elle est belle, pure et innocente et en même temps éveillée à l'amour...*

Fin, je fonce vers le bain, tous me sourient, me congratulent... Je suis heureux, crevé, le bain le plus magnifique de ma vie m'attend, douche à 2 degrés, relax dans ofuro' (bain) '*à 50 degrés. Héros du soir, je repars vers la salle à tatamis où sans mentir 10 femmes m'attendent, je m'assois avec une boisson fraîche, fais mon numéro en japonais, séduis, compte les sourires conquis, Sanaé est là aussi... Je tchatche et me sens bien avec ces belles en yukata pendant 40 minutes puis back in the room. C'est cool, je ne sais pas ce qui adviendra avec Ako, mais je revois son visage porté par la joie et le bonheur, et je suis heureux alors que je plonge dans le monde des rêves.*

Et le dimanche commence, 4ème jour, si peu de temps et déjà se dégage une atmosphère de fraternité, un sentiment commun de joie. Je suis accroc à Ako. Il n'y a que les femmes ou la fin du monde / sens de la vie pour faire tanguer mes sentiments et humeurs comme cela. Je passe des dépressions noires pour un regard négligé aux idées de puissance divine quand elle me sourit.'

La relecture me frappe par la clarté avec laquelle ce texte annonce la bipolarité, parlant de 'dépressions noires' et 'd'idées de puissance divine,' jetant que 'mes humeurs tanguent' en fonction de 'la fin du monde ou du sens de la vie,' non d'un événement extérieur mais bien d'une cause interne, de cette maladie qui me jetterait bientôt d'une extrémité à l'autre. Le récit me frappe par cette alternance brusque de sentiments contradictoires, et la survenue de crises anxieuses que j'avais oubliées, mais qui annoncent l'abus d'alcool, de cannabis et d'anxiolytiques qui suivirent. Il me met aussi face à mon hypersensibilité, et démonte finalement le souvenir trop doré que j'avais construit d'Akagi.

'Je ne me rappelle plus trop de ce matin-là, enfin toujours est-il qu'à 9h on se rassemble tous sur un grand terrain de football à l'orée de la forêt au kare.' - Riz au curry que nous devions cuisiner dans des fours en pierre installés dans la forêt, activité conviviale, bucolique et réjouissante portée par une bonne sono. - *'Elle est là, rit avec des amies, peu de contacts entre nous ce qui provoque chez moi une humeur maussade.*

Je prends une photo avec Eiji, c'est alors qu'elle vient vers moi, appareil à la main, et me demande un cliché avec moi. Heureux mais juste poli, j'accepte et tend aussi mon appareil au preneur de photos. Je passe mon bras autour de sa taille, elle se laisse faire mais reste désespérément timide et ne répond pas à mon geste. Déçu, je pars parler à des amis mâles immédiatement après l'avoir remerciée de la photo. Je marche avec Eiji dans la forêt, lui aussi a des déboires sentimentaux.' - Où sont les miens ? Pas une fois je n'ai essuyé une rebuffade, ni n'ai vu Ako avec un autre homme. - *'Il cherche de toute énergie une gaïjin, passant d'Aude à Nadine à Kaerie à Andy à rien. Je lui parle d'Ako, il me dit 'she likes you,'* ('elle te kiffe') *ce dont je ne doute pas mais je n'arrive pas à mettre en relation toutes ses pensées, gestes et attitudes. Je suis dégoûté, je voudrais qu'elle me sourie à chaque instant, je dis 'all she wanted was to take a picture with me, now that she's done it, because she thought I was kakkui, it's all over.'* (Tout ce qu'elle voulait c'était prendre une photo avec moi, parce qu'elle me trouve mignon, maintenant qu'elle l'a fait tout est terminé.)

Ce sont de brusques assauts dépressifs accompagnés de ruminements anxieux que j'essuie, passant tout au noir, même le plus lumineux, travestissant la réalité. Ako vient de me demander une photo et ça devient pour moi le signe qu'elle ne m'aime pas…

'Il me dit qu'il s'est trompé sur son compte, que c'est 1 fille bien, je suis troublé, il me propose de m'aider. Je lui dis que je ne comprends rien, même plus mes propres feelings, que je ne sais pas si je veux devenir quelque chose pour elle, c'est vrai et faux. Vrai que je suis très désorienté, et faux dans la mesure où si je dis que je doute de mes propres sentiments c'est pour m'en persuader moi-même et ne pas subir une trop grande peine en cas d'échec.

La confection du kare est géniale (faisant un peu l'impasse sur mes états d'âme.) 250 personnes s'activant ensemble autour d'1 trentaine d'âtres crachant le feu alors que déjà les longs arbres n'arrivaient pas à contenir la chaleur d'un jour malade. On sue ensemble, on rit, tous amis, frères et sœurs dirigés un moment vers le même but simple, faire à manger, c'est beau. Tous s'activent, dansent parfois sur la musique cool distillée par Enoken. Passent U2 ou un reggae jamaïcain à travers les corps et les branchages. Une super ambiance, gâchée par mon humeur. Mais je souris, danse, tente de ne pas la laisser paraître. Je parle avec Sanaé. Elle est belle, pure, timide et intelligente. On cause de choses et d'autres, elle me paraît séduite et en même temps adopte une attitude froide, style : 'on pourra se revoir à Tokyo ?' - 'peut-être...' (...) Mais je suis trop dans mon trip Ako (à l'intérieur) pour réaliser la beauté, la finesse, l'infinie valeur de Sanaé.

Je cherche Ako, c'est une idée fixe. Je divague et marche entre les groupes, prends des photos çà et là, je veux la voir, obtenir un signe, elle si froide après la chaleur de la veille...

Nous échangeons 5 mots désespérant de vide, de putain mais de quoi on pourrait parler au point d'eau. Luc arrive, me demande le sens d'un mot en french, me fait un sourire de connivence et repart. On finit de parler du vide (pas celui de Mishima, celui de Dupont la Joie... 'Il fait chaud hein...') et elle repart. Rien, pas 1 émotion, mais son regard même s'il ne parle pas est tellement magnifique. Je lui parle de la veille, de ma chemise trempée, 'c'était vraiment répugnant,' elle dit non sans parler, juste en faisant suivre 2 sons charmants dans sa gorge. Elle est tendre, magique, innocente et éveillée... Vaisselle finie, nous nous faisions face et nous ne nous sommes pas même échangé 1 regard / 1 sourire. (...)

Je veux me casser, tout est fini, ne pas rester dans cet endroit qui porte déjà tant de tristesse.

Or alors que cette volonté de me casser devient trop puissante pour que je reste assis je croise Ako seule, je lui parle, naturellement, l'air de rien, poliment, timidement, lui demande ce qu'elle entend faire l'heure présente, elle me répond qu'elle pense rentrer. Sa copine est maquée à 1 mec et j'espère que ça l'occupera une seconde. Ça l'occupe... Ako lui parle, lui montre avec 1 joie victorieuse / bonheur qu'elle est avec moi, que l'on rentre ensemble, on se retrouvera là-bas ouaih, là-bas, on est parti, Ako et moi, moi et elle, on prend un sentier escarpé puis une route boisée pour rejoindre le hall, et on parle. Je développe tout l'art et la technique accumulés dans ce domaine par quelques années de pratique,' – 18 ans tout juste !!! – '*je la fais parler, l'écoute, l'intéresse, effleure sans dévoiler, la fais rire... On parle de nos vies, elle rit de la jalousie de ma mère.*'

La mère de ma famille d'accueil avait un sérieux problème avec mes petites amies. Outre le fait qu'elle exigeait que je sois rentré à 19 ou 20h, elle se tapait de violentes crises de nerfs chaque fois que je sortais avec une fille, m'expliquant curieusement que je n'avais pas besoin de petite amie puisqu'elle était là, et demandant pourquoi je voulais sortir avec ma nana, puisque je pouvais le faire avec elle. Elle s'était plainte auprès d'une conseillère de l'association, qui m'avait convoqué pour négocier les termes de ma vie privée. 'Vie privée ? Pourquoi tu veux une vie privée ?' me répétait souvent cette 'mère' à qui j'en ai longtemps voulu.

'*Ako suggère que je pourrais dire qu'elle est un garçon dans le futur. On parle de hobbies, du go, elle est stupéfaite que je sache jouer, je parle de la simplicité des règles et propose de lui apprendre. Je lui parle des conditions dans lesquelles je dois vivre, et qui auraient pu être des obstacles nets, mais ça passe plutôt bien. Je lui parle de Paris aussi. On croise 4 filles dont une m'interpelle genre 'tu te rappelles de moi !?' Je ne me rappelle pas mais crie 'oui !' et Ako rit.*

Arrivée à l'accueil, sourires alentours de nous voir ensemble, les 2 stars du camp, s'aimant... 1 fille me demande (après) : 'est-ce que tu aimes Ako ?' Je lui réponds que oui enfin peut-être enfin pourquoi ? Elle me répond que l'on est le plus beau couple de la place... Mais on ne forme pas encore un couple !

Bref, on s'assoit sur les sofas, à côté de deux enfants qui jouent à Othello. Avec un goban et les pierres et je lui explique les règles du go. Elle est timide, rêveuse, étonnée, admirative, distante. Elle se penche et son T shirt est très très grand ouvert, genre vue sur le nombril' – elle a des seins lourds et galbés, superbes – *'ce qui est très agréable. Je contemple son sublime corps, formes jouant sous ou en dehors de l'étoffe. Plus tard Jason me dira qu'il se tenait à l'autre bout du hall et qu'il trouvait de là aussi l'échancrure sublime.*

Tous l'admirent. Elle me regarde. Puis il est l'heure. On va séparément à la salle de meeting, elle me voit, me sourit, ouvre grand les bras pour me montrer la voie, je lui dis qu'elle ressemble à la statue de la liberté, mais elle ne connaît pas la statue de la liberté. Nous nous asseyons côte à côte, je lui dis qu'elle est ma miss Akagi, elle me dit que je suis son mister... On parle des gens kakkui. Bunky parle et s'emmêle en anglais. Alors qu'il demande si tout le monde le comprend je m'exclame : 'tu parles en quelle langue ?' Esclaffement général, rires...

Nous décidons de parler des rapports homme femme, sourires. Personne ne parle sauf moi et 3 ou 4 autres, dont Ako. (...) Une question générale : y a-t-il un être aimé en ce moment. Elle répond 'oui' et moi aussi. J'ajoute en riant qu'elle est à Akagi. 2ème question : Si vous aimez une personne dans le camp, comme celui-ci se terminera bientôt, comment ferez-vous ?

Elle répond qu'elle deviendra amie avant la fin du camp et le reverra ensuite.

Je parle sans la regarder. Je veux devenir plus qu'ami avant la fin du camp, si ce n'est pas le cas, si je ne comprends pas, même un peu, les feelings de la personne, je n'appellerai même pas, car si je l'aime et qu'elle me dit qu'elle est pressée, si elle a un autre boy friend ou veut devenir seulement amie cela me ferait trop mal. Fin, j'ai déballé mes sentiments, elle a entendu, compris je pense, maintenant j'attends.'

Je fais monter la pression pour obtenir un baiser avant la fin. J'hésite à répondre : 'je lui donnerais rendez-vous à 21h sous le panneau de basket.' Je l'ai raconté plus tard à Ako ; elle m'a répondu qu'elle serait venue.

'Après le bain, tatami, 8 filles m'accueillent avec cris et rires, Sanaé est là, en retrait, je parle, joke, séduis, bref je passe 1 bon moment. 22h, il faut partir, Ako était pendant trente minutes au téléphone, elle riait et sautait de joie, elle me regardait parfois, souriant et riant. On part, Ako est là, assise, je fais passer les femmes qui étaient à ma table devant moi, m'assois pour enfiler mes pompes et me trouve ce faisant à 1 mètre d'elle. Je fais mine d'être surpris. Elle est joyeuse, elle m'attendait, je lui demande à qui elle parlait, elle me dit à sa meilleure amie, précise que c'est une fille et me balance : 'je lui ai beaucoup parlé de toi.' Je pars au ciel et m'endors.

Et le lundi s'éveille. Dernière vraie journée du camp, celle qui je le sais portera toutes les joies et toutes les tristesses.

Je me lève au son de la musique d'église et hurle un 'TODAY IS A GOOD DAY !' heureux, ramené au sol par David qui, plus réaliste et fatigué que moi plaque un 'just wait and see' sur mes propos joyeux.'

La dernière journée, après quelques heures de détente dans le parc, doit voir se dérouler un spectacle, et le feu de camp où je l'embrasserai. Pour le spectacle il faut être déguisé et ça nous emmerde, Jason et moi, alors on se noue des T shirts en cagoule autour de la tête pour ne laisser voir que les yeux, effrayant les gens, et une fois de plus on fait sensation. On regarde autour de nous dans la salle de spectacle et…

'Je vois Ako. Elle porte un yukata violet, elle est magnifique. Jason la voit aussi: 'she's magnificent and you're full of shit man.' Elle est effectivement très belle, et je réalise soudain que j'ai l'air très con, mais personne ne me reconnaît donc c'est all right.

Je cours vers elle, 1 peu effrayée mais souriante, lui saisis la main et fais prendre une photo de nous deux toujours avec mon T shirt en cagoule puis me casse. Elle est sublime, fragilement femme, belle. (…) Puis viennent les résultats de l'élection. C'est moi ou Jason, les Japonaises ont plus voté pour moi, les étrangères pour Jason, il gagne de peu, Ako est surprise, je souris, applaudis, ris, je le savais mais je suis dégoûté au fond, je ressens 1 profond malaise de gamin. Puis on annonce le nom d'Ako aussi, miss Akagi, elle est surprise, rougit, timide, rit… Je la félicite, dégoûté qu'elle ne puisse pas en faire autant. Fin, je me lève, on se lève, on décide (elle me le demande) de prendre une photo ensemble, toujours pieds nus, ce qui lui donne 1 charme de plus, nous marchons ensemble, timides, elle à petits pas dans le kimono flamboyant vers 1 endroit joli pour 1 photo.

On se prend la main (pour la photo) on s'enlace les mains en fait, fort, photos, fin, je la tiens encore par la main, 'if you love me just smile,' elle rit, on rentre, des autres girls / boys me demandent des photos, je parle, séduis, ris, elle reste là, elle aussi absorbée à droite à gauche par des mecs qui veulent prendre des photos avec elle, elle me regarde, m'attend ! Sourit, reste, veut que je vienne, mais j'en ai marre qu'elle attende, que tout vienne de moi, alors je sors après elle (...) Drapeau. Jeux. Je vais dans le groupe d'Ako (elle vient) sourires mais timidité oblige, 1 fois de plus rien ne se passe... 1 peu dégoûté, enfin vous connaissez la suite...

Bye'

Et je constate, à ma grande stupéfaction, que je n'ai aucun récit de la soirée, du feu de camp, du baiser... Les laissant en suspens avec ce trivial 'vous connaissez la suite...'

S'il y avait un moment à raconter c'était celui-là et pourtant, non, il semble que je le garde pour moi, reprenant le récit au lendemain matin. Pourquoi ? Est-ce que je l'aurais écrit sur des feuilles volantes ? Mais tout le reste du récit est dans le cahier, non, je pense que je l'ai intentionnellement éludé. Pourquoi ? Est-ce que l'émotion était si forte que je sentais que mes mots resteraient impuissants ? Est-ce que ces heures se sont gravées si profondément dans ma mémoire que je savais que je ne les oublierais jamais, et qu'il était donc inutile de les écrire ? Est-ce qu'elles brûlaient d'un feu si sacré que je me suis refusé à les profaner par l'écriture, en laissant mon cœur seul dépositaire ? Ce vers quoi avaient tendu toutes mes crises de joie et de nerf, ma frustration, mes explosions de bonheur et mon attente, tout ça aboutit à un silence dans le texte. Toujours est-il qu'avec ce 'bye' énigmatique le récit du camp se présente comme un étrange écrin sans joyau...

-

En fait si, une dizaine de jours après avoir écrit ces dernières lignes, je retrouve entre deux pages du cahier quelques toutes petites feuilles volantes, détachées d'un minuscule carnet, dans lesquelles j'avais consignés dans l'urgence ce moment si délicieux du baiser, avant d'entreprendre la suite du récit. Hélas ! Des feuilles numérotées 1 à 9, il ne me reste plus que la 8, qui commence après le baiser, et la 9. Je laisse le paragraphe précédent parce que je trouve ma stupéfaction et mes conjectures, à quinze ans de distance, amusantes.

Feuilles 8 et 9 : - '(...) magnifique, simple, femme. 1 staff s'approche de nous, me crie 3 fois pour me tirer du rêve : 'Gabriel ! On rentre !' Je ris, 'on rentre,' je me lève' – nous étions enlacés dans l'herbe grasse – *'vais chercher ma pochette, elle m'attend, je lui prends la main et nous marchons dans la nuit vers l'accueil.*

Des lucioles brillent dans le sous-bois, les gens sont heureux de nous voir ensemble, ils sourient, des 'félicitations !' fusent. Sur le ground on s'arrête. Elle me dit qu'elle n'a pas d'autre boyfriend, je lui dis que je ne veux pas aller à cette émission' – une émission télévisée de rencontres amoureuses pour laquelle j'avais été présélectionné – *'elle rit, je l'embrasse.*

Accueil, on se sépare, 7 ou 8 filles la rejoignent, gaïjins et Japonaises, elle est rêveuse, heureuse, rit, tous les gars qui me croisent sourient, veulent me taper dans la main, tout d'1 coup je sens la considération, l'estime, l'admiration dans leurs propos et leurs regards, on me félicite comme pour un trophée de chasse.

Je parle avec Eimi. Elle pleure à chaudes larmes de joie, oui on se reverra, merci, c'est pas fini, c'est beau, pur, humain, elle me remercie, sourit, pleure. Je saute sur Yoshii, on se sert la main très fort et très longtemps, merci...

Je vois Ako assise, je cours la rejoindre, elle s'assoit entre mes jambes et s'appuie contre ma poitrine, je passe mes mains autour de sa taille, on s'embrasse, elle pose son visage sur mon épaule. Des inconnus viennent prendre des photos de nous, 'c'est une image du bonheur' dit Andréa Billick qui pleure presque de nous voir si cute... Elle est devenue mon amie, elle a vu mon humanité... Je vois enfin Jason, il me sourit, tellement de choses dans nos regards, tellement fort, il m'écrit ce sublime mot qui m'émeut jusqu'aux larmes...

On se sépare, o furo' - le bain collectif - 'tous parlent de nous deux, 'waouh man, you must be so fucking high !' Je suis la vedette. Jason a des problèmes de cœur, la situation est renversée, je suis paisible, joyeux, je bois avec des amis, Goo, puis pars dans la chambre et fais 1 heure de poker avec 2 US et David avant de m'endormir.

Fuck ! Quand je pense que pendant ce temps-là elle était sur le toit à s'éclater avec toute une bande, avant de s'enfuir en mixant filles et garçons dans les rooms. Est-ce qu'elle m'a attendu ? Enfin j'ai bien dormi mais j'ai un putain de très gros regret, 1 poker putain... Avec trois guignols qui se traitaient de 'cheap ass' alors que j'aurais pu être sur ce toit avec elle...'

Et quelques jours plus tard, dans la maison de campagne en bois, papier et tatamis de ma famille japonaise, je reprends le récit au lendemain matin :

'Suite et fin de mes aventures avec Ako, puisque mon récit du camp s'est orienté vers elle.

Je me couche. Goro me dit : 'I know your feelings with the girl but it is forbidden for you to meet her.' Je le rassure. 'I was anxious about it, everyone is talking about you 2'

Je dors bien, me réveille frais alors que la plupart n'ont

dormi que 1 heure, me fais (heum) beau, il ne me reste qu'1 T shirt propre, l'Air Jordan envoyé du Japon par Sébastien pour mon anniversaire il y a un an. Grand ménage. Je range toutes mes affaires. Of course Ako habite mes pensées.

Ménage : Au bout du couloir, entre escaliers et salle de tatamis je la vois, de dos elle balaie, cheveux et corps flottant, belle, fraîche et endormie. Jason va la voir, lui parle, puis il me croise et me dit 'be careful with your girl man.' Why ? Je demande mais il ne me répond pas. Je vais la voir, lui pose les mains sur les épaules, elle se retourne, fait un sourire étonné, surpris et joyeux. Je souris, parle seulement, à 1 mètre de distance, la nuit fut chargée pour elle... Contact assez endormi froid du matin, pas de kiss, on décide de petit-déjeuner ensemble.

Grande place. On m'appelle pour élever le drapeau. Je porte le HinoMaru dans mes bras, un brin d'émotion, il est joli et s'élève bientôt dans le ciel, Ako semble ne pas me voir, ne pas me regarder, absente. Alignés ensuite, elle rit et ne me regarde pas, je souffre. Fin. Elle est assise, 6 ou 7 mecs se succèdent autour d'elle pour relever son adresse et lui enduire les oreilles de propos mielleux. J'arrive, lui souris, elle me sourit, on marche ensemble sans parler trop. Fait la queue ensemble, 1 sorte de malaise sous le sourire japonais. On s'assoit face à face, sa pineco est là. Go ou David sont là. On parle peu, de rien, fatigue, gêne, Jason arrive, pas de place, excédé je me lève alors qu'elle mange encore et fais un sourire franc à mon ami : 'seat here please, I'm finished...' Il s'étonne et s'assoit face à Ako. Je pars, ils rient ensemble (parlent de la veille) je sors, elle me regarde, sourire triste.

Je suis très confused, paniqué de ce qui se passe dans mes sentiments, il faut que je redescende et que je fasse le point de toute urgence, je ne veux pas la recroiser et éprouver à nouveau cette gêne atroce. J'achète une cannette et me casse pendant les 30 minutes de temps libre. J'essaie de faire le vide dans ma tête trop chargée, m'assois seul dans les bois.

Il fait frais. Je me sens bien. Je pense aux excès qu'a provoqués cette fille dans mes émotions et humeurs lunatiques, comme je ne suis qu'une fourmi cachée dans une coquille de noix dans une grande machine à laver dès qu'une fille sort de l'ordinaire... Être faible, ouaih, être vivant. Je pense objectivement à elle, à la suite. Je me dis qu'en fait j'ai vécu l'essentiel, le plus sublime, les peines, la prendre dans mes bras, l'embrasser, sentir son corps doux, chaud et féminin. La suite est un problème d'argent, de temps, d'engueulade avec la mère, et puis il y a Jee... Bref une somme énorme d'emmerdes pour quelques instants ensemble, avec une femme peut-être n'ayant rien en commun avec moi. Je me dis donc, même si je suis agacé par leur nuit sur le toit que c'est all right, et me sens reposé quand je pars vers la salle grise et ronde.

Derniers instants. Mais of course je la cherche encore etc...' - Photo collective des 250 participants sur de grands gradins en extérieur. - 'Photo. Je me casse avec Emi, Ji et mon groupe, elle me cherche, marche derrière moi, veut me rattraper, pousse un 'Gabriel !' je fais mine de ne pas entendre, saute 2 mètres et m'assois. Elle fait le tour et vient s'asseoir à côté de moi. Elle sourit, manifeste des signes de tendresse, besoin d'affection, je garde une attitude souriante et froide. Je la sens proche et lui dis simplement : 'Après, si tu as du temps, j'aimerais te parler, je pense que ça ne prendra que 5 minutes' – en japonais, tous les échanges avec Ako se font dans mon japonais honorable mais maladroit – 'je balance ça, pas d'émotion, sourire froid. Elle sourit et s'empresse de dire 'oui, bien sur...'

Fin, elle reste avec sa pineco qui m'énerve de plus en plus, je saute 2 mètres et vais discuter avec Go. Elle vient, sa *pineco aussi. Sa pineco ne se casse pas, alors je lui mets la main sur l'épaule et lui fais un signe qu'elle comprend bien puisqu'enfin elle s'en va.*

Seul avec Ako qui me regarde avec ses grands yeux étonnés, je lui parle, elle me prend la main en chemin, je la lâche à la première occasion. Puis on s'arrête, je souris et parle distinctement :'

Discussion intégralement retranscrite en japonais, traduite le plus fidèlement possible, restant fidèle, notamment, à ma maladresse :

'Comme je suis un gaïjin, je suis quelqu'un d'assez simple. Lorsque j'ai des sentiments, il faut que je le montre. L'autre peut facilement les comprendre. Mes sentiments sont simples, est-ce que tu ne les a pas déjà compris ?'

Elle acquiesce sans acquiescer.

'Mais j'ai pour ma part du mal à comprendre tes sentiments. De temps en temps, c'est comme si tu m'aimais, à d'autres moments c'est comme si tu n'avais pas de sentiments du tout.'

Elle parle : 'Gabriel ga suki' – *'je t'aime, Gabriel'* – *'du bout des lèvres.'*

Elle me dit qu'elle m'aime. Et sur le moment, c'est ce que je veux. Mais il y a au moins deux manières de le dire en japonais ; celle-ci, comme en français, employée en amour, mais aussi pour dire qu'on aime un plat ou un sport, et le degré au-dessus, 'aïshiteru,' qu'un Japonais ne lâchera qu'une fois dans toute sa vie, et veut dire 'aimer d'amour,' tout donner, s'abandonner. Enfin, suki passe très bien comme preuve d'amour, et tous s'en contentent... Mais sur ce simple échange se dessinent tous les problèmes ultérieurs.

'Je dis 'non,' et poursuis : 'en vérité, si tu penses que ce qui s'est passé entre nous était une erreur, si tu penses que le baiser d'hier...'

'Ça n'était pas une erreur...'

No, je lui fais signe de se taire : 'Si tu penses que le baiser d'hier était une erreur, et si tu as déjà un petit ami...'

'je n'en ai pas.'

Je poursuis : 'Si tu veux qu'on soit seulement amis (elle fait non de la tête) je suis OK. Je veux faire ce que tu veux. J'ai envie de te revoir, mais si tu ne veux pas me revoir ça sera triste mais je l'accepterai.'

'Je veux te revoir. Je veux te revoir...'

'Il est temps de se dire au revoir, ça va être triste, qu'est-ce qu'on pourrait faire pour se dire au revoir ?' Elle me regarde. 'On se serre la main ? J'en sais rien, je sais plus rien, je suis perdu...'

Elle se penche et m'embrasse. C'est avec ces propos de déglingo que j'obtiens son baiser. Dans mon manque de confiance, et ma névrose des mots magiques, j'ai besoin qu'elle me dise dix fois qu'elle m'aime. Je complique tout, manque de simplicité, les dés sont jetés : je foutrai en l'air la relation sur le modèle de cette conversation.

'Devant le bus elle me tient par la nuque, moi par la taille, mains sur la chute de reins.' - Une photo de nous enlacés à cet instant deviendra le symbole du camp. - *'Elle monte dans un bus. Debout à côté de Jason, parlant, riant et chantant Nirvana avec lui, je regarde Eiji et Ako qui passe son visage par la fenêtre et me sourit. Jason me presse d'aller lui prendre la main, last kiss, mais je refuse, lui dis d'attendre.*

'I'm just wondering if I'll have enough voice...

For what?'

Le bus part, je crie 'Aïshiteru!'

Regards réjouis et surpris, je me casse avec Jason.

A la halte, 1 staff inconnu me donnera ce mot' – mot d'amour merveilleux, plié en huit et qu'elle avait du écrire dans le bus, mais qu'à mon grand regret j'ai perdu – *'en disant 'from Ako' et s'enfuyant presque en évitant toute explication.'*

J'étais enfin, pour un moment, heureux, touché par la grâce.

Fin du récit d'Akagi, beaucoup plus riche en émotions contradictoires que dans mon souvenir. Il n'en reste que la rencontre, le coup de foudre partagé, le jeu de séduction et les baisers échangés demeurent parmi mes plus poignants souvenirs. Puis, à peine sorti de l'anonymat de ma banlieue parisienne je me retrouvais avec elle sous les flashs, au centre de l'attention, le fantasme du couple star.

Je ne regrette que cette dernière nuit, où je n'étais pas avec eux, avec elle, sur le toit. J'étais bien gardé, un staff avait eu pour consigne de me bloquer dans ma chambre, mais j'aurais pu m'échapper, et ne saurai jamais à quoi l'avertissement lugubre de Jason avait fait référence.

Ako avait-elle embrassé un autre mec ? Elle était en tout cas constamment sollicitée. Mais c'est bien moi qu'elle enlaçait au milieu de la foule au moment du départ, qu'elle emportait dans son cœur. Elle était belle, sensuelle au delà des mots, paraissait dans le même temps pure et innocente, et elle était mienne. En rentrant à Tokyo, je me rappelle du car, de l'ambiance euphorique qui y régnait, et de m'être senti béni :

'Arrivée dans Tokyo, je suis amoureux de cette ville, soleil tombant pourpre sur le Palais Impérial, bonsaïs géants, anarchie des rues bigarrées où tours et échoppes de bois se côtoient en riant.'

Même sans Ako le camp aurait été un bonheur, réunion jubilatoire de jeunes de tous pays, en quelques jours seulement devenus frères et sœurs, au point de pleurer au moment de se séparer. Un beau visage de l'humanité.

Suivirent trois semaines de vacances, pendant lesquelles je voyageais entre Kyoto, Nara et la maison de campagne familiale, posée entre une rizière et une rivière, trois semaines sans Ako, qui occupait mon cœur et mes pensées.

Je lui écrivis des lettres, pendant toute notre relation d'ailleurs je lui écrivis de longues lettres, qu'il me fallait plusieurs nuits et trois dictionnaires pour composer en japonais. Je me tenais éveillé en gobant des pilules de caféine, et parfois, à deux ou trois heures du matin, je retrouvais dans la cuisine mon petit frère Japonais qui bachotait. L'amoureux et le lycéen au travail au milieu de la nuit.

Ces lettres me firent toucher du doigt une différence culturelle essentielle. Les miennes faisaient six, dix pages de sentiments tournés de mille manières, avec lesquels je faisais de la littérature en essayant de les préciser au mieux. En retour, je reçus deux cartes postales de quelques lignes à peine, et qui ne relevaient pas du langage amoureux. Elle m'écrivait qu'il faisait beau, qu'elle était avec une amie, ou encore simplement qu'elle avait raté son train pour être allée acheter du thé. Juste ça. Et moi ça me laissait perplexe, ça me faisait douter, m'aimait-elle vraiment ? Pourquoi ces cartes lapidaires, insignifiantes, pourquoi ne répondait-elle pas à mon langage amoureux par un langage amoureux ? C'était comme si j'étais un parent à qui elle envoyait une carte par convenance…

Plus tard, le grand frère de ma famille m'expliqua qu'au Japon on ne parle pas de sentiments, que plus on en dit, moins on est cru. J'imagine maintenant avec quel effarement Ako, de la culture du mutisme amoureux, a du recevoir mes lettres de dix pages.

Les notes suivantes du cahier datent du 10 septembre, occultant nos premiers rendez-vous que je vais essayer de restituer, m'en souvenant par images clefs. Ma mémoire a été très affectée par le haschich, et j'ai peine à me souvenir de relations datant de seulement quelques années, mais l'intensité particulière des sentiments que j'ai ressentis pour Ako a gravé dans mon esprit des souvenirs vivaces.

C'est ainsi que, seize ans après, je me souviens très bien

de notre premier rendez-vous. Dans la moiteur d'un soir d'été, elle portait un T shirt blanc flottant, une jupe noire s'arrêtant au dessus des genoux et des bottes de la même couleur. Terriblement sexy, habillée pour tuer. Toujours aussi incroyablement belle, elle m'impressionna tellement que je n'osai l'embrasser tout de suite.

Après un café en étage, avec vue sur le fameux carrefour gigantesque de Shibuya, on a ri dans le train qui nous menait au Kasai Rinkai Koen, un parc magnifique avec des palmiers, en bord de mer. Je ne me rappelle pas de quoi nous parlions, mais elle reste dans mon souvenir un éblouissement de beauté, de joie, d'innocence, et l'objet d'un désir fou.

Nous avons marché dans le parc, sous la lune, les arbres cachant et découvrant tour à tour la mer scintillante, puis nous nous sommes assis au bord de l'eau, sous un palmier. A gauche, au loin, se dressaient les tours de glace et d'acier piquetées de points rouges de Tokyo Disneyland. Des yakatabune, 'bateaux de plaisirs' en bois, avec leurs lanternes roses, passaient, c'était beau, et un feu d'artifice a éclaté. Magique, comme si Dieu l'avait mis en scène pour nous.

Je ne l'embrassai pas, pour faire monter son désir, suffisamment confiant dans ce décor féerique pour jouer avec elle. Je pris deux photos d'elle, avec l'impression de transgresser, de voler une image sacrée. Je possède encore ces photos, mais je n'ai pas besoin de les regarder, elles sont gravées dans mon esprit. Assise par terre, ses genoux relevés, peau nue entre les bottes et la jupe noire, les mains posées derrière elle, les cheveux lâchés, ses lèvres épaisses entrouvertes, dans ses yeux fixant le ciel et la mer mêlés une expression d'abandon... Non, pas besoin de les regarder. Je les ai dans la tête.

Puis nous avons pris le chemin du retour, main dans la main dans le parc illuné, silencieux, l'œil sur l'eau et la nature mais l'esprit occupé par notre désir, et tout à coup je l'ai arrêtée, ai pivoté face à elle, l'ai regardée dans les yeux, elle a entrouvert les lèvres, et j'ai chassé une petite araignée qui marchait sur son épaule et me suis remis à marcher.

C'était du jeu. Jouer avec sa frustration et son désir, le faire grandir, et quand au sortir du parc nous nous sommes embrassés ce fut une explosion. Un des baisers les plus passionnés que j'ai connus. Les bouches avides grandes ouvertes comme pour se dévorer, les langues emmêlées, longtemps, longtemps. Putain… C'était il y a seize ans mais je m'en rappelle comme d'hier.

Timide, impressionné, je n'ose pas vraiment la peloter. Je caresse un peu ses seins, fermes, volumineux, puis je passe la main dans son dos et mes doigts rencontrent la naissance… D'un string.

Avant Ako j'avais rencontré trois ou quatre filles, fait l'amour une fois, mais je n'avais jamais été confronté au string. En 1994, ce n'était pas encore à la mode chez les adolescentes, en tout cas en France, et pour moi c'étaient les 'femmes de mauvaise vie' qui en portaient. Alors Ako ?! Ça m'a profondément frappé, presque choqué, en tout cas beaucoup questionné. Comment une fille si pure, innocente, pouvait-elle porter un string ?

J'ai attendu son train, nous nous sommes quittés très amoureux, puis je suis rentré à pied. Sans le couvre-feu ridicule imposé par ma mère Japonaise, la soirée se serait prolongée, je l'avais déjà mauvaise mais quand je rentrai, avec vingt minutes de retard je la trouvai hystérique, pleurant, j'allais me coucher mais le lendemain matin, quand je m'éveillai, elle pleurait toujours.

Elle avait vraiment un problème, peut-être qu'elle était amoureuse… Elle voulait me posséder, m'avoir pour elle seule, ne pas 'me partager' avec une autre femme. Cette mère aura été une composante importante de ma relation avec Ako ; m'interdisant de la voir plus d'une fois par semaine, et me faisant rentrer à des heures ridicules alors que j'aurais eu plaisir à avancer dans la nuit avec la beauté, que ses parents laissaient très libre. 'Tu sors beaucoup ?' avait-elle demandé à Akagi. Je lui en ai voulu à cette mère...

Le téléphone aussi c'était une galère terrible. Il y en avait un seul, avec un cordon, à côté de la cuisine, et quand une fille appelait, la mère se plantait à côté, un saladier déjà sec dans les mains qu'elle faisait mine d'essuyer, avant de faire des commentaires acerbes. J'ai du composer avec ça.

Notre deuxième rendez-vous se déroula un lundi, après les cours, dans le joli parc de Hiroo, labyrinthe touffu plein de recoins et de cachettes, d'alcôves de verdure parfaites. Chaque lundi, à 19h, j'allais méditer dans un temple zen, ce qui me donnait quelques heures libres avant. J'étais réduit à la voir en cachette.

Il faisait beau, nous nous sommes assis sur un banc, dans une alcôve d'arbres et de bosquets. Elle portait une robe noire, d'une étoffe fine, souple et douce.

Je glisse une main, et elle écarte les jambes, à peine, de quelques centimètres, mais ostensiblement. Je ressens encore l'étourdissement que provoqua en moi son abandon. Ma paume glisse lentement sur l'intérieur de sa cuisse, chaude et soyeuse, plus près, toujours plus près, plus chaud, toujours plus chaud. Je touche enfin son sexe brûlant, gonflé à travers le coton humide. Mes doigts glissent en dessous et rencontrent ses lèvres trempées, pénètrent dans son intimité glissante et s'y perdent tandis qu'elle gémit dans ma bouche... Et ça dure... Nous avons toujours faim.

Chaque lundi, en plus de nos rendez-vous 'officiels,'

échappant à la vigilance de la marâtre, nous nous retrouvons dans ce petit parc pour nous enlacer. Le plus souvent, elle sort du lycée et vient en uniforme. J'adore la voir en uniforme. Veste vert sombre, chemisier blanc, jupe bleu sombre courte et plissée, chaussettes blanches montantes... Je me suis souvent demandé quel inconscient, dans les deux sens du terme, avait décidé d'habiller les lycéennes comme ça, et s'il était pour le détournement de mineurs.

Dans le métro bondé, le phénomène des 'chikans,' qui se collent aux filles pour les peloter, était trop répandu pour que la police, malgré une brigade spéciale de jeunes femmes équipées de menottes, put l'endiguer. Questionnée, Ako avoua, résignée, qu'un vieux se collait toujours derrière elle, mais qu'elle ne disait rien à cause de la pression sociale. Les filles avaient peur que le pervers ne se retourne contre elles, et emporte la foule, parce que c'était un homme, le plus souvent en costume cravate, et le Japon une société machiste.

Enfin moi j'avais le même âge qu'elle, j'étais son mec, et ça me faisait kieffer de passer mes mains sous sa lourde jupe plissée.

Sept ans plus tard, je suis retourné vivre à Tokyo, et me suis rendu en pèlerinage à Hiroo, pour retrouver les bancs sur lesquels nous nous étions enlacés. Je les ai caressés avec émotion, songeant qu'ils avaient supporté nos ébats, et rêvant à une hypothétique mémoire du bois.

Nous avons partagé deux ou trois soirées en club avec des potes d'Akagi. Je n'en ai qu'un souvenir flou, nous dansions, buvions un peu, l'atmosphère était euphorique, mais il fallait souvent la tirer de griffes de prétendants, dont les plus dangereux étaient les Marines.

Putains de soldats Américains bourrés: 'Ya know those Japanese babes, you just take them and you bang them all night !'

Une fois j'ai failli me battre. Un GI l'avait prise par le poignet et refusait de la lâcher. Le ton est monté. Je faisais 76 kilos et lui 110, tout en muscles, je me serais fait broyer mais peu importe, moi conscient je n'aurais jamais laissé Ako. Mais ses potes l'ont appelé et il a filé.

Sur une piste de danse, un soir, je vis un autre GI aborder Ako, et décidai d'agir en douceur ; sans le regarder j'approchai d'elle par derrière, la pris par la taille et l'embrassai dans le cou. Cette fois-ci l'Américain, courtois, s'éclipsa.

Les Japonais, eux, lâchaient dés qu'ils voyaient qu'elle était avec un blanc.

Le soleil brillait tous les jours et l'humidité s'atténuait, fin août début septembre le climat était propice à la joie. Et joyeux j'étais, comblé par une des plus belles réussites de Dieu en matière de beauté féminine.

Les seules ombres obscurcissant cette humeur, qui restait changeante et hypersensible, étaient son absence de mots d'amour, et l'inquiétude que me causaient les rôdeurs qui lui tournaient autour. Quand je l'appelais, elle ne semblait jamais particulièrement joyeuse de m'entendre, même après des absences de plusieurs jours, jamais : 'c'est toi ! Je suis contente…' Non, elle me racontait ce qu'elle avait fait dans la journée, on fixait un rendez-vous et puis on raccrochait. Pas de mots doux pendant nos rendez-vous non plus, mais heureusement une foule de gestes et d'attentions qui, eux, disaient ce qu'elle ne formulait pas.

Et les rôdeurs… Les Japonais, je ne les connaissais pas, et ne m'en souciais guère, mais les blancs m'obsédaient. La lie d'Akagi, trois ou quatre Américains méprisant le Japon, dont l'un a d'ailleurs été expulsé pour avoir dealé dans son lycée. Taylor et ses potes. Ils l'attendaient à la sortie des cours, dans le métro, connaissaient ses horaires, l'appelaient. Et elle… Disait d'un ton joyeux et innocent qu'elle avait vu telle ou telle autre de ces raclures, été invitée ici, là, qu'ils voulaient devenir amis… Quand je savais que ces chiens la traiteraient comme une chienne. J'essayais de le lui expliquer, mais elle ne semblait pas comprendre. Je suppose que c'était ça aussi, la Lolita, décrite juste après notre premier rendez-vous :

'Timide lycéenne à la mine effarée. Grands yeux écarquillés, étonnée, fascinée et inquiète à la fois, prête à s'abandonner dans une confiance aveugle. Rire sublime, discret jaillissement d'étincelles de cœur. Attitudes encore pleines de la rosée d'une enfance japonaise. Peur de se dévoiler, de dire, d'être en amour.

Et dans le même temps un corps parfait, vibrant et souple. Un amour de l'amour, une sensibilité extrême, un don total, une peau chaude de plaisir, des yeux clos, emportée par les vagues enivrantes des sens qu'elle savoure…

C'est ce double visage qui m'a dès le début séduit chez elle, qui en fait un personnage hors du commun. Visage à la fois pur, et façonné pour le plaisir. Belle, très très adorablement belle, fine, et un charme diffus accompagnant ses moindres gestes. Sensible… Est-ce utile de dire que je l'… ? Non, ça ne l'est pas.'

Je laisse à présent mes souvenirs – vifs mais fugaces – de côté pour me replonger dans les notes du cahier, qui couvrent assez bien la suite de notre histoire, laissant l'adolescent raconter au jour le jour ce que ça faisait d'être avec cette petite déesse…

'Samedi 10 septembre 1994.

Minuit 35.

Aujourd'hui fut un jour superbe. School festival, je me lève d'un bond en pensant à Ako qui doit m'y rejoindre vers 13h30.

Une semaine avant, dans le club à Roppongi nous avions prévu qu'elle viendrait au festival de mon bahut samedi et qu'ensuite j'irai chez elle rencontrer sa famille. Heureux au début, ayant enfin une preuve de ma place dans son cœur et dans sa vie, la tension, et l'appréhension montent ensuite peu à peu. Je commence à me sentir très gaïjin style : 'bonjour, je suis le Français qui vient vous emprunter votre fille pour 5 mois…' Peur, angoisse, la veille visite d'un sous-sol de galerie marchande où sur des kilomètres carrés des gâteaux s'empilent. Déboussolé, j'achète français, ça me servira au moins à ça d'être étranger.

Je me demande si elle viendra, maybe elle a réfléchi & s'est rendue compte de son erreur à mon sujet, ne veux plus me montrer… Bref, festival scolaire speed & cool, arrive l'heure, 'm'aime-t-elle,' 'ais-je vraiment l'air d'un con ?' Je revois mon look 4 fois, coupe + chemise dehors ou dedans, attends en regardant par une fenêtre du troisième étage, mon cœur explose à chaque apparition de filles en uniforme.

Enfin, elle arrive, me voit et a cette sublime expression ressemblant à un feu d'artifice de joie, de bonheur et de surprise. Vais à sa rencontre, meet sa copine, as usual pas de kiss ou de poignée de main, école, je tchatche et fais rire, je voulais le faire, cool. Copine plutôt froide, les 2 éberluées à la vue de la mixité et de la libéralité de l'école. (...) La copine, compréhensive ou briffée par Ako doit partir, on la raccompagne à la gare, puis on va ensemble prendre un café, mais où ? Doutor, bien et pas cher. Pas de place. Love ? On rentre mais cela me rappelle le romantisme du Mc Donald d'Antony, refusant de piétiner je la prends par la main, qu'elle serre fort et l'emmène au pas de course vers le café Renoir.

Assis a la même table qu'avec Jee mais les sièges étant opposés, café, thé, on parle. Famille, all right ? Je lui fais part de mon appréhension, elle rit 'il n'y a aucun problème, c'est cool...' Quand se revoir ? J'ai deux billets de musée, elle prend une espèce de gros agenda avec ses cours, des lettres dont les miennes, des photos dont moi et elle... Me montre son emploi du temps écrit en French, cherche les dates libres, la conversation embraie sur ce fils de pute de Danny, je vois plusieurs griffonnages à mon sujet 'Je l'aime énormément... Ça fait 1 mois qu'on est ensemble...' heureux et surpris...

Mais je ressens une gêne, je n'ai plus la forme, ça y est mes démons m'ont pris, je vois tout en noir, plus de conversation, de pêche, de séduction, d'humour, rien. Des bribes d'oracles orageux insensés. Danny, mes inquiétudes sur la dernière nuit d'Akagi et elle, en français... Humour noir, 'j'aurais pas du t'envoyer la dernière lettre...' A un moment elle est presque au bord des larmes ...'

Alors que je viens de voir son agenda couvert de mots d'amour, brusque changement d'humeur. J'étais coutumier du fait, passer du paradis à l'enfer en un clin d'œil, pour rien, et saccager la scène amoureuse. Je ne sais ce qui me prenait, subitement. Perte de confiance, dégoût, haine de moi-même, autodestruction. Avant-goût des troubles de l'humeur. Mais je n'étais pas responsable, c'était comme si un démon surgissait...

Pour s'évanouir le plus souvent quelques minutes plus tard. Je réalise en relisant le cahier qu'Ako avait face à elle un jeune homme bien moins équilibré que dans mon souvenir…

'On sort. Ah ! Que je pense aux photos que je dois faire pour l'école… Je pénètre dans la cabine, photos, elle attend à l'extérieur, rires, bribes de conversation, flashes. Les photos prises, je sors, 3 minutes à attendre, elle est sublimement belle, terriblement séduisante, pure et joyeuse, sensuelle… Je lui demande de regarder dans la cabine, elle y entre, moi aussi, je ferme le rideau, elle s'approche de moi, je la prends dans mes bras et colle ma poitrine à la sienne, elle frémit, je passe ma tête au dessus de son épaule, elle me sert très fort, je lui embrasse la nuque, le cou, la gorge puis les lèvres, ah ! Elle m'embrasse et me serre contre elle, l'amour est là, c'est beau, c'est étincelle de vie, d'humanité… Uniformes et amour. Je lui murmure que chaque jour j'ai pensé à elle, que je veux la voir plus souvent, que je l'aime (beaucoup, pas avec la fameuse tournure que les Japonais ne disent qu'une ou deux fois dans leur vie).

Trains, elle me dit rencontrer des chikans chaque jour, je comprends que l'état mental de ces gens-là se dégrade encore plus à sa vue mais j'ai mal et pitié pour elle, de la rage aussi, après qu'elle m'ait révélé qu'au début elle ne disait rien et qu'ensuite, maintenant, elle leur adresse seulement un méchant regard. Je lui dis que son attitude est bad, qu'il faut crier, frapper, que c'est un mauvais aspect de la culture japonaise… Lui dis mon amour pour la nuit & le temps gris, ma haine pour le moment où le soleil balaie la pluie… Elle est surprise, mais heureuse de m'entendre parler.

Arrivée à la gare, stress. Tel à la sainte mère, puis marche dans les rues se préparant à la fête, côte à côte en parlant, je veux lui demander si en allant à Akagi elle cherchait un boy friend, mais je n'y arrive pas. Je lui demande si au Japon, comme en occident, quand on présente un boy / girl friend à sa famille c'est qu'on est proche du mariage. Elle ne comprend pas. Je lui demande si elle veut se marier avec moi, elle rit (mais elle n'a pas l'air de considérer ça comme une remarque stupide.) Arrivée devant chez elle, maison à trois étages, code à l'entrée... Devant la porte je suis saisi, comme dans la voiture qui me menait à l'aéroport, vers la séparation d'avec mes parents, de la France, de Lisbeth six mois plus tôt, par une peur panique irraisonnée. Que fais-je là ? Vais-je vraiment m'introduire dans sa famille ? 'Je suis le gaïjin venu prendre votre fille !' Je veux repartir, je lui demande d'attendre avant d'entrer. Elle me regarde et murmure d'une voix sublime 'Ça va aller...'

On rentre, elle crie trois fois 'on est là !' Son exclamation m'effraie, elle pourrait attirer l'attention, mais elle le fait justement pour ça, donc je me calme, me déchausse, elle s'engage dans l'escalier et parle avec une voix féminine qui doit être celle de sa mère. Je monte à sa suite, escalier sombre, lumière à l'étage, mère très chaleureuse, 'bienvenue ! Bienvenue ! Oh je n'ai pas eu le temps de faire le ménage... Bienvenue ! Mettez-vous à l'aise !' Je commence à être à l'aise, le frère est là, appuyé sur la table en bois du salon en bois, immense le salon et clair, petit le frère, vêtu de noir, il me murmure bonjour, voulait juste me voir et se casse.

Je donne les gâteaux, parle avec la mère, m'assoit. Ambiance cool, sympa, mère aux cheveux courts et au look pas prise de tête, elle me dit que je ne ressemble pas à quelqu'un de 18 ans, je lui demande du tac au tac si j'en fais 15 ou 16, elle rit et me répond 23. On parle du Zen, des études, de la vie, cool quoi. Le feeling passe bien, Ako est belle, s'assoit à mes côtés, s'active à la cuisine séparée du salon par un bar, téléphone, cuisine, discussion, elle jette un œil au courrier... 1 tel au père de la mère 'Gabriel est arrivé,' 1 tel du médecin de famille qui demande à venir voir le boy friend d'Ako !!! Le père arrive, un petit sautilleur rigolard et penseur, on parle longtemps, rires, la France, le Japon, les études... Il me demande depuis combien d'années je suis au Japon, je lui réponds six mois, il est stupéfait. Père est un gars très cool, génial, sœur arrive, plutôt froide mais se détend très vite, son boy friend nous rejoint, look sympa, cheveux longs attachés, le gars cool, intelligent, mature et enfant à la fois, rieur et ne posant pas de problème. On parle et on mange des tacos, je m'aperçois qu'Ako doit parler beaucoup de moi à sa famille, car celle-ci évoque tel ou tel autre aspect de ma vie, semble déjà me connaître... Je suis déjà un familier, le boy friend d'Ako...

Tout se passe bien, tous sont impressionnés par mon japonais et ça ressemble à une bouffe sympa entre copains quand l'envie me prend de montrer au père un ticket de métro parisien, mais... Nul porte-monnaie. Je m'en étonne et c'est le cri de guerre, tous se lèvent et s'étonnent, cherchent, fouillent, Ako part au poste de police... Je suis dégoûté, oh, pas d'avoir perdu mon larfeuil non, mais que ça arrive là, la seule soirée où je me voulais parfait... J'ai l'impression que mon rêve vire au cauchemar. Je me sens un peu mal, mais philosophe, ris.

Fin de soirée cool. Ako apporte un album qu'elle a fait en visitant la France et l'Italie, je lui reproche en riant qu'elle consacre autant de pages à la visite de Paris qu'à celle d'Eurodisney... Puis arrive le beau, le troublant, le sublime : Un album à la couverture explosée de couleurs et intitulé '...' et dans lequel son récit et ses impressions d'Akagi tournent comme les miennes au récit de notre histoire. Des photos de nous, mon nom plusieurs fois par page, un drapeau bleu blanc rouge, sur le blanc le rond rouge du Japon, et au milieu de celui-ci une photo de nous deux. Écrit au-dessus et en dessous : 'Japon et France / Une Japonaise et un Français. Elle parle, écrit, pense, sent, réfléchit à mon sujet, je vois des expressions japonaises de mots d'amour à chaque page. 1 page porte des inscriptions en forme de larmes, les mêmes qu'elle avait inscrite sur la carte où elle me disait avoir pleuré après avoir raté son train... Mon nom est inscrit aussi sur la page, je veux regarder de plus près mais elle est réticente, elle me dit que c'est la fois où elle a pleuré à Akagi, je ne lui en demande pas plus (maybe après le feu de camp, effrayée, alarmée par cette fille lui ayant dit que j'avais une copine, désespérée m'attendant sur le toit.) 1 amie de la famille vient et veut jeter un coup d'œil sur l'album , Ako veut refuser puis cède avec crainte, 'juste les premières pages, après je n'ai pas envie qu'on voit tout ce que j'ai écrit sur Gabriel...'

On prend la voiture pour aller à la fête, une fête qui s'éteint même si les rues éclairées aux lampions sont encore animées' – et c'est dans cette voiture qu'une de ses amies m'a poignardé en jetant en riant qu'elle changeait de petit ami comme de chemise, anecdote que je n'ai pas retenue pour mon récit à l'époque – 'et j'entends le père vanter à la mère mon japonais. Je promets que j'enseignerai le French à Ako. Marche dans les allées peuplées d'amis d'Ako, de sa vie avec moi au milieu. Prière dans un temple, côte à côte, mains jointes, elle priant pour que je l'aime toujours, et moi pour qu'elle m'aime toujours... On marche main dans la main, on rentre.

Home, alors que tous montent à l'étage, nous nous tenons face à face dans l'entrebâillement de la chambre de son frère et du salon. Je la remercie, lui dis mon amour pour sa famille, je l'attire vers moi et on s'embrasse, doucement, sensuellement, purement. Dans sa maison, avec la bénédiction de sa famille... Comme si j'étais chez moi.

La mère d'Ako au volant, sa fille à côté de moi, jupe droite haut du genoux, T shirt blanc, sa main dans la mienne, jambes douces. Conversations sur nos vies, la vie... Qu'est-ce qu'elle est belle, la vie.'

'Jeudi 15 septembre 1994.

Jeudi est un jour chômé, j'appelle Ako mardi, lui dis avec un ton de Mr Jones exalté que je l'aime, que j'aime la vie, et qu'il est temps qu'enfin on se questionne, se parle, se découvre, je veux un endroit doux pour le cœur... RDV jeudi, 14h30 à Asakusa. Les jours précédents il se met à pleuvoir. Sans cesse des trombes d'eau, un temps noir, peu propice à une longue balade romantique dans un parc ou le long d'un fleuve. Qu'allons-nous faire ? Une angoisse m'étreint. Le RDV est fixé sous la Porte du Tonnerre, Asakusa possède un temple magnifique mais le quartier est plutôt mort... Je flippe grave, que faire pour lui donner joie et bonheur ? La veille au soir, mes frères Japonais sont assis dans ma chambre et on tchatche de Tokyo, il y a plein de lieux cool, vivants, de quoi matcher toutes les humeurs... A condition de bien connaître la ville, ce qui n'est pas mon cas.

Pantalon, col roulé et veste noirs, all black, j'attends assis sur la rambarde de la Porte devant laquelle touristes, badauds et salarymen de tous styles s'assemblent et se désagrègent, s'inscrivant mutuellement sur des pellicules... Elle arrive, avec 20 ou 25 minutes de retard. Jeans + longue chemise blanche. Elle a son air sublime et épanoui de sirène venant d'échouer sur terre, toujours un peu effrayée, une lueur rieuse flambant dans ses yeux si purs. J'ai pensé un instant qu'elle ne viendrait pas, que la fin était là, et j'en ai éprouvé un soulagement. Elle approche, et je suis comme immobilisé sur ma rambarde, sourires silencieux. Bon, et ben on s'est retrouvé, cool, euh... bye ? Que faire ?

Elle est belle, superbe, bon, allons nous recueillir au Sensoji' – le temple principal – *'ça occupe et ça ne peut pas faire de mal. Je lui propose, au lieu d'emprunter l'orgueilleuse et désolante Nakamise'* - rue principale - *'remplie de marchands, de passer par une petite ruelle sur la gauche... Superbe, rue ressemblant à un croisement entre Blade Runner, Rampo et Chinatown. Du rouge et du bois, croisement entre Japon traditionnel et 1 architecture dont tout le monde se fout puisqu'elle n'est pas apparente. Béton éclaté, poubelles noires, vélos, sex shops, je délire avec Ako, effrayée, amusée, mais qui doit déjà y être allée. Elle est féminine, femme, je l'aime.*

Sensoji, encens pour purifier nos âmes, puis prière à l'intérieur, à quoi pense-t-elle ? Entre autres je prie pour la rendre heureuse today, pour être et donner le meilleur de moi.

Dieu m'a entendu, et ce jour-là il a décidé de me punir de quelque chose.

On s'arrête 15 minutes sur un balcon pour regarder l'autre temple à 5 toits, tchatche et délire bien. Puis on marche sur le bitume humide et on se dit qu'on ne va pas passer la nuit (ou plutôt le début de soirée) à Asakusa. On décide sur une idée stupide (la plus stupide depuis longtemps) de bouger ensuite à Shinjuku' – gigantesque quartier d'affaire et de plaisir – 'pour aller au sommet du TMG Building' – que je connais, et c'est bien la seule chose que je connaisse dans Shinjuku, et à peu de chose près dans la ville.

'Enfin, main dans la main, les cœurs très proches en ce début d'après-midi nous pénétrons dans un salon de thé dont les premières images me rappellent le café de la gare à Antony. En un éclair je revois Matthieu, Alex, Julien... Toutes les clopes fumées et les cafés bus, les rages et les joies... On s'assoit dans l'arrière salle et on y restera une bonne heure.

Je voulais en ce jour parler avec elle de l'amour, de ses ex boy friends, de ce qu'elle recherchait, de tout ce que je n'arrivais pas à résoudre mais, pensant avoir le temps, on tchatche de choses et d'autres, de sa famille et de la mienne, des études, de la vie. Je fais un peu mon numéro de clown rêveur, la fais rire, on est très proches, après une heure, penchés l'un vers l'autre les fronts appuyés l'un sur l'autre, cette espèce d'entrée dans le monde des sens et de l'amour pur se produit lentement, les yeux se ferment, les bouches s'entrouvrent pour expirer lentement, il n'y a plus rien qu'un être aimé et sa présence formidable, envahi par une force magique, détendu et projeté vers l'amour, en tension. Kiss, frémissements, envie de fusion, 20 minutes plus tard sortie. Tout s'est passé formidablement, up to now, je suis heureux, proches et amoureux, nous allons trouver par la suite un club ou un parc beautiful et tranquille, parler, se comprendre, rire et s'aimer. Aller où ça bouge aussi, fun, vie...

Mais c'est le point break, c'est à partir de là que ça a commencé à s'écraser en flammes...

La boue glaireuse a commencé à se déverser dés qu'on a aperçu le fleuve. On marchait heureux, tranquilles, amoureux, on parlait de rien, de son apprentissage du français, de Tokyo. Il y avait une odeur de feu d'artifice, et on a gravi les marches menant à la promenade du fleuve. C'est sur cette voie bétonnée, bordée d'arbres sur la gauche que nous nous arrêtons, debout et plus ou moins appuyés sur une barrière rouillée. Nous regardons le fleuve sale, les buildings froids, anarchiques et crasseux qui édentent l'autre rive. Ils sont laids, et ajoutent à la noirceur ambiante déjà plantée par ce temps sordide. A droite le déprimant chemin en goudron rouge qui se tord et se perd, deux clochards écroulés sur un banc, les arbres sont humides, leurs feuilles pissent et suent encore de la pluie, en bas, au milieu des ordures répandues sur la berge, une famille crétine se promène. Sur la droite une ligne de métro aérienne qui vole assez bas pour nous crisser ses trains boueux dans la gueule... Des gens passent, grands-pères ou beaufs, promenant chiens ou gosses...

C'est dans cette féerie que le cauchemar commence,

embrassades debout, murmure de phrases glavieuses, encore re embrassades dans l'horrible plainte du métro et le gargouillement d'une ville ne se décollant pas de sa poisse. Une lente nausée souille et enveloppe toute chose, plus de joie ou de rage, un dégoût indicible de lui offrir... Ça. Je le ressens, je m'englue, notre situation s'enfonce dans un état que je hais.

Partons ! Nous avons déjà assez sué de médiocrité et de vulgarité ! Mais la chair reprend son droit immonde, je m'adosse à un arbre et embrasse Ako. Bassesse, mains sous sa chemise, empressement... Allez ! Marchons, fuyons vite là-bas vers les rushs et les extrêmes de la ville, Shinjuku !

En chemin je chante et parle, elle paraît heureuse.

Le métro est un moment sympa, prometteur, échappant à cette misère. J'ouvre mon sac et sors écrits et dessins sur elle, le Mont Fuji, la vie, Akagi, elle est surprise, charmée, fascinée, heureuse, les gens assis autour de nous sont heureux aussi. Elle a apporté ses écrits sur Akagi et moi, la vie semble prendre une tournure cool...

Mais l'errance reprend dés que l'on pose les pieds dans cette putain de nuit de Shinjuku...

La première partie de celle-ci, à la recherche de la tour centrale du Tokyo Metropolitan Government.

La bouche de métro nous dégueule dans un océan de bus et de véhicules mouillés et luisants, bruyants. Océan englouti de tous côtés par buildings et amas de béton et de vitres froides. Il fait nuit, elle me dit ne pas avoir remarqué le soldat US l'autre soir à Roppongi, pas plus que les assauts galants de cet enculé de Japonais. Elle me dit qu'elle était triste et a pleuré car je semblais l'éviter, m'asseoir when she danced, danser quand elle se reposait, danser avec d'autres, l'ignorer... Elle me dit qu'elle aurait voulu passer la soirée avec moi, enlacés ou en dance, mais que bon, puisque tous s'amusaient ensemble... Je lui dis avoir eu les mêmes envies et peines...

L'errance s'installe, on marche dans les rues sombres ou rayées de lumières blafardes, s'arrêtant toutes les deux minutes sous la pluie pour nous embrasser, comme les chiens pissent sur les poteaux électriques. Marche, discussion cool puis phrases genre j'aime la nuit, la pluie et la ville et je l'aime, la vie est belle... On s'embrasse devant les tours du TMG, sous une pluie battante et au milieu du boulevard désespérément vide, on ressemble à un cliché de série japonaise... Je ne trouve pas la tour, les buildings sont fermés, elle suit avec bonne humeur, kiss, kiss, kiss délavés comme la pluie, je regarde l'heure. 19h00.

Horreur, déjà tant de temps gâché et rien à faire, la nausée me submerge, envie de m'exploser la gueule, de m'enfoncer dans le sol, d'en finir... Marche rapide vers le Kabukicho et les quartiers animés de Shinjuku, on se rapatrie vers la gare, c'est à dire le même endroit trois heures de vide après, on passe dans ce long couloir où des homeless ont construit 500 bons mètres d'abris de carton devant lesquels leurs chaussures sont précautionneusement posées. 'Ils doivent avoir froid' dit-elle.

1 ville triste, des néons partout, criards dans la nuit, des bruits et des rushs et en même temps une espèce de vide total, de sens, de vie, alors que celle-ci bout paradoxalement dans une sorte d'habit de cuir... Bref, des buildings décorés d'enseignes lumineuses et des rues battues par la pluie et j'ai ressenti pour la première fois cette hostilité totale, la perte de tout repère, la sensation d'être un fantôme, debout inerte au travers duquel un train géant fait de glaces et d'écrans gigantesques fonce comme le diable vers, où ? Kabukicho... Peur, nausée, envie de rien sauf d'être un autre, dans un autre temps, un autre monde... On mange des ramens – nouilles au bouillon – dans une échoppe qui

pue, commence à parler mais c'est désespéré, c'est déjà fini le rêve que je voulais pour ce jour. Fin. Parle d'Akagi, parlera ensuite encore du camp, des 1ers et récents amours, de tout en revenant vers la gare une fois de plus.

On parle & 1 fois je sombre vraiment : je lui dis que la vie est noire et sans espoir mais qu'elle est superbe et pure & que les rêves de l'homme sont écrasés toujours au sol, que maybe je ne pourrais pas la rendre heureuse alors que je voudrais lui faire vivre et rêver lunes et étoiles... Elle pleure presque, ne comprend pas ou trop ce que mon comportement trahit, moi-même je ne le sais pas.' - Un brusque assaut anxieux dépressif, à l'époque je croyais que c'était le monde qui était comme ça... -

'Après, assis 30 ou 40 minutes sur un pont au dessus d'une marée de voitures à s'embrasser... Vulgaires, nauséeux, on aurait pu figurer dans un livre de JP Sartre !

Enfin, sur le camp :

Elle est tombée tout de suite amoureuse de moi, n'a pensé qu'à moi, n'a pas su trop si elle & moi c'était possible, me révèle que 10 Japonaises voulaient sortir avec moi, avec chaque soir des réunions où on ne parlait que de Gabriel, du fait qu'on lui avait souri, parlé, donné un RDV !

Séduite, elle me dit en premier parce qu'elle me trouvait très mignon, puis par les idées que j'avais, comme je les disais...

Elle a eu de nombreux boy friends jusqu'à maintenant, un six mois l'année dernière dont elle était très accroc, 1 cette année 3 mois...

Bref, on parle. Je lui dis que depuis le premier regard c'est elle...'

Et elle me le dit en plus, et je l'écris, qu'elle m'a aimé au premier regard, pourquoi Dieu n'ai-je pas su m'en souvenir par la suite ???

J'ai très vite baptisé ce jour-là le 'bloody thursday,' naufrage cuisant de rendez-vous amoureux. Un cauchemar. Je n'avais pas prévu qu'on traînerait des heures sous la pluie, oppressés par des tours hostiles, s'arrêtant çà et là – sur une berge boueuse, un pont surplombant l'autoroute - pour s'embrasser, échouant dans une gargote blafarde et graisseuse de nouilles au bouillon. Non... Ça n'était pas ce dont je rêvais pour nous. Un bar au sommet d'un gratte-ciel, un restaurant branché à la lumière tamisée, puis un club avec booth privé pour se caresser et se dire des mots dorés... Voilà ce que j'aurais voulu, ce qu'on trouve à Shinjuku si l'on connaît les adresses...

Paris est une ville horizontale, Tokyo une cité verticale, où les bars sont généralement perchés au 12ème étage, et ne traînent pas au rez-de-chaussée à la portée du regard. Je connaissais un peu Roppongi, mais à Shinjuku, les adresses je ne les avais pas, ni moi ni a fortiori Ako, la belle et pure lycéenne... Alors on a erré, sous la pluie, dans des couloirs remplis de clochards, et ce rendez-vous est devenu le 'bloody thursday...'

Je ne peux copier ce passage sans revivre le dégoût, le désespoir et les sensations morbides qui m'ont traversé ce soir-là. Mais qui sait comment Ako a vécu cette errance ? A vrai dire, jamais elle n'a semblé mécontente. Elle l'a peut-être même trouvée romantique. Ce qui m'amène à questionner une fois encore mon état psychique. Je dis volontiers que cette année au Japon a été la plus heureuse de ma vie, parce que j'y ai éprouvé des joies et des ravissements extraordinaires, mais, ce texte en témoigne, j'y ai aussi connu parfois un certain enfer. Mon thérapeute parle de la fougue contradictoire de l'adolescence, j'y vois clairement quant à moi l'annonce de l'alternance de dépression et de jubilation de la bipolarité, et des troubles anxieux.

Quant à l'épisode du club, où Ako dit avoir pleuré parce que je l'évitais, c'est là au contraire bien au tour de l'adolescent malhabile d'être blâmé. Je m'en souviens presque comme si j'y étais. Je l'évitais effectivement, alors qu'elle occupait toutes mes pensées. Pourquoi ? 'Je te fuis tu me suis…' Je voulais l'attirer en créant une distance, la forcer à extérioriser son désir, son amour, la faire venir à moi. Encore une fois la pousser à exprimer.

Résultat : je l'ai croisée, alors que j'aurais pu tout simplement passer la soirée avec elle. Ajoutons un zeste de masochisme, et c'est vrai que mises à part deux ou trois embrassades – quand même ! – je n'ai dû être réellement présent que lorsque le soldat Américain et d'autres gars ont essayé de l'attraper. Encore une fois, j'ai trop gambergé et ça nous a séparés. J'aurais pu passer la soirée comme un roi, la reine dans mes bras, au lieu de ça j'ai élaboré une stratégie d'évitement minable qui m'a fait passer à côté d'elle, et l'a même fait pleurer ! Goddamn it !!

'*Lundi 19 septembre.*

1 fois 30 minutes. Très cool. Mikuji, je lui dis qu'elle est la femme de mes anciens rêves, que c'est elle depuis la première fois, elle est heureuse…'

Les Mikujis sont des oracles, que pour 100 yens on tire au sort dans les temples, et qui prédisent l'avenir dans les domaines professionnels, sentimentaux et autres. Ils se présentent sous forme de longues bandes de papier blanc, et la tradition veut que si l'oracle est mauvais, on l'attache à une branche d'un arbre du temple. Très beaux arbres d'ailleurs, mêlant leurs feuilles aux nuées de papillotes blanches.

Le bloody thursday avait été enterré, elle était venue me chercher à la sortie des cours, et nous avions marché main dans la main jusqu'à un petit temple. 30 minutes, entre deux trains, deux obligations, mais trente minutes qui valurent leur pesant de baisers. Nous avions une relation très poétique, presque mystique, de fascination réciproque, mais aussi très charnelle. Je me rappelle une fois avoir glissé la main sous son jean pour la caresser avec ardeur dans une station de métro, en bas d'un escalier où des gens fermaient leurs parapluies.

30 minutes, très amoureux, c'est beaucoup, le temps d'aller chercher dans les Mikujis du petit temple une bénédiction à notre amour. Je l'aimais, et elle aussi m'aimait.

Parfois je me rendais seul dans ce temple, où il y avait deux lions, une cuve en pierre avec une petite casserole au manche de bambou pour les ablutions, des arbres, et jamais personne. Je priais, prenais un Mikuji et l'accrochais à un arbre…

Sauf une fois, pendant notre relation, où je reçus un oracle terrifiant : 'Love : Yours is a one way love, give it up. Votre amour est à sens unique, laissez-le tomber.' J'ai eu si peur que j'ai commis un sacrilège, et brûlé le Mikuji à même la cour du temple. J'ai regardé les flammes, espérant qu'elles conjureraient le sort. En vain.

Mardi 20 septembre 1994.

'Je la revois le 20, le lendemain, RDV à 16h entre les lourdes portes du Nihonbudokan et du parc Kitanomaru. Des Iraniens de toutes sortes, en costard ou en jeans, stationnent sur le pont et un peu partout, vendant des billets de concert et des

cartes téléphoniques trafiquées. Décidé, je ne me fais pas accoster. J'attends, cool, déterminé aujourd'hui à terminer de dire ce que je ressens pour elle, ayant le besoin de le lui faire comprendre.

J'éprouvais, comme avec Jee-Yoon, une vraie peur panique que dans les premiers temps, la femme avec qui je sens la possibilité d'une histoire formidable ne comprenne pas qui je suis ou ce que je ressens, et abandonne ou que tout soit foutu en l'air par un manque de communication et de compréhension. Si après avoir vu qui je suis, ce qui me constitue, pensées rêves et corps elle me largue, je le vivrai cool je pense car cela voudra dire que nos êtres ne sont pas faits pour aller ensemble, mais si elle me juge ou me largue avant de me connaître un profond malaise s'emparera de moi.

Je ressens donc, dans ce temps qui sépare le moment où on sort ensemble et le temps où je m'estime satisfait de ce que j'ai pu faire passer à l'autre, un mal qui me ronge cœur et âme, me déchire et brise mes nuits, je n'ai pas de repos, Woyzek devant la lune sanglante, mais aujourd'hui je sens qu'elle a compris, senti beaucoup sur moi et je suis reposé. Cette période est comme une course en terrain découvert vers un abri alors que des bombes explosent en tous sens.

Elle arrive. En uniforme, très belle, nous nous sourions, nous embrassons dans ce paysage féerique. Conversation sur le premier baiser, le premier amour, l'adultère... Elle fut éveillée très tôt mais semble aussi très droite... Kiss & elle se retrouve à cheval sur moi, allongé dans l'herbe, sa jupe d'uniforme en corolle autour de ses hanches, et elle fait le travail, va & vient, mes mains et mon ventre jouent, je la revois penchée vers moi, la bouche entrouverte, grand calme dans cette transe Ako, comme dans un autre monde, ses cheveux flottent en cascade sur mon visage, je me souviens avoir été à 1 mouvement de l'éjaculation, *j'ai ralenti très fort.'*

Dans le sexe, le plus délicieux c'était bien sûr de regarder son ravissant visage d'ange, parce que baiser la plus jolie fille du monde ça donne un émoi particulier.

J'ai un souvenir très net de cette immense pelouse, déserte, bordée d'arbres. C'était déconcertant comme elle se laissait faire, et même comme elle prenait les choses en main, à califourchon. Je sentais son sexe chaud sur le mien, passais les mains sous son string, son chemisier d'écolière, caressais, ivre, l'étoffe rugueuse de sa lourde jupe plissée, tandis qu'elle bougeait en experte, rapidement, lentement, légèrement ou de façon appuyée, à la recherche éclairée de son plaisir.

Cela indiquait évidemment qu'Ako avait déjà fait l'amour. Mais à l'époque je la sacralisais tant, et j'étais moi-même un tel novice que je pensais qu'elle découvrait le sexe avec moi, et j'attribuais son aisance à notre amour. Je me rappelle quand j'ai failli éjaculer, dans mon pantalon – à aucun moment je n'ai songé à sortir ma queue ! – et que je l'ai prise par la taille pour la soulever. Il y avait entre nous ce truc insensé des molécules qui se combinent, et donnent envie de se dévorer.

'Samedi 1er octobre 1994.

On rentre dans un café avec Eiji et Jason, & on boit trois bières en parlant. Je découvre Eiji. Son envie d'1 true life, d'1 true love, sa haine des dragueurs & de ces girls qui ne se soucient maintenant plus que des fashions & des gueules, pour un speed sex... On parle & c'est trop génial, de ses peines de cœur, d'Ako. Il me révèle que même si elle connaît très bien pubs & clubs en tout style, elle ne m'y emmène pas de peur que l'ambiance ne soit pas à mon goût. 'Gabriel est quelqu'un qui porte une grande attention aux atmosphères, aux ambiances' dit-elle. Elle choisit en fonction de ce qu'elle pense être mes goûts... Réfléchit & pense à ce que j'aimerais ou non, et détermine son comportement en fonction de moi, c'est ce qu'elle a dit à Eiji, c'est répandu au Japon et considéré comme une preuve d'amour. (...) On parle de la rupture probable avec Ako, de mes tentatives de désengagement sentimental.'

Le double visage d'Ako, évoqué par Eiji, qui m'avait déjà mis en garde à Akagi : 'she sleeps with all men.' Sa faute et la mienne. Et l'une des causes de ma souffrance. Je l'idéalisais, lui conférais un caractère quasi mystique. Elle jouait aussi habilement l'ingénue, à sa décharge sûrement pour me plaire. Mais elle poussait loin le jeu.

Après les révélations d'Eiji, le bloody thursday apparaissait rétrospectivement comme relevant de sa responsabilité. Elle avait juste préféré nous laisser errer des heures sous la pluie plutôt que de me m'emmener dans un club. Elle ne voulait pas que je l'associe à certaines atmosphères. Et pour préserver cette image de pureté, avait choisi de nous laisser errer sous la pluie comme des clochards. Mais c'est moi qui l'avais modelée comme ça. Par mes paroles, mes lettres qui parlaient d'âmes sœurs, faisaient son apologie d'être de lumière... Alors qu'Ako était aussi un véritable oiseau de nuit. Cette découverte me meurtrit profondément.

Jusqu'à ce que j'écrive ce texte, 16 ans plus tard, ce double-jeu ange de lumière oiseau de nuit était la première image, douloureuse, qui me venait à l'esprit à son évocation. Maintenant je sais qu'elle l'a fait pour moi, parce que je l'avais conditionnée.

Quant au passage sur la rupture probable, un assaut

dépressif avait dû l'amener. Et puis peut-être m'apercevais-je, inconsciemment, qu'à force de trop réfléchir, de trop vouloir dire et demander je nous mettions en danger. J'étais aussi fragilisé parce que tout le monde la voulait, par ces Américains haïssables qui lui faisaient continuellement des propositions. C'était le mal qui rôdait, et elle m'horripilait à refuser de reconnaître leurs vraies motivations.

Dimanche 2 octobre 1994.

'J'ai pensé, imaginé, conçu et réalisé de bout en bout cette rencontre Ako/Otoosan.' - Otoosan est l'équivalent de 'papa,' c'est comme cela que j'appelais le père de ma famille, extrêmement calme et sage, en contraste complet avec sa furie de femme. - *'Je voulais qu'un membre au moins de la famille la connaisse, qu'elle ne soit plus toute extérieure, et la personne idéale c'était lui. Powerful, malgré son effacement apparent, cool et intelligent, compréhensif et humain.*

Mais dans le métro je me demande un peu comment cela va se dérouler. A vrai dire je suis intéressé presque ethnologiquement par sa réaction et leur comportement. J'ai créé une situation encore une fois peu commune, 1 peu complexe et intéressante.

Elle n'est pas là, et a encore 5 minutes pour tenir l'horaire. Il s'efface pour me laisser prendre contact seul avec elle, ce qui est délicat de sa part. Elle arrive 2 minutes après, cheveux noués, T shirt blanc décolleté, jupe/short noir. Où est Otoosan ? Là, il se retourne, présentations, allons-y... Exposition de peintures, Otoosan prend de l'avance puis nous attend, je parle avec l'un ou l'autre, rires... 2 heures après avoir vraiment bien joué avec une attitude simple et en même temps 1 peu savante, elle est séduite, épanouie, 15h30, Otoosan propose que nous allions boire un café & c'est 1 café très cool, discussion sympa & originale.

Ma copine Jap que je présente à mon père Jap, ils me traitent en riant de 'drôle d'étranger…' Séparation, de 3 on passe à 2, elle me parle de la soirée de la veille, des tonnes de dragueurs venus lui demander de danser avec eux… De ses refus, une soirée quoi. Kiss. Grand soupir heureux.

Métro vers Shibuya, elle me parle d'un connard qui l'a suivie la veille et l'a effrayée. Dans la rue en allant vers le Planet, causeries relatives au gaz lacrymogène dont je lui recommande de s'équiper, et je la fais rire en lui disant que j'ai déjà été gazé 3 fois en France.

Planétarium, queue dans les escaliers, parle de Jason et d'Amie… Entrée dans la salle ronde, les fauteuils se couchent à moitié, bientôt les lights s'éteignent et seules les étoiles brillent dans une atmosphère magique, nous sommes rêveurs et chauds, kiss ou étreintes sur rêves étoilés… Génial entre les étoiles du ciel et celle reposant sa tête sur ma poitrine. Fin & balade cool dans le planétarium, Afrique et étoiles… Dehors : Nuit sur Shibuya. J'attaquerai avec rage la vie pour ne pas revivre un Bloody Thursday. Nous décidons de dîner ensemble, yes. Marchant dans les rues pleines de bruit, de lumières et de passants jeunes et pressés je lui dis que pour rendre l'autre heureux il faut faire le max pour l'être soi-même, être celui ou celle que l'on souhaite être, que toute notre essence nous porte à être, et qu'alors, s'éclatant dans ce qu'on aime, si quelqu'un nous côtoie il connaîtra lui aussi le bonheur.

Lui explique aussi qu'elle ne doit pas se soucier des atmosphères que j'aime, qu'elle ne doit pas choisir son comportement, les lieux où l'on va en fonction… Qu'elle m'emmène dans des lieux qu'elle aime, elle est l'aînée à Tokyo, comme je le serais si notre histoire se déroulait à Paris. Elle me dit qu'elle comprend.

Y a pas à dire, Shibuya la nuit est bien plus sympa que Shinjuku, vite on se décide pour un resto mexicain & on part pour le 8ème étage. Resto au cadre génial, Mexique, architecture démente, 1 lieu cool... Assis face à face, commande & pendant 1 heure conversation superbe, adulte, rêveuse, envie de grandir, Jason, voyages & mariage ; 'Tu sais cuisiner Gabriel ? Oui ? Alors tu peux te marier.' Elle est émue & je le suis aussi par ce qui passe, par ce qu'on dit... Plus que des mots c'est une énergie extraordinaire qui passe & nous unit, elle rit ou a parfois les larmes aux yeux.

A 19h20 on se lève & sort, accosté par un Américain agressif et stupide ; 'How can you stare at me !?' - 'I'm not staring at you, just smiling at you.' On marche, rit beaucoup, parle un peu de la chaleur des rues de Paris, skins et zoulous, la bêtise de la violence, rues animées ou désertes, musique. 6 mecs avec tout le matos, baffles et amplis, batterie, font dans un coin désert et sombre 1 zic croisant Jim Morrison et Bob Marley, nous nous asseyons sur le sol en face & nous nous embrassons, alors qu'elle vogue au rythme de la musique, je songe que je vis mes rêves de gosse, qu'elle est Japonaise et que c'est fantastique, qu'elle est pure, belle & fine, intelligente, un feeling dingue nous unit, je rêve & je vis mon rêve.

Marche silencieuse vers Harajuku, on ne parle plus trop, on est joyeux, je suis heureux, c'est la meilleure sortie, la plus belle, la plus complète, on croise un saxophoniste qui joue sous un pont. Harajuku est là, des ruelles décorées de lanternes pastelles, musique & jeunes, et debout appuyé contre un mur je lui demande de m'embrasser comme si c'était le dernier kiss avant que l'univers n'explose... Elle me kiss donc & exécute une danse qui, si nous n'étions pas civilement vêtus mènerait à l'extase & à la conception.

RDV le lendemain, 17h au subway d'Hiroo. Maybe with her va s'établir le genre de complicité qui ne s'est jamais établie avec 1 copine... Happy. La vie est belle !

J'ai aimé ce jour car je fus moi & qu'elle fut là, Ako, belle & elle.'

Je me rappelle des musiciens. Ils étaient installés sur une large allée piétonnière arborée, et continuaient à jouer pour le plaisir après leur concert. L'allée était mal éclairée, la lune pleine et ils faisaient une tâche rouge et or dans ce bleu nuit. On s'est assis sur un rebord en pierre. Un moment magique, surgi de nulle part.

Je me rappelle aussi de ce 'dernier' baiser, 'extase et conception,' collés, doigts dans son sexe. Nous aurions pu faire l'amour, là, ou dans le parc quelques jours plus tôt. Tokyo fourmille de 'love hotels' qui accueillent des amoureux pour quelques heures. Elle était prête, pas moi. Certains disent qu'ils n'ont aucun regret, moi j'en ai, par exemple de ne pas avoir baisé l'Ange de beauté. Même maintenant, avec 16 ans de vie supplémentaire, je pense que faire l'amour à cette fille aurait constitué un des pics de mon existence.

Je regrette de ne pas avoir été prêt. En arrivant au Japon j'étais timide et fébrile, arrêté au stade digital, exempt de fantasme de pénétration.

Puis, malgré nos jeux sexuels, ma vision de l'Ange pur et innocent s'accordait mal avec celle que j'avais du sexe. Je l'ai dit : 'le string était associé aux femmes de mauvaise vie...' Je devais avoir inconsciemment ce que les Japonais n'ont pas ; une vision du sexe comme quelque chose d'impur... Et je ne voulais pas 'souiller' mon Ange. Ceci explique cette invraisemblable absence de tentative de lui faire l'amour, mais n'estompe pas le regret.

Bah... J'étais immature ; on est ce qu'on est.

'*Lundi 3 octobre 1994.*'

Le lendemain je la retrouve à Hiroo avec Louise, sa prof de français. J'entame le récit un peu en amont, pour mettre en lumière le contraste entre le ravissement de la veille et mon état du jour :

'*Lundi de cours merdique, fripé, pas d'amis, lecture de Needful things, les deux bourrins US*' – accueillis dans la même école que moi – '*me content leurs bourrages à Roppongi, leurs histoires de beaufs. Café ensemble, désastreux, ma bouche est plombée par la bêtise de leur caquetage, ils me font mal à la tête avec leurs conneries, ils n'aiment pas le Japon, ils sont vulgaires, ils me foutent la nausée ces cons. Une remarque judicieuse tout de même: 'your problem is that you think too much.*'

Bref, 1 clope taxée au bec je dégouline vers Hiroo, parc et fumée, puis me dégueule dans le Subway, commande 1 café et monte, j'entends le rire d'Ako et d'1 autre fille, la dénommée Louise, charmante mais déjà un peu adulte. Ako timide & embarrassée rougit & se cache, discussion en french, bad one. Je ne me rappelle plus du placement de la voix et j'éprouve 1 malaise en parlant, mais ambiance assez cool. Louise me révèle qu'Ako lui a dit 'il me pose des questions difficiles, des questions que les Japonais ne posent pas d'habitude.' Ensuite, seul avec Ako, promenade de 20 minutes dans les petites rues vides et sombres, elle a un examen, on ne pourra pas se revoir avant mercredi / jeudi de la semaine prochaine... Une tristesse m'habite, nous habite ce soir, après le rêve de la veille. 'Je me sens triste aujourd'hui – uh, moi aussi.' Kiss, elle me remet la lettre non encore toute déchiffrée, fin. Puis je vais au temple faire Zazen.'

Revirement d'humeur, encore une fois, du clair au sombre, sans cause extérieure. Humeur noire au lendemain de la plus grande clarté, avant même l'échange avec les deux Américains qui me rappellent les rôdeurs. 'Your problem is that you think too much' me semble tout de même une remarque judicieuse. Je réfléchissais trop, en effet, assailli à tout moment et assaillant Ako de flots de pensées et de questions, alors que j'aurais simplement pu, et du, être avec elle.

Je regrette de ne pas avoir lu dans la remarque de Louise la déstabilisation, et un certain désarroi d'Ako. Dans ce pays où les sentiments ne se disent pas, où tout passe par le faire, passer du temps, échanger, se toucher, là où les sentiments se voient aux actes, je l'agressais en lui exprimant exhaustivement mes émotions, et en lui demandant de mettre des mots sur les siennes. La parole, le langage, avaient mis notre couple en danger.

'Mercredi 5 octobre 1994.

Je suis troublé. Why ? J'ai des rancœurs, frustrations & vieilles blessures qui traînent dans mon cœur, que j'essaie d'écrire depuis plusieurs jours, je pense à Jee-Yoon, Lisbeth & Sanaé, au mal que j'ai fait, un peu déchiré mais c'est tout de même en voix off...

Rentre à la maison, la mère me dit sur un ton lugubre que j'ai eu 1 coup de fil de 'GUN' des States. C'est Jee-Yoon & je flippe comme un dingue, elle a dit qu'elle rappellerait, je suis désorienté, j'ai peur, que faire ?'

La sueur froide du retour abrupt de Jee-Yoon, à qui j'avais promis le mariage, pour qui j'avais voulu mourir, vivre à New York, et qu'Ako m'avait faite oublier. Douche froide. Elle n'avait pas oublié, elle, toujours amoureuse, et revenait dans une vie où elle n'avait plus de place. Ma lâcheté redoutait la confrontation avec celle dont, à vingt ans, j'avais été le premier amour.

'*Jeudi 6 octobre 1994.*

Je retourne ma chambre et retrouve le numéro de tel de JY à NY. Je pressens une crise très grave avec elle. Dans l'immédiat je veux juste éviter qu'elle se passe ici, à la maison, car ça pourrait me griller méchamment aux yeux de la famille, même en anglais. Rush vers la porte, les cabines téléphoniques de la gare, mon cœur bat fort alors que je compose 10 fois de manières différentes le numéro de tél. Je veux parler à JY, entendre l'état dans lequel elle est, m'excuser et amortir le fait que je ne lui ai pas écrit de lettres depuis notre séparation il y a deux mois, je veux éviter l'écroulement de rocs sur ma vie, éviter qu'elle appelle le soir, tenter de, je sais pas, attraper au vol un vase qui va se fracasser par terre.

Le tel sonne. Je rentre dans une sorte de transe 'Please God make her answer, answer it, answer it, answer it...' - 'Dieu je T'en prie fais qu'elle réponde, réponds, réponds, réponds...' - *Elle répond :*

- '*Hi*' (*'Allô'*) - *Une voix endormie et épuisée.*

- *Hi may I speak to JY please (*Allô, est-ce que je pourrais parler à JY s'il vous plaît)

- *It's me... Gabriel?'* (*C'est moi... Gabriel ?) d'1 voix éteinte, profondément.*

- *Yes, sorry, what time is it in NY?* (Oui, désolé, il est quelle heure à New York ?)

- *Five AM... (*Cinq heures du matin...)

- *Shit! I'm sorry'* (*Merde ! Je suis désolé') Je ris 'Sorry to wake you up, I didn't know the time...* ('Désolé de te réveiller, je ne connaissais pas l'heure...)

- *It doesn't matter...'* (Ça n'a pas d'importance...') *d'1 voix impatientée, qui se réveille. 'It... I've been waiting every day, every night... (*Ça... J'ai attendu chaque jour, chaque nuit...)

- *Did you call me yesterday?'* (*Est-ce que tu m'as appelé hier ?') d'1 voix qui essaie d'être vivante alors que l'autre s'embrume de larmes.*

- '*Yes... (*Oui...)

- *My mother wrote I had a call from Gun... (*Ma mère a écrit que j'avais eu un appel de l'arme à feu...)

- *What??'* (Quoi ??') - *d'1 voix perdue loin sur une île de Mars, je persévère dans ma tentative de dialogue superficiel, avec humour...*

- '*Yes, she doesn't know the spell so she wrote G.U.N., like a handgun... (*Oui, elle ne connaît pas l'orthographe (de ton nom) alors elle a écrit G.U.N., comme une arme à feu...)

- *What are you talking about??* (De quoi tu parles ??)

- *Like a shot gun… Anyway, nevermind.' (*Comme un fusil à pompe... Enfin ça n'a pas d'importance'*) Je coupe là, compris que j'étais sur la mauvaise fréquence. 'Listen I'm sorry, I wrote you some letters but I didn't mail them...' (*'Écoute je suis désolé, je t'ai écrit des lettres mais je ne les ai pas postées...') - Mens-je.*

- *'No...' (*'Non...) d'1 gorge étranglée.*

- *'I didn't mail them but I sent 1 to you a few days ago, it'll arrive soon I guess...' (*'Je ne les ai pas postées mais je t'en ai envoyé une il y à quelques jours, elle devrait arriver bientôt je pense...') Je sens le malaise monter en moi, mon cœur criant comme 1 enterré vivant sur 1 rythme effréné...*

- *'Gabriel, did you change ?...' (*'Gabriel, est-ce que tu as changé ?...') Voix cinglante teintée de larmes, cœur ouvert exposé à la lame. Je ne réponds pas. 'Did you change, tell me' (*'Est-ce que tu as changé, réponds-moi') d'1 ton plus pressant. Je regarde mon reflet blafard dans la glace, image fantomatique effacée par les néons du dehors. Sous les buildings bariolés, taxis, bus et milliers de costumes et tailleurs pressés se bousculent. 2 amoureux parlent calmement, assis sur un muret de briques rouges. Fumée, dehors et dans ma tête, je suis dans un état de tension tel que mon cœur semble s'arrêter de battre, tout mon corps se tend pour écouter ce que le reflet encore silencieux va dire. Et je mens.*

- *'No. No I didn't. I didn't change.' ('Non. Non... Je n'ai pas changé.') Et alors que je prononce ce mensonge mon cœur et mon âme hurlent ensemble, j'entends des sirènes déchirer mon cerveau, le monde commence à tourner dangereusement. Je me sens sale.*

- *'If you change, tell me. You hear me, tell me. If you find* someone... *(*'Si tu changes, dis-le moi. Tu m'entends, dis-le moi. Si tu trouves quelqu'un...*)*

- *I... I'll do it... (*Je... Je le ferai...*)*

- *And I'll tell you if I find someone.' (*Et je te dirai si je rencontre quelqu'un.') *Je me tais, je revois tout, le flash sur Jee, les serments puis l'oubli total avec l'éblouissante Ako, les rendez-vous avec Ako, mon amour pour Ako...* 'Gabriel, there is something I think I should have told you before, when we were together, I need to tell you... That I love you.' *(*'Gabriel, il y a quelque chose, je pense, que j'aurais du te dire avant, quand on était ensemble, il faut que je te dise... Que je t'aime.') *La voix se tait. Elle est dramatique. Un long silence suit. Une ou deux minutes s'écoulent. La carte fond. Et je ne peux pas ! Je ne peux pas. Je ne peux pas lui dire 'moi aussi.' Je ne peux pas répondre, les mots sont ancrés dans mon thorax, impossible de murmurer un 'je t'aime' alors que je le lui avais dit 100 fois à Tokyo sans qu'elle me réponde... Un champignon atomique explose en moi, les images défilent dans mon esprit déréglé, je vois le rire d'Ako, les pleurs de JY, je suis perdu.*

- '*...No...' (*'...Non...') *Je murmure, comme dans un cauchemar, je vis le pire moment de ma vie.* 'Will... Will you come for christmas?' *(*'Tu... Tu vas venir à Noël ?') *Ma voix demande dans un réflexe quelconque, mon esprit ne sait pas encore ce que dit ma voix.*

- *Well, I may, ceremony... Do you want me to?' (*Et bien, c'est possible, il y a la cérémonie... Est-ce que tu veux que je viennes?') *2ème explosion, 2ème ville du Japon qui brûle. Elle frappe par ces 5 mots simples le plus effroyable de la plaie. C'est ça la question mon gros. Do you want her to? (*Est-ce que tu veux qu'elle vienne ?*) Et tu sais que* *tu ne le veux pas, tu sais que tu imagines avec horreur aujourd'hui le fait qu'elle puisse venir à Tokyo, qu'elle puisse être là avec Ako, que tout dans ta vie explose dans un feu d'artifice sanglant... Tu sais que tu en as une peur panique, irraisonnée. Non ! La contradiction apparaît clairement. Cette fille pour qui tu étais prêt à donner ta vie deux mois plus tôt s'est totalement effacée de ton cœur, glacé, ne représente plus qu'un danger pour toi. Mais elle t'aime.*

Elle est accrochée à ta voix.

Elle pleure.

Elle qui t'a donné un cœur vierge, pur, conservé de tout, qui t'a donné toute sa vie.

- *'If you can, yes...'* ('Oui, si tu peux...') *fait une voix assez ridicule et branlante pour qu'elle repose la question plus fermement. Je sens les sanglots dans sa voix. Elle se retient de pleurer, doit déjà violemment écraser ses larmes.*

- *'Do you want me to Gabriel !?'* ('Est-ce que tu veux que je vienne Gabriel !?') *Je craque, je suis au bout du 'faire semblant,' du 'concilier :'*

- *'I don't know...* ('Je ne sais pas...)

- *Do you want me to!?'* (Est-ce que tu le veux !?') *Rage flows –* (La rage éclate.)

- *'I don't know!'* ('Je ne sais pas !') *J'explose.*

- *'You don't know what!?'* ('Qu'est-ce que tu ne sais pas !?') *fait la voix alarmée.*

- *'Anything, anymore, I don't understand anymore, I don't*

know... What... What...' ('Tout, plus rien, je ne comprends plus, je ne sais plus... Qu'est-ce qui... Qu'est-ce qui...') *Mon cerveau est épuisé, je suis à bout du connu, du déjà vécu, du maîtrisé, c'est comme sauter dans le vide. Elle tremble, murmure des bribes de question qui sont des digues qu'elle essaie désespérément de bâtir contre l'hideuse vérité qu'elle commence à percevoir.* 'Listen JY, I'm lost, I'm lost, I don't know...' ('Ecoute JY, je suis perdu, je suis perdu, je ne sais plus...) - *Un ultime why –* (pourquoi) - *mêlé de what* – (quoi) - *est étouffé par la fin de la carte.* 'The card is dying... ('C'est la fin de la carte...)

- *You want me to call you!?* (Tu veux que je t'appelles !?)
- *No!'* (Non !')

Beeeeeeeeeeeeeeeeeeeeeeeeeeeeeeeeeeeeeeeeeeeeeeeeeeeeeeeeeeep

J'abats mon crâne sur la vitre, me dégueule de la cabine et m'écroule sur le muret où étaient assis les amoureux.

Une clope. Une clope. Demander ? Non. Même une clope ne... C'est pas une crise style : 'j'ai beaucoup de problèmes, je vais me relaxer en me fumant 1 clope & en fait me sentir bien.' *C'est plus. Affreusement plus, débordant tout ce que j'ai jamais vécu, contrôlé. C'est une vague immense qui me laisse froid, trempé et seulement à peu près conscient que les étoiles fument du shit. Le monde tangue, effectue révolution sur révolution, et c'est le chaos.'*

Lâcheté, cruauté du jeu amoureux.

Un amour pour lequel on mourrait chassé par un autre,

aussi facilement que le vent lève une feuille. Inanité des serments. Quand Jee est partie j'ai pleuré, prié de mourir si je devais ne jamais la revoir. Quelques jours plus tard la seule vision d'Ako l'a chassée de mon cœur. Le nom même de la Coréenne a disparu de mon esprit.

Deux mois après, deux mois passionné d'Ako, cette fille pour qui je voulais mourir revient, amour intact, quand je constate qu'il ne me reste aucun sentiment. Pire, elle est devenue une menace. Oui, nous sommes bien dans le monde flottant, où tout change, où le noir devient blanc et le blanc noir. Et rien, aucun serment, aucune certitude ne pourra modifier ça. La nature est changeante, les sentiments aussi, et j'en fis ce soir là, en état de choc dans ma cabine téléphonique, un premier apprentissage. Mes sentiments, mes certitudes balayées par… Une fille qui se retourne. Flottants, nous sommes des nuages.

Et ma lâcheté. Pourquoi ne pas dire : 'mes sentiments ont changé, c'est fini ?' Pour ne pas faire face à sa douleur. La peur de faire souffrir n'est jamais que la peur de souffrir face à la douleur de l'autre. La 'peur de faire souffrir' est de la lâcheté.

Cette conversation téléphonique fut notre dernier contact.

J'aimerais lui demander pardon. Dire 'tu sais, j'étais jeune et Ako s'est trouvée là, j'ai craqué, pardonne-moi. Mais je ne t'ai pas trompée, je ne me suis pas joué de toi. J'étais sincère, j'étais fou de toi, je voulais faire ma vie avec toi. Toutefois, malgré mon inconscience juvénile, je m'en veux, pardonne-moi de t'avoir fait rompre ton vœu. Je suis désolé.'

'Dimanche 16 octobre 1994.

La vie a encore glissé. 'It's gonna be a big day' j'avais

prévu et clamé. Tu te rappelles le Mikuji du temple; 'yours is a one way love. Give it up.' J'avais eu peur. Une ombre. Je l'ai brûlé. J'ai tenté de l'oublier. Hier ces mots imprimés en lettres rouges sont revenus danser en riant dans mon cœur incendié. Elle pleurait. Je pleurais. Et mon âme n'en pouvait plus de ce kiss qui était le dernier. Nos larmes s'imprimaient en étonnement sur le visage des passants. Peut-être s'en rappellent-ils encore.

Depuis que j'ai quitté Nara et que je suis revenu à Tokyo, avec la phrase prémonitoire 'back in the stress if we ever left it,' j'ai senti la fin proche. Avant Kyoto je lui écrivais des cartes pleines d'amour et d'espoir, pour l'anniversaire de nos deux mois par exemple. Je rêvais à 4, 5, 10 mois. C'était fini 8 jours plus tard. A Kyoto aussi, une carte sympa et détendue, celle que l'on écrit à son amoureuse, à sa complice. Bien sur je pensais aux problèmes de temps, de tous mes week-ends pris, problèmes de famille, d'argent... Mais je les maîtrisais en fin de compte ces problèmes.

Je l'ai appelée le mercredi, et j'ai tout de suite ressenti un malaise profond. On ne s'était pas parlé depuis plus d'une semaine et sa voix ne portait aucune trace de cette absence. Toujours une voix joyeuse mais programmée, pleine de retenue et d'élans mais vide de ce que je voulais entendre. Elle me parlait de son festival scolaire, de sa joie d'avoir réussi en danse, des fleurs reçues...

Elle me dit d'1 voix innocente et naïve que samedi elle a rencontré David, Danny et Taylor devant sa gare et qu'après avoir fait du foot US Taylor lui a dit qu'il l'avait aimée au premier regard & lui a demandé de passer une soirée avec lui à Roppongi. Elle me dit avoir refusé 'car il y a Gabriel' et ensuite me demande 'mais je je comprends pas why il m'a demandé d'aller avec lui à Roppongi.' Elle fait mine d'être surprise et 1 peu effrayée lorsque je lui apprends que c'est parce qu'il veut coucher avec elle. Elle a l'air effaré et ça m'exaspère. Comment peut-elle ne pas comprendre ? C'est inimaginable avec tous les hommes qui la harassent chaque jour & les boy friends qu'elle a eu. Je commence à croire qu'elle me ment, qu'elle joue l'innocente... Je voudrais qu'elle me dise 'ça fait une semaine et demie que je ne t'ai pas vu, tu me manques', ou encore 'j'ai envie de te voir' ou encore, 'je suis heureuse de t'entendre.' Mais rien, rien, rien, alors de là à entendre un 'je t'aime' qui seul remplirait mon cœur... Mon courroux se porte sur Taylor, Danny... Les personnes que j'exècre le plus au Japon ; qu'elle les côtoie avec le même sourire qui la fait rayonner lorsque je la regarde provoque de la haine en moi. Je la rappelle le lendemain, la pousse à me parler, à me dire quelque chose, à m'aimer au téléphone mais rien, rien, rien.

Et de ce rien verbal je déduis un rien d'affection et de sentiments à mon égard. J'ai l'impression que si je lui disais 'c'est fini' elle ne serait pas triste et trouverait vite un autre boy friend.'

Le voici nommé, ce 'rien verbal,' l'ennemi, centre de mes réflexions douloureuses et de ma misère. Ce 'rien verbal' qui n'est qu'un atavisme, un phénomène culturel, mais qui vient ronger pour moi toutes les belles choses qui se passent entre nous.

Nous avions, en ce dimanche ensoleillé, organisé une sortie à quatre avec elle, Jason et sa copine Ryé, amie d'Ako. Après une après-midi de promenade dans le parc Yoyogi, puis parmi les rockers qui jouaient le long des grilles, les filles nous avaient amenés dans un restaurant à la lumière tamisée.

J'avais été triste toute l'après-midi, ressassant l'idée que j'allais la perdre. Je sentais un malaise entre nous, et ne trouvais en Jason qu'un piètre confident, triste lui aussi mais fataliste. Et un écorché ne peut se confier à un fataliste. Nous nous assîmes à une table, et vite je pris Ako à part.

Véritable règlement de compte, ce qui bouillonnait depuis trop longtemps explosa :

'Je lui parle de Danny, David...

- J'ai l'impression que tu les juges sans les connaître...

- J'ai été triste de ne pas te voir pendant 2 semaines, et t'entendre a accéléré mon rythme cardiaque. Mais tu avais la même voix que d'habitude, pas de 'ça me fait plaisir de t'entendre' ou de 'cela fait deux semaines qu'on ne s'est pas vu, j'ai envie de te voir...' Je sais que pour 1 Japonaise il est dur d'exprimer ses sentiments mais à ne rien, vraiment rien entendre, aucune trace d'amour dans tes propos j'en ai déduit que tu ne ressentais rien pour moi, que tu t'amusais, que ça se finisse ne te rendrait pas triste, vite un autre boy friend prendrait ma place, un Danny pour qui tu éprouverais les mêmes feelings que pour moi.

- Depuis notre première conversation je me suis dit que ça serait difficile de sortir avec un Français, que les différences de culture...

- Je ne crois pas que la différence de culture soit la plus importante, il s'agit peut-être d'une différence d'être. Des gens comme Jason ou moi ne font quelque chose que parce que leur cœur leur a dicté de le faire, c'est pourquoi lorsqu'une jeune fille partage leur vie, tout leur cœur et toute leur âme lui sont donnés, et ils ne peuvent rien garder pour eux de leurs sentiments...

- ... (pas de réponse)

- Il y a une chose que je veux. Une seule. Que tu me dises

que tu m'aimes' - De cette fameuse manière unique, rare et précieuse. -

'*Elle ne paraît pas surprise, s'attendait visiblement à l'arrivée d'une conclusion amère, d'un fruit mûr dont on savait qu'il allait tomber, la dernière vie dans un jeu vidéo avec un parfum de 'game over.' Elle me comprend, je le lis dans ses yeux à travers la lumière tamisée. A demi appuyée sur la table elle est troublée, fut-ce brusque ? Elle ne dit rien, bribes de souffle, d'excuses, de mots avortés, mais elle reste calme dans la douleur qui monte.*

- Écoute, je... Demain qui sait ? Mais aujourd'hui je peux le dire, je... Je t'aime Ako. Je t'aime.' - Dit de la manière unique. - '*Elle baisse les yeux, yeux qui rougissent comme son visage, non de timidité mais de tristesse, la douleur monte... Elle sait, elle savait, elle s'y attendait. Je lis un calme mêlé à un air de fin du monde dans son regard fuyant... Elle dit de tout son corps qu'elle voudrait parler, mais que son cœur reste étranger, semble désolée, dévastée, it's over. Je répète, car tout sombre pour moi, même si je n'espère plus rien de cette dernière croisade.*

- Ako... Aujourd'hui comme pendant ces jours d'été... Je peux te le dire des deux manières... Parce que c'est ce que je ressens. J'aime Ako... Je t'aime Ako.' *Elle ressent de la peine, profonde, mais non hystérique, non folle, c'est juste le dénouement fatal...* '*Écoute... Dis-moi quelque chose, n'importe quoi. Le temps qu'il fera demain... Ou que tu m'aimes... N'importe quoi.'* *Elle ne dit rien.* '*OK. J'ai compris. Allons nous-en.*'

Elle se lève, les yeux pleins de larmes, le corps maladroit, belle et une, honnête et en proie à la douleur. Ryé va aux toilettes, Ako court la rejoindre, je l'imagine pleurant, paniquée, partageant ses doutes, ses peines et ses hésitations...

Dans la rue.

J'invite Ryé & Jason à grimper à 2 sur le toit. Ako vient de nous dire qu'elle doit partir chez une amie.

- 'Quelle amie ?
- Une amie d'Ako.' Excuse all right.
- 'It's strange she didn't say it before...' note Jason.
- 'I noticed but it's useless to say it'

Je dis à Jason & Ryé que nous allons parler & qu'ensuite je monterai les rejoindre sur le toit, peut-être avec Ako, sûrement seul...

Ako est au bord de la crise de larmes mais elle attend, 'j'ai une dernière chose à te dire,' elle fait oui de la tête...

- 'Alors, tu penses que c'est fini ?' Elle fait oui de la tête et murmure un :

- 'hum.

- Ça n'a rien à voir avec la timidité japonaise...

- Non

- Tu n'es pas amoureuse de moi ?' (Formulation précieuse, à l'autre elle aurait dit oui.) Elle fait non de la tête. 'Tu ne m'as jamais aimé, depuis le début tu t'es amusée...

- Non. C'est pas vrai du tout.

- Comment... Comment tu m'as aimé, et comment tu ne m'a pas aimé c'est... C'est au fond de ton cœur, et on ne peut pas en parler... Mais, qu'est-ce qui n'a pas été ?

- Il y a plusieurs choses mais, au fond, je crois que les différences de culture étaient trop fortes...

- C'est... Je pensais pas que ça se terminerait de cette manière.' Elle reste silencieuse. Elle est si triste et si belle. 'Dis-moi quelque-chose, n'importe quoi. Dis-moi que tu ne m'aimes pas, que tu veux qu'on se sépare, casser...

- Arrêtons-nous là.'

Je lui prends la main, elle s'approche de moi et je lui dis 'donne moi juste un dernier baiser...' Mes mains autour de sa taille, elle pose sa tête sur ma poitrine et m'enlace, c'est le moment le plus pur et le plus triste que l'on a jamais passé ensemble. Je lui dis qu'il faut qu'elle parvienne au bonheur & que pour ça elle doit être avec quelqu'un qu'elle aime. Nos visages se frôlent, lentement, c'est beau, c'est fort ces cœurs mis à nu, et soudain alors que nous sommes enlacés, serrés l'un contre l'autre elle fond en larmes, silencieusement, mais je sens les battements de sa poitrine contre la mienne, elle fond en larmes et je pleure aussi, les gens passent dans la rue avec sur leur visage étonnement, compassion...

On s'embrasse.

Je pleure et tout bascule, j'ai l'impression d'avoir bousillé tout seul ce qu'il y avait de plus beau dans ma vie.

Je lui dis en pleurant : 'je n'ai plus de famille, je n'ai plus d'amis, je n'avais que toi,' c'est mon désespoir & elle pleure.

Fin. Je lui dis de partir, de faire attention à elle & de ne pas fréquenter des gens mauvais car c'est une fille magnifique et que ça me ferait mal. Elle retrouve du courage, 1 semblant de sourire & dit 'oui.'

'N'oublie pas mon visage. Et après... Faisons en sorte

de ne plus nous voir.' Elle est apeurée, ne le veut pas. 'Je ne pourrais pas te voir comme une amie.' Elle comprend & approuve. 'Écris-moi des lettres. C'est beau ce qu'on a vécu, je ne l'oublierai jamais.

- Moi non plus.' Elle le ressent aussi. Elle s'est éloignée de trois mètres, me regarde.

- 'Ako je t'ai aimé. (formulation solennelle.)

- Moi aussi.

- Et je t'aime toujours.

- ...' Silence.

Elle part, courbée, le visage caché dans les mains, pleurant.

J'ai perdu la plus belle part de moi, de ma vie, ce dont j'avais toujours rêvé. Je fume une clope assis sur la barrière.' - Et les cigarettes, ironiquement, s'appelaient 'Hope' - 'Espoir.'-

'Monte dans 1 état très glauque, KO, vide, la tête totalement explosée par ce qui est RÉELEMENT 1 cauchemar dont j'espère me réveiller, trappe, échelle, toit, Jason & Ryé sont là, je ne pleure plus.

Je me rappelle de Jason, 'did you break off?' ('est-ce que vous avez cassé?') de ses bras autour de ma nuque, de son amour, de son 'anyway, you had to do it, do you feel clean?' ('de toutes façons, il fallait que tu le fasses, est-ce que tu te sens propre?') Puis je me tiens debout sur le muret à l'extrémité du building, le bout de mes chaussures dans le vide, je me rappelle de la rue colorée tout en bas, des néons, de l'obscurité du ciel et des tours piquetées de points rouges, je la vois même, elle, à ma droite, marcher sur le trottoir en sanglotant. Est-ce que je vais sauter ? Je me sens vide, je tiens une antenne d'1 main, et c'est

Jason qui vient m'entourer de ses bras et me faire reculer. Je crois que c'est la seule fois de ma vie où j'ai été prêt, réellement prêt, sans mélodrame mais comme une conséquence à la fois logique et instinctive, à mourir par amour.

Jason: 'they didn't tell that at the AFS. Didn't tell you're gonna hold the thunder antenna on the top of a Shibuya building ready to jump because you broke off with your girl friend, they just said you're gonna lose yourself at the airport...' - (Ils n'avaient pas dit ça à l'AFS. Ils n'avaient pas dit que tu allais tenir un paratonnerre sur le toit d'un building de Shibuya, prêt à sauter parce que tu viens de casser avec ta nana, ils avaient juste dit que tu allais te perdre à l'aéroport...')

Que penserait Jason si son ami se jetait dans le vide devant lui ?

Je me souviens d'eux 2, assis silencieux mais remplis d'amour et de compréhension, et de Ryé soudain :

'Ima, PAAAHHHT ASOBOO !' ('allez, allons faire la fête comme des fous !')

Il y avait du vent. Je me souviens de nos 6 mains alliées pour allumer 1 clope. Je ne me sens pas trop mal, peaceful, mais je sais que la crise est pour plus tard... Je pense avoir fait ce qu'il fallait...'

Ryé nous emmena dans un club hip-hop. Les gens dansaient. Jason était silencieux, contemplant dans mon drame celui qui couvait avec sa compagne. Ryé me fit boire assez – de Malibu, à 18 ans je n'avais pas encore découvert le whisky - pour m'endormir et me faire terminer la soirée groggy et indolore. Je ne les remercierai jamais assez, lui pour m'avoir peut-être sauvé la vie, et elle pour avoir géré le traumatisme en professionnelle.

'*La nuit fut horrible.*

Chaud, froid, sec, humide, mal partout, sommeil & pas moyen de dormir, des flashs de Shibuya, d'elle et de moi, de Jason & Ryé, de Danny, bribes de conversations, le vide de ma vie foutue, morte, ma monumentale erreur. Levé à 3 heures, 2 clopes amères sur le balcon.'

Une nuit atroce. Des périodes de sommeil de quinze minutes saccadées d'images et de mots atroces, de réveils en sursaut, en nage, terrorisé, une avalanche de phrases qui me glaçaient, comme : 'tu viens de tuer votre amour... C'est ta faute... Tu as fait la plus grosse erreur de ta vie... Tu l'as perdue... Maintenant c'est Danny qui va l'avoir...' J'ai connu quelques nuits comme celle ci après des ruptures, où l'on croit qu'on va devenir fou, mais celle ci fut la pire.

'*Le jour d'après je ressens le vrai vide en moi, plus rien, la fin, la mort de tout. Aucun espoir, avenir, game over, life over. Est-ce ma faute ? Ais-je été brusque et grossier & ais-je tout bousillé moi-même ? Pleure-t-elle now comme elle a pleuré hier ? A-t-elle 1 new boy friend ? Si elle pleure, si elle éprouve quelque chose for me alors c'est que j'ai fait la pire erreur de ma vie, de quoi me jeter, plus de raison de vivre.*

Si elle ne m'aime pas, voulait arrêter, je suis all right, et ne dois faire qu'une période de deuil classique de cette relation.

(...) Lundi. J'ai passé l'après-midi avec mon ami Andrew, l'Australien de mon école qui fut le compagnon idéal pour ce moment là. On a bu des bières et il m'a sauvé d'un bus

qui allait véritablement m'écraser. Deux fois des amis m'avaient sauvé la vie en trois jours.

Maison, je tente de lui écrire 1 lettre, impossible, je me sens détruit, pour la première fois sans rien, plus rien... Plus de repères, de buts, d'objectifs, de hope ou de faith, j'ai fait ce jour & cette nuit l'expérience du vide.

Mais la force de l'homme c'est sa faiblesse justement, son inconstance, sa capacité à renier, oublier, changer... C'est la raison pour laquelle il survit.

(...) Je reste avec Eiji, bois, parle de filles, de ses Nadine & Taerin, parle d'Ako & lui dis que je pense qu'elle ne ressent rien pour moi... Il me dit qu'il pense qu'elle m'aime, que c'est juste impossible pour un Japonais de dire ce qu'il ressent, & surtout en japonais...

Je parle avec mon grand frère' - qui avait 28 ans, et vécu en Australie – *'il est l'homme juste. Clair et franc, tranchant mais compréhensif, sans être apitoyé, il me dit que j'ai raison de parler d'amour, de sentiments, mais qu'en japonais c'est impossible, même si on le veut. Il y a la timidité, les mots sont associés au mensonge, pour parler 1 fois d'amour avec sa copine ils ont utilisé l'anglais... (ce qui rejoint ce qu'Eiji m'a dit samedi) Je me sens mieux, clair, ayant un peu rassemblé les différentes pièces du puzzle.*

Est-ce qu'elle m'aimait ? Si elle ne m'aimait pas, et voulait arrêter elle ne m'aurait rien dit de toutes façons selon lui, car elle est Japonaise & aurait continué à sourire & à se dire qu'il fallait qu'elle m'aime, pas qu'elle me blesse... Qu'elle aurait pleuré le soir & souri le jour mais que ça aurait explosé après 1 mois.

I feel emptyness. Real emptyness. For the first time.

I got to heal the pain by where the pain's been done. Quelques jours avant la rupture j'ai essayé de mettre 1 autre fille on my mind. Eri. Elle est belle & séduisante mais je n'arrive pas à accrocher. Eri is a joke. Enfin, lundi & mardi, même dans ma détresse j'ai pensé à elle… C'est moins terrible que s'il n'y avait rien. Mais ce n'est qu'1 calmant face à la peine.

Ako fut la femme la plus fabuleuse que j'ai rencontrée, celle qui était tout ce que j'attendais, espérais, avais toujours rêvé d'1 femme. Si je retrouve 1 copine comme el-

Jamais.

Elle fut la femme. Parfaite.

Game

Over'

Fin de l'histoire.

Restent quelques addenda et une conclusion à apporter. Mais tout d'abord, je tiens à rendre la parole à la grande muette du récit, par le biais d'un fragment de traduction, le début d'une lettre d'Ako reçue peu après la rupture :

'*Cher Gabriel,*

Voici le cœur d'Ako.

On dirait que je n'ai pas pu répondre à ce que tu m'as demandé en 10 minutes…

Mais c'est que j'ai une manière personnelle de

m'exprimer, et cela tu ne sembles pas du tout l'avoir compris.

Si l'on compare la quantité d'amour exprimée à l'autre, j'ai clairement été plus faible.

Je pense qu'il est très difficile que les 2 personnes (Ako et Gabriel) continuent avec les mêmes sentiments. La meilleure chose est que les 2 aient les mêmes sentiments mais les sentiments humains ne sont pas quelque chose qu'on peut faire croître volontairement, c'est pour cela que j'attendais que l'amour monte en moi...'

Je ne comprends pas aujourd'hui qu'à cette lecture, et après avoir entendu Eiji, mon grand frère, je ne sois pas retourné vers elle en lui disant 'excuse-moi, j'ai foiré, ne dis plus rien, contente-toi de m'aimer comme tu le fais si bien...' Je ne comprends pas que cette lettre et les conseils de mes amis n'aient pas mis un terme à mes tergiversations sur son amour. Mais c'était une névrose que j'avais, une névrose du mot magique, avec déni de la réalité.

J'ai refermé le cahier et l'ai rangé avec les autres. Mon premier cahier, reliure en tissu, pages décollées, ajoutées, véritable relique, couvert de Kanjis, de dessins et d'une phrase tracée au marqueur noir : 'PLUS JAMAIS L'AMOUR !' Je n'ai pas suivi l'injonction. J'ai refermé le cahier de mes 18 ans et je me retrouve là, à 34, seul avec ma mémoire.

Nous nous sommes écrits après notre rupture, un échange rapproché de longues – surtout pour elle – lettres de papier, fiévreux avant le passage du facteur, fiévreux tout le temps. Après quelques semaines est venu le rendez-vous, et il me semblait que, grâce aux lettres, on s'était compris, qu'on allait se remettre ensemble. Aussi, quand j'ai vu son air radieux et que, prenant ma main, elle a dit : 'je ne savais plus quoi faire, j'hésitais à recommencer, et ta lettre m'a délivrée, tu as raison, il vaut mieux qu'on soit amis,' je fus tellement stupéfait par sa joie et son contre sens que je ne trouvais rien à redire. A ce moment précis où je me tus, moi, paradoxalement, notre relation fut définitivement enterrée.

Un dernier souvenir, cruel, du film Ako, Tokyo 1994 : Il fait sombre, une lumière bleue tombe sur le bar, les gens dansent et je la vois. Debout, immobile, de l'autre côté de la piste, et Danny, ou Taylor, ou l'un de leurs amis, un mec qui fait peine à voir avec ses épaules osseuses et ses cheveux dressés au gel s'approche d'elle, lentement, et elle le regarde, les yeux écarquillés, avec ce même air fasciné et effrayé qu'elle avait eu à la lueur du feu de camp – le même ! Elle ne bouge pas, il avance, elle est hypnotisée. Il l'embrasse. Elle se laisse faire. Je me détourne. Je sors en courant. Horrifié. Il l'a chopée comme moi. Comme moi !

Triste souvenir, peut-être cause du 'PLUS JAMAIS L'AMOUR !'

Mais, deux mois après, j'étais avec une autre fille, Kaori, amoureux tendrement, pas passionné mais amoureux quand même. Conscient, à 18 ans déjà, de la faculté de se renier comme adaptabilité, capacité de survie.

Monde changeant, monde flottant, ces histoires sont des ukiyoé, images du monde flottant.

Toutefois, pendant plus de deux ans, malgré Kaori et Linh, le souvenir d'Ako me fut une constante et atroce brûlure, qui ne s'estompa… Que lorsque je la revis.

Nous avions 20 ou 21 ans lorsqu'elle vint à Paris, et que je partageai une après-midi ensoleillée avec elle. J'étais terriblement ému, je lui avais acheté des roses rouges, mais quand je la vis tout changea et mon monde intérieur fut bouleversé.

Les années l'avaient desservie, du moins à mes yeux, ses traits s'étaient épaissis, la Lolita était devenue une femme, plus banale. Elle avait perdu sa magie. Et le charme fut levé, je décristallisai et cessai de souffrir.

Enfin… De souffrir quotidiennement, parce que je n'ai jamais cessé, jusqu'à aujourd'hui, d'avoir mal en pensant à elle, et de regretter d'avoir explosé cette relation avec la plus jolie fille du monde.

Quelques évidences émergent du chaos et de la confusion de paradis et d'enfer qui régnèrent dans mon esprit jusqu'à maintenant.

Oui, Ako m'a aimé, autant qu'elle pouvait aimer, elle l'écrivait dans ses cahiers, m'introduisait dans sa famille, m'offrait son corps. Tout aurait pu être simple, nous aurions pu être heureux, et demeurer plus longtemps le couple qui se reflétait en rêve dans les yeux des autres, jusqu'à ce que la vie décide si oui ou non, dans le fond, nous étions faits l'un pour l'autre.

Compliqué, c'est moi qui ai été cause de ce que je redoutais. Ma peur incessante de la perdre, de ne pas être compris, une obsession des mots confinant à la névrose, et ma cécité sur les preuves d'amour qu'elle me donnait en silence ont eu raison de notre histoire. Comme si pour moi le mot était magique ; elle aurait pu me décrocher la lune, si elle n'avait pas dit le mot magique, j'aurais encore douté.

Les lettres de dix pages, en japonais, écrites en cinq nuits avec trois dictionnaires… Personne n'a jamais fait ça je pense, des lettres d'amour de dix pages en japonais. Et je la harcelais de questions, de doutes, de demandes de réassurance, décortiquais de mille manières la façon dont je l'aimais, quand tout ce qu'elle voulait c'était aimer, tout simplement.

Longtemps je n'ai pas compris pourquoi elle m'avait quitté – alors qu'en fait, c'est moi qui l'ai quittée, ce que je n'ai finalement bien compris qu'en rédigeant ce texte. Pendant 16 ans, j'ai stigmatisé la Lolita à double visage, l'oiseau de nuit jouant la colombe, et rejeté frustration et colère sur elle, maintenant j'endosse la responsabilité.

Je l'ai saoulée, j'ai essayé d'en faire ce qu'elle n'était pas, je me suis embrouillé tout seul et je l'ai larguée. Je le regrette encore. Je regrette amèrement d'avoir été aussi torturé, et d'avoir torpillé une relation qui aurait pu, qui avait tout pour s'épanouir.

Mais je dois aussi considérer les troubles anxieux et bipolaires qui se déclarèrent ouvertement deux ans plus tard. Dans une large mesure, même si je le regrette, je ne suis pas responsable de ce qui s'est passé. J'en ai été moi aussi victime. Considérer l'histoire de cette manière contribue à me disculper, mais je reste amer devant ce gâchis.

Une chose m'amuse, dans le cahier, c'est à quelques pages - jours de distance, la conversation téléphonique avec Jee-Yoon et la rupture finale avec Ako. La Coréenne souffre de mon impossibilité à dire 'je t'aime,' je souffre de l'impossibilité de dire 'je t'aime' de la Japonaise. Le grand équilibre du monde.

Cependant, au delà de l'amertume et des regrets, je garde des souvenirs de bonheur fou, insensé, au sommet du monde. Ma joie a atteint avec elle des pics rarement connus.

Ça m'a coûté beaucoup, donné beaucoup, mais, regrets ou pas, si c'était à refaire sans rien y changer, je le referais.

5. Kaori

Je suis sorti avec Kaori au Japon quelques mois après avoir quitté Ako – puisque c'est techniquement moi qui l'ai quittée.

Ma passion pour elle n'a pas disparu pour autant, il faudrait des années pour que les braises – qui brûlaient dans mon ventre – s'éteignent finalement, mais j'étais alors dans un état de choc et de souffrance tel que, plusieurs mois après, le souvenir de la rupture, s'il me venait, me paniquait encore, me nouait le ventre et la gorge, et mon esprit en guise de sauvegarde choisit de refouler et d'oublier l'existence même d'Ako.

Je savais qui elle était et ce que je venais de vivre, mais c'était simplement insupportable d'y penser, ainsi, pour oublier et me guérir de cet amour qui venait de me consumer, le mieux était de retrouver une nana. Je ne me le disais pas, mais tout mon être le savait, et m'a rendu disponible pour tomber amoureux de Kaori.

J'ai été amoureux de Kaori, plus que d'Ako en un sens puisque je l'ai mieux connue, que nous avons beaucoup plus partagé, mais tendrement, sans passion. Après le feu dévorant qu'avait été Ako, Kaori fut un lac tranquille, un amour aussi doux et calme que l'autre avait été impétueux. Tandis qu'Ako resta un mystère, je peux dire que Kaori était une fille bien, extraordinaire.

Elle était joyeuse, vive, pétillante, peut-être la personne la plus heureuse de vivre que j'ai rencontrée, alors que sa situation matérielle et familiale était des plus dure. A côté du lycée, elle travaillait comme serveuse. C'est ça qui m'a le plus frappé, cette joie chevillée au corps en dépit des difficultés ; je la regardais comme un prodige, un phénomène miraculeux. Kaori était aussi tendre, douce et extrêmement généreuse.

Elle avait vécu un an en Australie, notre communication en anglais était bonne et elle ne gardait rien, disait tout ce qu'elle avait dans le cœur, tout ce qui lui passait par la tête, et c'étaient des choses bonnes, drôles, joyeuses, gentilles, douces, je ne l'ai jamais entendue être négative, dire du mal de quelqu'un. Avec elle la vie était belle.

Pour Noël, qui au Japon est une gigantesque Saint Valentin, elle m'avait offert un grand sac plein de cadeaux dont une écharpe en laine épaisse, large de trente centimètres et longue de deux mètres qu'elle avait tricoté elle-même. Six mois peut-être après mon retour en France, elle m'envoya le journal intime qu'elle avait tenu pendant notre relation. Je ne peux dire à quel point ce geste m'a ému. Sa générosité, sa confiance, son amour.

A Tokyo nous nous écrivions très souvent, des lettres par la poste et aussi de la main à la main, choses vues et mots d'amour, réflexions sur notre rupture prochaine aussi, à cause de mon retour en France.

Nous sommes sortis ensemble en décembre, il est même possible que nous n'ayons échangé notre premier baiser que le soir de Noël, et je suis reparti en février. Nous savions dés le départ que nous n'aurions que quelques semaines, où je n'aurais que peu de temps à lui accorder, et nous avions même hésité à sortir ensemble à cause de cela. Nous n'avions pas l'espoir que la relation survive à l'éloignement. Nous étions jeunes mais nous savions. Nous nous aimions en sachant que nous n'avions que deux mois.

Nous étions proches, nos pensées s'emboîtaient, nos conversations, riches et agréables, parsemées de rires, ne s'essoufflaient jamais. Nous savions que notre couple disparaîtrait, mais nous avions trouvé l'un en l'autre une personne que nous ne cesserions jamais d'aimer. Comme une âme sœur. Aujourd'hui Kaori vit en Australie et nous avons des échanges fréquents. Je ne l'ai pas revue, je ne sais si j'aurais cette chance, mais je suis sacrément heureux qu'elle existe, qu'une personne comme elle existe.

Je me souviens où je l'ai rencontrée, mais pas du premier regard. Son lycée de filles tenait son festival ; fête, animations, jeux, nous étions une petite bande de Japonais et d'étrangers à écumer ces événements, et j'avais une copine dans celui-ci. Il pleuvait ce jour-là, j'étais maussade, mais très vite les lycéennes me firent tourner la tête. Puis je me rappelle avoir parlé avec Kaori, dans son survêtement noir et jaune, elles en portaient toutes, on aurait dit des abeilles, dans la cour, longtemps. Elle avait rassemblé ses cheveux en queue de cheval. Plus tard, parlant à mes potes d'Ako au premier étage d'un salon de thé, j'étais un peu maussade à nouveau. La rencontre avait été agréable mais elle ne m'avait pas frappé, elle a infusé, et ce ne fut que quelques jours plus tard que je demandai à ma copine infiltrée son numéro de téléphone.

Nous nous sommes retrouvés une ou deux fois dans un parc au tapis de feuilles mortes, véritable poumon d'air et d'espace dans le Tokyo pressé, marchant main dans la main, assis sur des bancs, de l'après-midi à la nuit à travers le crépuscule, que plus tard nous appréciâmes dans les illuminations du ravissant quartier d'Aoyama, ou sur un pont enjambant la féerie de noël de l'avenue Omotesando, 'les Champs Élysées japonais.'

C'était romantique. Nos rendez-vous étaient poétiques. Nous passions le plus clair de notre temps dans des lieux pour amoureux.

Ainsi, le soir de Noël, dégustant des beignets de poulpe en bord de mer dans le parc Yamashita de Yokohama, ou la nuit encore dans un autre parc, enlacés devant une rangée de palmiers à regarder les bateaux en bois illuminés par des lampions, et les feux d'artifice de Disneyland reflétés par la baie de Tokyo.

J'avais noté certaines phrases qu'on s'était dites au début, enlacés sur des bancs :

'*I'm scared.* ('J'ai peur.)

Scared of me ? (Peur de moi ?)

...

I'm not a scary person. (Je ne suis pas une personne effrayante.)

I'm scared of getting close to you. (J'ai peur de me rapprocher de toi.)

Why !? (Pourquoi !?)

Because we'll get closer and closer, and finally we'll split.' (Parce qu'on va être de plus en plus proche, et à la fin on va se séparer.')

'It's a good thing we only have such a short time. Longer we'd get even closer and it'd be too painful when it ends.' ('C'est bien que nous n'ayons que peu de temps. Plus longtemps on se serait encore plus rapprochés et la fin aurait été trop douloureuse.')

'I can't talk. It's like the Space Mountain. You're like the Space Mountain.' ('Je n'arrive pas à parler. C'est comme le Space Mountain. Tu es comme le Space Mountain.')

C'était joyeux d'être avec elle. Je me souviens de Kaori en lycéenne, au milieu d'amis Japonais et étrangers dans un bar en bois, et je souris encore aux clichés chaleureux de cette fête. Nous avions l'un pour l'autre une forte attirance physique. Je me rappelle de cette fois, en bord de mer, où nous nous étions grandement dénudés alors qu'il gelait. Elle avait arrêté ma main entre ses cuisses en me disant en japonais : 'c'est le jour des filles,' j'avais compris qu'elle avait ses règles et adoré sa manière de le dire.

C'est elle qui m'a entraîné, pour la première fois, dans un 'love hotel,' sous le prétexte délicat de 'passer un moment tranquille dans un endroit rien qu'à nous, de partager un gâteau,' j'étais encore bien trop inhibé pour en avoir l'idée.

Les Tokyoïtes résident tard chez ses parents. Ainsi beaucoup de couples n'ont pas d'endroits où se retrouver dans l'intimité. C'est pourquoi les 'love hotels' fleurissent, proposant des chambres de toutes sortes, souvent somptueusement meublées, à l'heure ou à la nuit. Un quartier célèbre en regroupe beaucoup à Shibuya, piétonnier, extraordinaire, les bâtiments y prennent la forme de maisons de conte de fée ou de palais des Mille et Une Nuits. On y croise des couples heureux, marchant main dans la main, alors qu'au Japon personne, du moins il y a 15 ans, ne se tenait la main.

Kaori m'y emmena. Un gros sac plein de sucreries en guise d'alibi. Un panneau montrait les photos des chambres, celles qui étaient disponibles étaient allumées. Un réceptionniste nous glissa les clefs par un guichet qui ne laissait voir que les mains, et nous prîmes l'ascenseur. Elle portait son uniforme et je lui demandai de garder sa jupe plissée, elle éclata de rire et me regarda comme un pervers, mais elle la garda. Nous eûmes des jeux sexuels réjouissants mais je la pénétrai à peine, me retenant par peur de ne pas y arriver, inhibé. Au bout de deux heures le téléphone sonna et le préposé nous demanda si nous avions fini, je me rappelle que nous avons ri, et rallongé de deux heures.

Nous en ressortîmes extrêmement heureux et amoureux, et nous retournâmes une seconde fois dans un autre hôtel, une maison cette fois, traditionnelle, avec son jardin japonais, où une vieille dame affable nous mena à notre chambre. Une bonbonnière, toute rose, avec des miroirs au-dessus et sur le côté du lit. Nous éclatâmes de rire. Et cette fois-ci je ne parvins pas à trouver l'érection. Je n'en fus pas déçu, ni Kaori traumatisée pour autant, on n'en fit pas un drame. C'était agréable de me balader nu devant elle, ça me donnait un sentiment de liberté et de puissance. C'était bien, même avec l'absence d'érection c'était bien.

Kaori est venue au centre où les étudiants étrangers passèrent leur dernière nuit avant de repartir mais cette nuit, blanche et alcoolisée fut tellement euphorique et festive que seule une photo témoigne pour moi de sa présence. Peut-être n'a-t-elle pas passé la nuit, juste la soirée. Quoi qu'il en soit, elle était à l'aéroport le lendemain matin, mais trop de gens, famille et amis Japonais, étaient là pour que je puisse la voir réellement.

Nous nous écrivîmes à un rythme soutenu pendant six mois, continuant de nous aimer même si nous savions que notre histoire était finie, elle m'envoya son journal, puis au bout d'un an, progressivement, nous abandonnâmes. Ce n'est qu'il y a un an que nous nous sommes retrouvés sur internet. Même si je ne songe pas à me mettre en couple avec elle – quoi qu'elle m'ait proposé de l'épouser si nous n'étions pas mariés à 40 ans – je continue à l'aimer, à aimer follement la personne qu'elle est.

Voilà ce dont je me souviens.

Et voici ce qui vint à l'esprit de Kaori, 15 ans plus tard, interrogée au sujet de notre relation (traduit de l'anglais) :

'Alors, tu écris tes histoires d'amour... ? Je me demande ce que ça va donner ! C'est bien que tu débutes à 17 ans ! Est-ce que je suis dedans ? Est-ce que je suis restée trop peu de temps avec toi ????? Ecris quelque chose !!! OK, je vais me rappeler autant que possible... Pas pour ton récit, pour toi et moi !!!

En fait, je ne me rappelle pas être allée au love hotel deux fois. Je ne me rappelle que de l'hôtel de Shibuya. Mais je suis certaine qu'on a aussi essayé ailleurs ! J'ai perdu la moitié de ma mémoire ! Quoi qu'il en soit... Je me rappelle de ton visage, je me rappelle de tes mains. Je me rappelle de ton étreinte, et de ta température.

Je me rappelle avoir marché avec toi dans le parc Yamashita. C'est devenu par la suite mon endroit favori, je n'oublierai jamais. Nous n'étions pas encore en couple alors. Nous nous connaissions à peine après nous être rencontré au festival du lycée, mais je ressentais quelque chose pour toi, et je voyais que toi aussi. C'était encore novembre, et je crois qu'une des photos que je t'ai envoyées avec l'arbre de Noël date de ce jour là. Oui, c'est ça, on s'est retrouvé à Shibuya. Je crois que c'était notre premier rendez-vous... J'étais assise à t'attendre en face du Hachi-ko (la statue du chien,) et tu es arrivé. Tu m'as fait un gros câlin dés que tu m'as vue. Alors moi aussi. La minute d'après tu me tenais la main. J'ai été surprise, mais je me suis sentie bien, et j'ai senti que je pouvais t'ouvrir mon cœur.

Dans le parc, on s'est assis sur un banc, causant de trucs normaux. J'avais des sentiments très forts pour toi mais je n'arrivais pas à te le dire. Tu m'as dit qu'on ne devrait pas se mettre en couple, que tu partais bientôt, qu'on devrait rester amis. J'étais assise sur tes genoux, tournée vers toi, la main sur ta nuque, et je t'ai dit que j'étais d'accord. J'étais déjà heureuse d'entendre que tu tenais à moi. Je crois que tu avais eu une petite amie avant moi au Japon, et que tu ne voulais pas revivre une séparation et tous ces trucs... Et à ce moment-là on a décidé de ne pas se mettre en couple et de rester amis.

La semaine suivante, ou celle d'après, nous nous sommes

vus. En fait on n'a pas passé tant de jours ensemble. Vers la fin de ton séjour tu devais passer du temps avec ta famille d'accueil, et moi je travaillais. Mauvais timing, on s'est vus peu de fois, mais des vraies demi-journées à chaque fois.

On est allé dans un salon de thé une fois. C'était un endroit très rétro - on a bu des tasses de café, et parlé si longtemps. Je ne me rappelle pas avoir dîné avec toi. Lorsqu'on se voyait, c'était pas pour manger, tout ce qu'on voulait c'était être en paix ensemble, dans un parc ou un endroit avec une jolie vue. On est allés plusieurs fois au parc Kasai Rinkai. Comme je l'ai dit plus tôt, on a fait des choses sexuelles là-bas, il faisait un temps glacial mais on ne pouvait juste pas s'en empêcher... On était très excités ! Haha !

On a marché à Aoyama - tu connaissais le quartier bien mieux que moi... On a été avenue Omote Sando et on a regardé les illuminations de Noël, tous les arbres scintillants.

On est allé chez Mr Donuts - je ne me rappelle plus lequel c'était... A côté de mon boulot à Kameido ? Tu es venu à mon boulot, la brasserie à Kameido ? Je crois que je t'ai vu par là-bas une fois... mm. Et un autre salon de thé dont on parlait souvent, Le Lion, ou un autre nom, je crois qu'il y avait un logo jaune avec un lion...

Quand tu m'as invité pour Noël, surtout après qu'on ait décidé de rester amis, j'étais si excitée. VRAIMENT excitée. Ca devait être le 20 décembre que tu m'as appelée. En fait, si tu me laissais lire mon journal je pourrais te dire exactement comment je me sentais à chaque fois !! Oui c'est vrai, je te l'ai envoyé, non... J'aurais dû le garder... Il y avait tous mes souvenirs. Je l'ai tellement regretté plus tard, quand j'ai commencé à recevoir moins de lettres de toi, c'était après ton anniversaire, je t'avais envoyé un briquet, et d'autres trucs je ne sais pas si tu te rappelles... J'ai pensé après que t'envoyer mon journal intime ça avait été peut-être un peu trop pour toi... Oh, je suppose qu'à l'époque je voulais juste que tu saches à quel point tu comptais pour moi, et le délice que ça avait été de t'avoir rencontré.

Le jour de Noël, on n'a juste pas pu se tenir, l'un de nous a dit "c'est bien d'être amis, mais ne rien faire avec toi c'est trop difficile," et nous nous sommes embrassés. C'est vraiment là que ça a commencé. Je suppose que ça a commencé au festival du lycée, mais on s'est vraiment mis ensemble le jour de Noël. (Lovely !)

Au nouvel an, ça a été la fête dans ta famille d'accueil. Tu te rappelles de Rachel ? Elle venait de ton programme d'échange et était dans ma classe. Je crois que c'est elle qui vous avait emmené toi et Andrew au festival du lycée.

Je me rappelle, après que vous soyez partis, probablement le lendemain ou le surlendemain, Rachel est venue me voir et m'a dit : (Gabriel voudrait connaître ton numéro de téléphone" et moi j'étais VRAIMENT ???? Donne-lui mon numéro !!!! Tu m'avais fait une super impression lors de notre rencontre !!!

Ça a été mon anniversaire avant ton départ. Le 16 janvier. Tu m'as donné un sac plein de cadeaux. Il y avait un livre de photos sur Paris, et tu m'avais écrit des choses dedans... "On ira là quand tu viendras en France, on marchera sur ce pont..." Il y avait aussi une peluche de lapin, et des gâteaux français... Et *une photo de toi.*

Je n'ai rien ouvert. Je ne parvenais vraiment pas à me résoudre à ouvrir les paquets de gâteaux et de bonbons ! (Quel gâchis !!) et... Est-ce que je les ai finalement mangés ? Je ne me rappelle pas. Je crois que je les ai conservés au moins un long moment, même après ton départ. haha.

Je me rappelle aussi que ton numéro de téléphone était facile à mémoriser. Je ne pourrais pas m'en rappeler maintenant, mais c'était quelque chose comme zéro zéro un un zéro un.... Beaucoup de zéro et de un...

J'ai gardé mon cahier de textes de cette année, et chaque jour j'écrivais des trucs sur nous. Je me rappelle que je le lisais et le relisais, essayant de ne rien oublier de toi, jusqu'à ce que nous nous séparions. J'avais plein de photos de toi avec moi, je les trimballais partout, et j'étais tellement avec toi à cette époque, même après ton départ. S'il m'arrivait la même chose, que quelqu'un comme toi que j'aime trop fort s'en aille, je ne serais probablement pas capable de revenir à la réalité rapidement... Mais je suppose qu'on était jeunes, plein de futur inconnu, et qu'on allait de l'avant sans se poser de questions. Je gardais mon amour pour toi, mais nous ne pouvions plus nous voir, le temps passait, et je me disais aussi "qu'est-ce que je fais à l'attendre alors qu'il ne reviendra pas... ?" Il y avait aussi mon rêve de venir te voir en France pendant les vacances universitaires, mais je n'ai pas pu aller à l'université... Je pense que nous avons tous les deux envisagé notre futur, et à l'âge qu'on avait on a conclu que c'était peine perdue d'essayer de rester ensemble... J'y pense maintenant, si nous avions été plus âgés, avec de l'argent et notre vie entre nos mains, on aurait pu le faire... Peut-être, peut-être pas...

Ah ouaih, c'est notre passé de toutes façons, mais tu es resté en moi même après que nous ayons pris des routes différentes. Et nous voilà aujourd'hui en train de parler. C'est fou.

Le jour où tu as quitté le Japon, je suis venue à l'aéroport. J'étais triste de te voir partir. Je n'ai pas pu vraiment te parler, ou même te serrer contre moi ou t'embrasser parce que ta famille d'accueil et beaucoup de tes amis étaient là. Je me rappelle que je suis rentrée avec Eiji, en pleur, et que je suis rentrée toute seule chez moi, à Koshigaya. Maman travaillait ce jour-là, c'était un hiver froid, je me suis assise devant le chauffage et j'ai pleuré sans discontinuer. Maman est rentrée, m'a vue pleurer, et m'a donné encore plus d'alcool. Je ne pleurais jamais devant elle, surtout à cause d'un garçon, elle a été très surprise, mais s'est montrée adorable avec moi. Je regardais le téléphone, tu n'as jamais appelé. J'ai attendu un message, tu n'en as jamais laissé. Je me rappelle encore de cette tristesse. Pendant qu'en même temps tu étais peut-être triste d'avoir quitté le Japon... Mais à ce moment-là j'avais encore l'espoir de te revoir. J'allais aller à l'université... Finalement je n'ai pas pu. La vie s'est chargée de me tenir occupée après mon bac, et je n'ai pas pu étudier parce que je devais travailler à plein temps. Je n'avais pas assez d'argent pour t'appeler. Tu te souviens qu'on utilisait des cartes de téléphone piratées, je les ai toutes utilisées. Tu m'as tellement manqué à cette époque. Je t'ai beaucoup écrit. Tu m'as écrit aussi.

Tu te rappelles comme on écoutait Vanessa Williams ? Tu avais mis son CD sur une cassette. Je l'aime et l'écoute encore. A l'époque il y avait cette Australienne, Wendy Matthew, qui chantait "le jour où tu es parti," je l'écoutais en boucle, et même maintenant, à chaque fois que je l'écoute, je me rappelle exactement comment je me sentais quand j'avais 18 ans. Je l'écoutais, six mois après ton départ, quand on s'est séparés. Chaque moment passé avec toi a été délicieux. Triste et sentimental, mais tellement spécial pour moi.

Peu de temps après, Eiji est allé te voir, et m'a donné des photos de toi. Il m'a aussi dit que tu avais une copine Japonaise de 28 ans, et je n'ai pas été jalouse, j'ai été envieuse de cette fille. Ça m'a fait réaliser qu'on était sur des chemins différents et qu'il fallait vraiment que je lâche prise. C'est là que je suis sortie avec le gars avec qui je suis resté trois ans au Japon.'

Voici enfin quelques écrits de l'époque, notes sur Kaori ou brouillons de lettres qui témoignent de ma vision et de mon état d'esprit. Le premier texte illustre la qualité de notre couple, combien Kaori a été le contraire d'Ako, et son caractère d'être humain exceptionnel :

'Quand je te parle je sens que tu me comprends et que je te comprends tellement... Tout passe, je repense à nos premiers rendez-vous puis je repense à tous mes rendez-vous avec Ako, ne sachant qui est l'autre, que se dire, cherchant à la faire rire, cherchant à séduire, à se montrer, à aller vers elle... Sans repos... Et je repense à jeudi / dimanche ; je suis moi, je te sais être toi, je me sens heureux.

(...) De ce temps où ma vie était une tempête de jalousie & de frustration, de ce temps à cette soirée dans ce café de

Shibuya, à cette marche ensemble vers un toit baigné de nuit...

Pas de jalousie.

Pas d'incompréhension.

Pas de frustration.

Pas de problème d'incommunication.

Pas de 'je voudrais mais je ne peux pas dire.'

Pas de 'je voudrais qu'on me dise mais je ne l'entends pas.'

Pas d'incertitude.

Pas d'angoisse.

Pas d'aveuglement.

Confiance.

Complicité & compréhension.

Amour comme pour une sœur et amour pour la femme.

Façon de penser, de rêver, d'agir, nos vies se rapprochent assez pour que parfois même sans mots on se comprenne tellement.

Entre les personnes que j'ai rencontrées depuis ma naissance tu es celle que je veux le plus aimer.

Je me sens plus lucide que jamais, et amoureux pour la première fois vraiment d'un être humain pour ce qu'il est.

Je me sens rassuré quand je vois que mes doutes sont tes doutes, si fort quand je sens que mes envies sont les tiennes.

Que nos points de vue soient différents, c'est fantastique car nous nous écoutons et ça ne peut mener qu'à des changements vers le meilleur.

Jamais je ne t'oublierai. Toujours tu resteras un être unique pour moi. Je ne te perdrai pas. Je pars mais mon cœur reste avec toi.'

'Je suis déchiré en deux. Une part de moi espère un amour fort et immuable, que nous éprouverions toujours, et l'autre part entrevoit que l'amour va partir, et cela sans douleur, doucement, naturellement, que peu importe combien mon cœur est déchiré maintenant, cela changera, passera, et même si je le sais j'ai encore envie d'éclater en sanglot.'

Extrait d'une lettre envoyée à Kaori, traduction de l'anglais :

'Tu m'as écrit que 'j'ai dû être heureux avec Ako et avec la fille Coréenne,' c'est vrai que j'ai ressenti du plaisir, mais je n'ai pas été véritablement heureux. C'est à dire que je recherchais quelque chose qu'elles ne pouvaient pas me donner. Je voulais être amoureux, elles m'ont servi de prétexte. Je sais que mes mots sont un peu forts, mais en me rappelant d'elles je réalise que ce que je recherchais vraiment c'était égoïstement d'être rempli d'amour et d'être aimé.

C'est depuis que je t'ai rencontrée, Kaori, que j'ai réalisé pour la première fois que l'amour n'est pas un cercle fermé sur lui-même, pas un jeu dans lequel le but est de ressentir de l'amour en utilisant l'autre comme un instrument pour actualiser mon potentiel.

Quand je repense à Ako, je sais maintenant combien

nous étions différents, que je ne pouvais pas l'accepter telle qu'elle était, et qu'elle ne pouvait pas me comprendre. Je ne lui ai pas dit le tiers de ce que je t'ai dit, nous n'étions pas capables d'être heureux ensemble. Mais elle me donnait le sentiment d'être aimé, et la capacité d'aimer.

Je n'étais pas avec elle à cause d'elle même, j'étais juste avec elle parce qu'elle me donnait la possibilité d'être amoureux.

Avec toi, pour la première fois, l'autre compte vraiment pour moi comme une personne individuelle, comme un être humain existant avec sa propre manière de penser, d'agir, de rêver, de se comporter bref, d'être au monde. Ce que je veux dire c'est que c'est parce que c'était toi, et uniquement toi, que j'ai pu ressentir de l'amour. Je t'aime toi et pas l'amour lui-même.

C'est bien toi que tu m'as laissé découvrir petit à petit, et c'est toi que je me suis mis à aimer si fortement. Toi Kaori, si douce et forte, compréhensive et sérieuse, les yeux rieurs. (...)

Quand je serai rentré, il ne faudra pas que nous nourrissions cet amour de rêves et d'espoirs. J'ai le sentiment que quoi que nous fassions, le temps passera et notre amour s'effacera. Qu'est-ce qui s'en suivra ?

De la déception, peut-être de la haine de soi-même ou de l'autre, un doux sentiment que nous étions jeunes et fous, que ce que nous avons fait et ressenti était beau, mais immature, nous en sourirons, éclairés par l'expérience des années.

L'amour est un sentiment tellement étrange, fusion si forte de l'âme, du cœur et du corps dirigés tout entiers vers quelqu'un, comme un combat où nous tenterions d'être éternel, en étant le plus humain possible.

C'est intéressant de voir comment, une fois que l'amour est mort, l'être humain le remplace parfois par les sentiments les plus opposés.

Mais cela ne nous arrivera pas, je sais que nos vies resteront connectées jusqu'à la fin, parce que comme amante ou comme amie tu représenteras toujours tellement pour moi, tu resteras toujours quelqu'un dont j'adore l'humanité, et qui me séduira toujours, pas seulement comme une amoureuse, mais en tant qu'être humain particulier.'

C'est vrai. Nous sommes 'connectés' par internet et je chéris toujours Kaori. Elle m'émeut, et c'est peut-être la première femme qui m'a vraiment ému par ce qu'elle était. La première amante que j'ai vraiment connue, et aimé pour sa vie et son caractère. Nous avons certes eu peu de temps, mais nous avions une grande facilité de communication, et une complicité naturelle.

C'est vrai qu'au regard de Kaori je n'ai pas connu Ako, et que mon amour pour elle, tellement démesuré, paraît maladif tant il était nourri de faux semblants. Avec Kaori au contraire mon amour, moins flamboyant, paraît plus vrai et plus sain.

Dans les années qui ont suivi, c'est Ako qui a brûlé en moi, mais quinze ans après je reste immensément attaché à Kaori tandis qu'Ako est devenue un souvenir parfois éblouissant, mais fait surtout de souffrance et de torture mentale.

Kaori me fait rire. Elle me raconte que dans son potager, en Australie, elle fait pousser du cannabis, que les escargots adorent ça et que, maintenant, elle a des escargots défoncés dans son jardin. Si Dieu me prête vie, j'aimerais la revoir.

Et si à quarante ans nous ne sommes toujours pas

mariés… Kaori !!!

6. Linh

Je venais à peine de rentrer des onze mois passés au Japon, et en attendant la rentrée scolaire je travaillais au Mc Donald's de Luxembourg. C'est là que je l'ai rencontrée, derrière le comptoir, vêtue d'une chemise rayée et d'un pantalon sans poche – pour que les employés ne volent pas. J'avais à peine remarqué la petite asiatique que je croisais en courant aux heures de pointe, nous avions dû faire un brin connaissance en nous nourrissant ensemble de hamburgers dans la salle de repos, quand un supérieur m'arracha à ma caisse : 'Gabriel ! Téléphone !'

Qui donc pouvait m'appeler ? Dans un contexte de crise familiale je songeai à ma mère... Mais c'était Linh, qui savait que jamais personne n'appelait les employés. Le supérieur me regardait d'un sale œil tandis que tranquillement, Linh me proposait d'aller au cinéma. J'acceptai. Je me rappellerai toujours de ce coup de téléphone. Elle était comme ça, décidée, gonflée, n'ayant que très peu reçu, âpre à prendre ce qu'elle voulait.

Je ne me rappelle pas de la sortie, juste que nous nous sommes embrassés à un arrêt de bus à Luxembourg, je revois lequel, la lumière, il faisait jour, il faisait beau.

Dans la station de RER, attendant le train qui allait me ramener chez mes parents, je pensais : 'Et voilà, me voici de nouveau avec une meuf… C'est cool, elle est cool mais… C'est ça de liberté de perdue, de coups de fil à donner, d'emploi du temps à respecter…' Je ne me sentais qu'à moitié bien, un peu heureux, mais un peu étouffé, indécis…

Je ne suis pas tombé amoureux de Linh tout de suite. C'est venu peu à peu, en la connaissant. En quelques semaines peut-être. Le temps qu'il a fallu à sa beauté pour se révéler à moi. Ses traits étaient harmonieux sans être magnifiques. A la voir comme ça on aurait dit qu'elle était jolie, mignonne, pas femme fatale, mais l'âme qui l'animait était belle.

Linh était pétillante, drôle, mystérieuse, à la fois claire et complexe, tendre ; terriblement attachante. De plus, alors que je commençais juste à écrire, je trouvais en Linh une peintre avancée douée d'une très forte créativité. Je n'avais jamais assisté à autant de happenings, d'expositions, ou vu autant de films d'auteur. Nous avions une réelle complicité, discutions et riions beaucoup. Elle était à la fois très féminine et garçon manqué, et ça allait très bien ensemble, sa féminité étant pour l'essentiel inconsciente et spontanée, elle se maquillait très peu. Linh était une source de joie, et la première femme adulte que je rencontrais.

La première femme adulte parce qu'à 18 ans, quand je travaillais pour m'occuper, elle travaillait pour vivre, ça lui donnait un sacré sens des réalités, et rendait son côté créatif déjanté encore plus spectaculaire et méritoire. Sino-vietnamienne, fille d'une réfugiée et d'un père qu'elle ne connaissait pas, elle avait hérité d'un traumatisme profond et d'une situation sociale difficile. Malgré une bourse annuelle, elle devait gagner sa vie. Elle étudiait le chinois, comme pour se réapproprier une partie de son identité.

Je la rencontrai au printemps, l'été venu j'arrêtai de travailler et je claquai avec insouciance l'argent gagné pour partir en Grèce avec elle. A la rentrée je repris les études, entretenu par mon père qui, en plus du gîte et du couvert, me donnait à peu près 200 euros d'argent de poche chaque mois. Le contraste était fort entre ma situation et celle de Linh. Avait-elle une forte conscience de classe, ou était-elle choquée par mon insouciance, tant il est vrai qu'alors j'avais si peu le sens des réalités que je trouvais 'normal' que mon père paie mes plaisirs, et que je ne songeais même pas à le remercier ? Quoi qu'il en soit, plusieurs fois, lors de scènes véhémentes elle me reprocha d'être un bourgeois. Entretenu, qui plus est.

Autre sujet de querelles récurrent, mais qui après l'enfer par lequel je suis passé plus tard, et maintenant que je suis en thérapie, prouve sa clairvoyance, elle insistait pour que je quitte la maison parentale, ce nid d'embrouilles traumatiques qui, dans mon illusion, ne m'apparaissait pas comme tel à l'époque. Mais elle avait vu. Elle est venue plusieurs fois à Palaiseau pendant cette année, s'est liée avec ma mère qui, créatrice comme elle, a eu énormément de peine lorsque je l'ai quittée.

Elle avait vu. Elle avait senti, compris. Et elle avait raison. 'Il faut que tu t'en ailles' me répétait-elle, et je ne comprenais pas. La même chose que ce qu'Ambre me dirait à son tour, et finirait par exiger, deux ans plus tard. Il m'a fallu attendre huit ans pour partir, plus de dix pour comprendre ce qu'elle avait compris alors que je n'étais qu'un gamin, et elle une femme déjà mûre, extrêmement intuitive et intelligente.

Je me rappelle la première fois que nous avons fait l'amour. C'est à dire, en fait, la première fois que j'ai vraiment fait l'amour. Je m'en rappellerai toute ma vie. J'avais fait des tentatives avant, mais ça n'avait été que des pénétrations craintives, rapides et timides, pas des rapports sexuels. Alors que là, mon Dieu, Linh me fit découvrir les variations infinies du plaisir.

Durant cette année, comme elle habitait dans un foyer, nous avons beaucoup utilisé l'appartement de mon grand-père, souvent absent.

Dans l'ascenseur on se chauffe, la pression monte, on rentre dans l'appartement à moitié dévêtus, on se jette sur le petit lit – pas moyen de faire l'amour dans le lit des grands-parents – et, je ne sais par quel jeu de lumière, dans la semi-obscurité je vois nos ombres projetées sur le mur. Elle est sur moi. Je regarde son corps onduler. C'est comme s'il était éclairé aux flambeaux. Je suis enivré, emporté par une houle, en apesanteur. Je suis… Je ne sais plus. C'est voluptueux, c'est délicieux et je me dis : 'Ah… C'est ça… C'est ça !' ravi. Extatique.

La baise c'est quelque chose qui nous a lié aussi, on avait toujours envie et c'était toujours réussi. On était gourmands, dans tous les sens, même si on ne prenait pas de drogue, d'alcool, on s'achetait des plateaux de gâteaux marocains et on les mangeait pendant les entractes quand on faisait l'amour, on se faisait des soirées comme ça, baise et gâteaux, jamais de télé…

Et puis on est parti en Grèce. Train de nuit jusqu'à Venise, trois jours de bateau, le car jusqu'à Patras et enfin les Cyclades, avec notre tente et nos sacs à dos ; Amorgos, Naxos, Santorin… Un mois. C'était magnifique, tout, le pays, la mer, les villages d'une blancheur éclatante, elle dessinait, on se baignait, on faisait l'amour debout dans les chemins, dans l'eau, partout, on causait, on riait. Tout nous souriait, nous allions d'émerveillements en émerveillements.

Et puis ça s'est essoufflé, on s'est engueulé. Au bout de deux semaines peut-être, à Naxos. Ce qui m'a gonflé, c'est qu'elle ne faisait preuve d'aucune initiative, chaque matin c'est moi qui devais potasser le guide et trouver quoi faire pendant la journée. Elle se laissait faire, à chacune de mes propositions elle répondait 'comme tu veux,' et on s'est engueulé.

Maintenant je comprends que pour une fille comme elle, dans l'action et l'initiative tout le temps, ne pas en prendre justement, pendant ces vacances, devait être un véritable bol d'air.

Nous étions assis dans des ruines au bords de l'eau, occupés à regarder le coucher de soleil, elle était dans mes bras et j'étais exaspéré. Le soleil s'est couché, on est resté, j'ai vu une étoile filante et j'ai fait le vœu que Linh disparaisse. Trente minutes plus tard, en terrasse sur le port, l'engueulade part du prix auquel j'ai payé mes Marlboro, que j'aurais pu avoir moins cher – encore un exemple de sa conscience de classes. Le ton monte, elle se lève et s'en va. Je la laisse partir. Puis soudain – 'Putain ! Le vœu à l'étoile filante !' J'ai été exaucé. Je suis sur le cul. Je commande un autre Nescafé et j'allume une Marlboro – que j'achète au prix que je veux.

Une demie heure passe. Je rentre au camping. Elle n'est pas sous la tente. Brusque changement de sentiment. Il faut que je la retrouve. Je rentre au port et fouille les bars et les boîtes. Elle n'est nulle part. La nuit avance, je repasse par le camping mais elle n'est toujours pas là. Je suis inquiet, je l'aime, je lui pardonne tout.

Il faut explorer les deux plages. Elles font plus de trois kilomètres de long. Elles sont désertes, d'un bout à l'autre, éclairées par la lune. De retour au niveau du camping je m'accorde une cigarette, les yeux sur l'horizon, 'en cow-boy solitaire.'

Dans l'angle de mon regard une silhouette approche, ce n'est pas Linh, je ne tourne pas la tête, 'un cow-boy solitaire ne tourne pas la tête,' elle s'arrête devant moi et me pose une main sur l'épaule. C'est un homme nu, en érection, qui me regarde à travers de grosses lunettes avec des yeux de psychopathe. Effrayé, le premier réflexe est de lui envoyer mon poing dans la gueule, mais je parviens à me maîtriser et à formuler : 'no... No thank you. I'm looking for my girlfriend and... you know... She's a girl.' *('Non... Non merci. Je cherche ma copine et... Tu sais... C'est une fille.')*

Il file. Il m'a foutu la frousse. Mais c'est pas fini. Pour regagner le camping je dois franchir un épais cordon de dunes boisé d'herbes folles, et je suis sûr qu'il est caché dedans... Le fou nu aux épaisses lunettes. Et qu'il m'attend avec une barre de bois – c'est le cas de le dire. Du coup je progresse lentement, en position de combat, hurlant 'je sais que t'es là connard !' à chaque dune. Il n'est pas là.

En rentrant je retrouve Linh dormant sous la tente. Je suis tellement ému, amoureux et rassuré que je la réveille en l'embrassant et me confonds en excuses.

C'est alors que sont arrivés Rico et Sarah. Rico était un gamin baroudeur barbu et rieur, encarté au PC italien, admirateur débonnaire du Che. Sarah une belle brune fine et souriante, intellectuelle. Je ne sais plus où nous nous sommes rencontrés, peut-être avions nous planté nos tentes côte à côte, mais je me souviens de l'alchimie formidable de notre groupe. Nous nous complétions, nous comprenions, nous accordions à merveille. Du moment où nous nous sommes rencontrés à celui où nos chemins se sont séparés, nous ne nous sommes pas quittés.

Nous riions tout le temps, discutions avec passion, vraiment bien ensemble, en harmonie. Un jour nous prîmes un bus pour 'la plus belle plage de l'île,' seulement pour la découvrir complètement bondée. Mais cent mètres en amont nous découvrîmes une petite crique paradisiaque, un peu plus difficile d'accès et que nous eûmes pour nous tous seuls. Nous riant de l'instinct grégaire, Rico et moi faisions la planche sous un soleil radieux :

- 'Tu sais ce que j'aime Gabriel ? Foncer sur l'autoroute dans mon énorme Mercedes...
- Et le communisme alors, qu'est-ce que t'en fais ?
- Il est important d'étudier l'ennemi...'

Linh, Sarah et moi nous baignant au clair de lune sous une petite église, pendant que Rico s'évertuait à faire bouillir de l'eau pour les pâtes sur la plage. Il y avait du vent et l'eau ne bouillait pas tout à fait, je lui disais : 'fous les pâtes' et il se récriait : 'Non ! Pas question ! Il faut que ça fasse des bulles !' Je sais pas combien de temps il a mis, une heure peut-être, mais pour lui les pâtes c'était comme une religion. Le café aussi, les Italiens avaient amené une grande machine à café et ne tarissaient pas d'anathèmes au sujet du café grec.

Un soir ils sont partis. Ils ont plié leur tente, fait leurs bagages, et puis le bateau qui devait les emmener a coulé. Alors ils sont revenus, et on les a accueillis sous notre tente. La nuit était avancée, les femmes sous la tente parlaient de fringues, il faisait bleu, assis en tailleur devant la porte Rico et moi buvions du café et de l'Ouzo en devisant, tels deux mâles ancestraux gardant la caverne où dormait leurs femmes. Ça restera un des meilleurs moments de ma vie, et ce mois avec Linh parmi mes meilleures vacances. Y penser me donne un sentiment de douceur et de beauté. Malgré les jours de brouille. Nous nous engueulions souvent, elle avait un caractère bien trempé et je me vexais facilement, mais ça ne durait jamais, notre relation n'a pas été conflictuelle.

Au retour, cet été, nous avons habité quelques temps dans la maison que mes parents avaient laissé. Je suis allongé sur un lit et elle me peint le visage, je me rappelle de ça, un ami passe et elle lui peint le visage aussi. Elle rit. Elle riait si souvent. Et puis septembre est arrivé, je suis rentré en hypokhâgne, elle avait peur que ça nous éloigne. Considérant que je l'ai quittée quelques mois plus tard, elle devait avoir raison.

Une fois, il nous est arrivé quelque chose d'étrange, dans l'appartement de mon grand-père. Ça a commencé, j'en suis sûr, quand sur le lit en position fœtale, anxieux au sujet du travail scolaire, j'ai dit d'un ton plaintif : 'je veux rentrer dans le ventre de ma mère.'

Est-ce le caractère incestueux de la phrase qui lui a fait ça ? Est-ce que ça a mis en lumière un aspect caché de ma personnalité, est-ce que ça lui a rappelé quelque chose de sa propre histoire ? Je n'en sais rien. Fait quoi ? Une heure plus tard je suis assis dans un fauteuil, occupé à lire Kant ou Platon. Linh, dans mon dos, passe devant le grand bureau dont le tiroir est ouvert, et s'arrête. Je suspends ma lecture.

Je sais que dans le tiroir il y a cette hideuse paire de ciseaux d'assassins, qui fait froid dans le dos. Je sais que Linh les regarde à présent. Je sens un danger. Un danger mortel, précis, il y a une tension et comme une vibration sur ma nuque et au sommet de mon crâne. Linh va me poignarder. Elle en contemple l'idée, j'en ai la certitude. Elle a peut-être déjà les ciseaux en main. Je suis paralysé. Par la peur ? J'ai plutôt dans la tête une notion de destin, l'idée étrange que je m'offre volontairement en sacrifice si elle veut qu'il en soit ainsi. Je ne suis pas surpris. Ces lames qui hésitent dans mon dos sont le résultat de quelque chose que j'ai perçu d'elle, de nous, tout au long de la relation sans pouvoir le formuler. Je ne suis pas surpris. J'attends. La mort ou la vie. Puis la tension et la vibration cessent tout à coup et Linh apparaît dans mon champ de vision. C'est fini. Est-ce que j'ai imaginé tout ça ?

La nuit est tombée. Dans la cuisine Linh coupe des dés de fromage avec un éminceur. Je me dis que c'est un putain de grand couteau pour couper du fromage, elle le voit dans mes yeux, voit un éclair de peur et tout à coup son regard change. Elle se lève et, souriante, avec des yeux qui ne sont pas les siens, des yeux de possédée, pointe l'éminceur vers moi.

Combien de fois lui ai-je pris le couteau ? Trois, quatre ? Je lui parlais mais elle n'entendait pas. Tout ce qu'elle voyait c'était ma peur, et cette vision avait ramené à la surface un démon qui l'habitait. Elle reprenait le couteau, les yeux malades, avec une expression de délectation perverse, le pointait vers moi et avançait doucement.

J'ai peur, plus de sa folie que du couteau, elle ne m'entend pas, me suit avec l'éminceur, je ne sais plus quoi faire – c'est alors que me revient cette scène des Doors d'Oliver Stone. J'arrache les boutons de ma chemise, je prends ses mains et criant : 'tu veux me planter !? C'est ça ! Tu veux ma mort !? Et ben vas-y plante moi ! Donne-moi ma mort !' je pique et presse la lame sur mon ventre.

Linh s'effondre en larmes et revient enfin à elle. Le charme est rompu. Qu'est-ce qui s'est passé ? Qu'est-ce qui a pris possession d'elle ? Qu'est-ce qui s'est manifesté, découlant j'en suis sûr de : 'je veux rentrer dans le ventre de ma mère,' et par quels mécanismes cérébraux ? Je ne le saurai jamais, elle n'a jamais pu elle-même m'apporter d'explications. Linh avait en elle cette profondeur là aussi, ce chaos, tout comme elle avait une profondeur immense de bonté et d'amour.

Elle avait commencé des études d'esthéticienne, et je me rappelle avoir été la voir à l'hôpital Saint Anne où elle avait choisi de maquiller des patientes. Il faisait beau, un homme s'est mouché avec une feuille d'arbre et ça m'a frappé. Elle avait la patience, l'humanité, la stabilité et la bonté nécessaires à ce travail. Elle donnait simplement d'elle-même à ceux dont on avait volé de la raison. Maintenant que j'écris, il m'apparaît que tout comme elle maquillait la maladie des patientes pour les faire paraître plus saines, Linh maquillait une profonde souffrance par le pétillement du rire et de l'art, de la création.

Enfant d'une réfugiée seule, n'ayant jamais vu son père, pauvre, elle ne se plaignait jamais, ni de ça ni d'avoir à remuer ciel et terre tous les jours pour avancer. Mais c'était cette souffrance qui lui donnait une sensibilité et une humanité si grandes. Et je comprends qu'elle ait été choquée par le fils à papa que j'étais, et qui lui se plaignait de ses histoires familiales. Qui se plaignait d'un père à elle qui n'en avait pas. Je n'étais pas assez évolué pour elle à l'époque, c'est ce que je me dis maintenant.

Mais ces différences pesaient peu en vérité face à notre amour. Elles l'agrémentaient, comme une sauce piquante. Combien elle pouvait être douce, délicate, à fleur d'âme… Au lit elle m'avait appris des mots cochons en vietnamien et elle rougissait quand je les prononçais. Alors je les disais encore, encore et encore, en parcourant son corps d'un doigt léger.

Sa grand-mère était en France aussi, et lui donnait du porc au caramel qu'elle m'attendait pour partager. Malgré nos différences, elle était la femme et j'étais l'homme, et elle se lovait souvent dans mes bras pour se protéger. Je l'aimais. Elle m'aimait. Notre amour était extrêmement fort et teinté de passion.

Une fois, en un an, j'ai embrassé une autre fille, Delkash.

Une Iranienne sublime et extrêmement sensuelle, en cours avec moi, sublime mais trop consciente de sa beauté et laissant deviner une personnalité trop sombre – elle est d'ailleurs par la suite devenue une grande amie de Morgane, et je les regardais passer ensemble dans le lycée goguenard, songeant que les deux avaient craqué pour moi – pour que j'ai envie d'autre chose que d'une aventure avec elle.

Je l'avais embrassée et caressée deux ou trois fois dans des cafés et j'avais dû, sans dire ce que j'avais fait avec elle, en parler à Linh. Je m'étais fait griller, comme tous les hommes qui mésestiment l'instinct féminin, et elle avait soupçonné qu'il s'était passé quelque chose entre nous. Or, coup du sort, les deux vivaient dans le même foyer. Quand Linh l'a su elle est montée la voir avec une poêle à frire. Elle venait de me dire au téléphone qu'elle montait. J'ai appelé Delkash qui s'est barricadée et, au téléphone j'entendais Linh l'insulter et taper sa porte…

Quelques jours plus tard je suis dans une soirée avec Delkash. Il y a des grèves, je dois dormir dans l'appartement de mon grand-père, seul. La soirée se termine. Je peux la ramener. La perspective de coucher avec elle est voluptueuse. Je ne le fais pas, par peur de me faire griller. Le lendemain matin Linh débarque à la première heure avec les croissants. Dès la porte franchie elle se livre à une inspection en règle, non dissimulée, de l'appartement. Tout, même les placards y passent. Enfin rassurée, elle sourit : 'tiens, je t'ai apporté des croissants.'

Une heure plus tard, Delkash appelle. Linh, ouvertement suspicieuse à un mètre de moi, je dois raconter des trucs absurdes et raccrocher alors que la Perse vient de me dire : 'Je peux venir chez toi ?' Je suis déçu d'être passé à côté du corps lascif de cette femme, qui promettait d'être absolument fabuleux. Mais en même temps je m'en foutais, parce que Linh était là, et que c'est tout ce qui comptait.

Et puis je l'ai quittée. En un mois, un mois et demi peut-être mon amour pour elle s'est essoufflé, a tiédi, j'ai commencé à m'ennuyer, on parlait moins, on échangeait moins – c'était une phase certainement, qui aurait pu être dépassée, une relation qui valait le coup de se battre, mais à l'époque je ne le savais pas, je flottais dans l'ignorance et dans la nonchalance.

Je lui ai dit que je la quittais, et elle a essayé quelques temps de me retenir. Après la rupture, dans ma chambre, pris de vertige, je me demande si je ne viens pas de faire la plus grande erreur de ma vie. En la quittant dans une phase de lassitude transitoire j'ai certainement fait une erreur, celle de la jeunesse qui croit que l'amour doit toujours brûler du même feu, mais est-ce que, dans le fond, nous aurions pu être mari et femme, je ne sais pas. Peut-être...

J'aimerais la revoir, Linh est une femme exceptionnelle, je voudrais savoir ce qu'elle a fait, comment elle est maintenant, où est l'ange et où sont les démons, j'aimerais tant qu'elle se soit épanouie. Et puis j'aimerais m'excuser de l'avoir quittée comme ça, d'avoir été égaré. J'ai l'amertume de ne pas avoir pu la considérer telle qu'elle était, et de ne pas l'avoir traitée comme elle l'aurait méritée.

7. Morgane

J'avais 19 ans, j'étais revenu du Japon un an auparavant, et j'avais encore dans le regard et l'attitude le traitement de rock star que les filles de là-bas m'avaient réservé. Je mangeais le monde, porté par une énergie, une puissance et une innocence extraordinaires. La relation que j'avais entamé dès mon retour avec Linh battait de l'aile, mon amour avait tiédi, c'est alors que je rencontrai Morgane.

J'étais en hypokhâgne dans un vieux lycée parisien au parquet craquant, doté d'une cour intérieure boisée agréable où nous fumions nos cigarettes par petites bandes. Bien qu'elle fût la seule fille noire de l'établissement, Morgane m'apparut au cours de l'année. Était-elle arrivée alors ? Je ne sais plus, mais Morgane était une fille qu'on ne pouvait pas manquer.

Antillaise, elle avait les traits fins, très maquillés, et portait des tenues éclatantes, souvent toute de blanc ou de rouge vêtue. Orgueilleuse, elle était consciente de son pouvoir de séduction et tout dans sa démarche, dans son attitude, était sexy. Elle jouait. Elle donnait aussi une impression de grande force de caractère, d'autorité jusqu'à paraître parfois hautaine. Elle était dans son rôle, khâgneuse, tant les élèves de la classe supérieure nous paraissaient, vus de l'hypokhâgne, dotés de connaissances mystérieuses et de pouvoirs supérieur. Ils avaient subi la sélection, tenaient la pression, ils étaient humainement, c'est ce que nous ressentions, plus avancés que nous.

Elle m'a plu dès que je l'ai vue, et très vite, je l'ai voulue. Entre les cours, sur le parquet craquant, nous dansions un jeu de séduction de sourires et de regards appuyés. Elle avait un faible pour moi qu'elle me dévoilait avec l'art d'une courtisane consommée, sachant combien elle attisait mon désir. Il me la fallait, et je n'écoutais pas mes amis qui disaient qu'elle était fausse, pas si bien, pas… Il me la fallait, et à peine après nous être présentés et avoir échangés quelques mots je l'invitai à boire un verre.

Je me rappelle du café, de la lumière et de la table où nous étions assis. Nous discutâmes un peu de littérature, d'influences philosophiques, puis tout à coup, à brûle pourpoint, le mangeur de monde se jeta sur sa proie : 'Morgane, écoute, je sais que tu me veux, que tu as envie de moi, et moi aussi je suis très attiré par toi, alors embrassons-nous et mettons-nous ensemble…'

Je me souviens de son éclat de rire, et de la manière dont elle s'est récriée en se rejetant en arrière :

- 'Mais tu délires ! Qu'est ce qui te fait penser que j'ai envie de t'embrasser !?
- Je le sais.
- Tu quoi !?
- Je le sais Morgane, je le sais. A quoi sert de passer par les préliminaires, le jeu de la séduction quand ton désir est si brûlant…
- Quand mon désir est brûlant !? Gabriel !' Elle éclate de

rire à nouveau. 'Mais tu es complètement fou !

- Ça sert à rien de nier Morgane, ça fait que retarder le moment où on va être bien ensemble…'

La conversation aux allures de joute se poursuivit dehors, dans les rues ensoleillées du quartier Latin, et je ne cessais d'attaquer, comme on attaque une forteresse, à coup d'échelles et de béliers. Elle se refusa un quart d'heure puis céda, et je l'embrassai. A présent je me demande dans quel état d'esprit elle était réellement avant que je ne parte à l'assaut. Alors il m'avait semblé évident qu'elle avait envie de moi, qu'il suffirait d'un mot pour qu'elle suive son inclinaison naturelle et m'embrasse, mais à présent j'en doute. Je pense qu'elle avait effectivement un faible pour moi, mais qu'elle était loin de craquer avant que je la pousse, et que c'est parce que je l'ai poussée aussi fortement, avec autant de conviction qu'elle m'a laissé l'embrasser.

Une amie m'a dit ça récemment : 'C'est simple une femme, tu la pousses un peu, elle résiste, tu la pousses un peu plus et elle tombe.' Jusqu'à récemment, dans ma vision de la femme, j'avais occulté ce caractère léger et facile, irrationnellement sexué qui font des hommes qui l'ont compris des prédateurs comblés. La plupart des femmes cèdent facilement au désir de l'homme. Je n'ai jamais voulu voir la femme comme ça, c'est pourquoi je n'ai jamais été dans une posture de forçage, sauf avec Morgane, mais je n'en étais pas conscient, je ne l'ai compris que rétrospectivement.

Quoi qu'il en soit, après ce premier baiser l'Antillaise aux trais fins, aux lèvres très rouges me dit avec une moue de dégoût : 'Tu as une manière vraiment bizarre d'embrasser… C'est au Japon que tu as appris à embrasser comme ça ?' Ce qui devait donner le ton de notre relation.

J'étais fou d'elle. Je fantasmais beaucoup sur l'image que nous devions donner, encore une fois une sorte de couple flashy et idéal. J'étais habillé en noir, elle en blanc, c'était le blanc en noir et la noire en blanc. 'L'homme en noir et la femme en blanc flottant dans la nuit dans une rue de Lonkyo' j'écrivais à l'époque. Dans le lycée on nous souriait, des gens venaient nous dire quel couple merveilleux on formait, je planais. Avec Morgane on sortait, on allait au théâtre, et au début je remarquais à peine son ton volontiers condescendant, ses phrases sentencieuses, ses petites piques incessantes. Nous avions des échanges intellectuels riches, portés par un jeu de séduction captivant.

Puis est arrivé le 'caractère sacré de l'amour.'

Comme j'habitais chez mes parents, nous nous retrouvions souvent dans sa toute petite chambre sous les toits, à Port Royal. J'avais pour elle un fort désir sexuel, mais dans nos jeux amoureux elle ne me laissait pas passer la main sous son jean. Parfois même, dans l'obscurité du cagibi, elle se recroquevillait et se mettait à pleurer, semblant indiquer la présence d'un traumatisme, d'une histoire douloureuse.

Mais elle refusait d'en parler, au contraire, dès qu'elle reprenait ses esprits elle m'affirmait qu'elle avait fait l'amour avec plus de 80 mecs, mais qu'avec moi c'était différent. Elle voulait me faire découvrir 'le caractère sacré de l'amour,' et cette découverte passait par l'abstinence forcée. Les premières semaines, rongé par le désir, j'essayais de la faire craquer, en vain, l'envie de lui faire l'amour m'épuisait. Puis, à force de dormir chastement à ses côtés et d'essuyer ses refus, ses sermons sur le 'caractère sacré de l'amour,' je finis par ne plus essayer, et par perdre mon désir. Notre relation était passionnée et agitée, elle ne cessait de me critiquer pour essayer de me formater à l'image de son homme idéal. Tout, de mon élocution à ma situation financière était sujet à critiques. Nous nous engueulions souvent, mais nos réconciliations étaient rapides et passionnées.

Alors qu'avec son 'caractère sacré de l'amour' elle était quasiment parvenue à devenir pour moi un être asexué Morgane, à la sortie d'un cinéma dans lequel elle avait mis ses mains devant mes yeux pendant les scènes érotiques – et je la laissais faire ça, sans la remettre à sa place – dans une rue baignée d'un air doux de soir d'été, se plante devant moi et murmure langoureusement : 'prends-moi. Prends-moi ce soir.'

Mais c'est que moi, après deux ou trois mois de 'caractère sacré de l'amour,' je n'en ai plus envie, et pas comme ça, pas après une sommation inattendue, sortie de nulle part et qui me cueille à froid. Aussi lui dis-je que je dois rentrer chez moi, que je suis fatigué... Je la raccompagne. Le dernier RER passe dans trente minutes, elle provoque une engueulade qui me mets tellement hors de moi que je casse mon parapluie sur un réverbère. Elle prolonge sciemment cette engueulade, dans la rue, pour que je rate mon dernier train, et c'est ce qui arrive.

Nous sommes assis sous une statue Napoléonienne, et c'est alors que passent trois skinheads armés d'un chien méchant. J'ai l'impression que l'un d'eux regarde mal Morgane, qui m'a tellement poussé à bout que je me rue sur eux en hurlant. J'agresse trois skins. Celui que je veux recule sous le coup de la peur, une masse s'interpose, le troisième entreprend de détacher le chien et tout à coup, nous voilà plongés dans une lumière bleue, 'Messieurs bonsoir,' c'est ma bonne étoile et la police qui passe. Je retrouve Myriam, soudain douce et pétillante, car elle sait que je vais dormir chez elle et qu'elle a vu le 'véritable homme' qu'elle fantasme. 'Les hommes... Vous êtes incorrigibles, comme des chiots à vous jeter les uns sur les autres' dit-elle affectueusement.

Dans l'escalier – sept étages – où elle me précède en chantonnant : 'septième ciel, on va au septième ciel,' je regarde son cul pour essayer, contre mauvaise fortune bon cœur, de retrouver du désir pour elle. On passe la porte fougueusement enlacés, bouches collées, je la caresse et je sens à mon grand soulagement le désir revenir en moi, ça va aller… Mais voilà qu'elle me met à la porte. D'un coup. Elle me dit : 'attends là il faut que je me prépare,' je sors et elle claque la porte.

Eberlué, je m'accroupis dans le couloir en me demandant quelle sorte de plan bizarre elle me fait encore. Trente minutes j'attends. Trente minutes – c'est très long – elle me fait attendre dans le couloir avant d'entrouvrir la porte en chantonnant : 'je suis prête. Viens.'

Le désir ayant disparu, un peu las quand même malgré ma passion, je rentre, je la vois et je reste là sans voix, halluciné.

Elle s'est tellement maquillée que c'est comme si elle portait un masque. Elle porte des bas blancs, un porte jarretelle et un string blanc, un soutien-gorge blanc avec de la dentelle partout, elle est allongée sur le dos, droite comme un soldat au garde à vous, et elle me dit : 'prends-moi…' Elle me fait peur. Qu'est-ce que c'est que cette mise en scène qui me paraît presque macabre ? Qu'est-ce qu'elle joue ? Une rédemption, une renaissance, une image de la pureté ? C'est ça le 'caractère sacré de l'amour ?' C'est flippant. Je ne bande pas. Je m'approche prudemment et m'allonge à côté d'elle. En me forçant, pour sortir du délire et tenter de retrouver le désir j'entreprends de la caresser, doucement, mais elle ne bouge pas, absolument pas, et au bout d'un moment ça me gave, je me retourne sur le côté et je m'endors.

Le lendemain matin, quand je m'éveille, Morgane vêtue d'un survêtement tourne comme un cyclone dans les neuf mètres carrés. Elle écume. Elle m'a déjà écrit dix pages. Elle aime m'écrire des lettres, truffées de maximes de La Rochefoucauld, qui sont toujours loin d'être des lettres d'amour. La maxime lui va bien, elle reflète sa posture de détentrice d'une vérité qui n'admet pas d'objection. Dans ces lettres, que je trouve parfois scotchées sur sa porte et qu'il faut que je lise avant d'entrer, elle m'explique comment doit être l'homme, ce qui lui déplait en moi et ce qu'il faut que je change. Elles ont un ton impérieux que je ne pourrais certainement pas accepter aujourd'hui. Je me demande d'ailleurs comment j'ai fait pour la supporter si longtemps ; je devais être très amoureux.

Le soir, après une journée tempétueuse, nous avons enfin fait l'amour. Allongée sur le dos, elle n'a pas bougé. C'était comme faire l'amour à une morte. Le lendemain, alors que j'étais assis dans la cour avec quelques amis elle débarque, et à brûle pourpoint déclare : 'Hier tu m'as fait l'amour d'une manière détestable.' J'éclate de rire : 'Chérie, je suis sûr que mes amis sont ravis de savoir ça.'

Et puis enfin on a réussi à s'entendre ; 'plus fort ! Plus fort !' criait elle tandis que je la prenais sur son bureau, faisant voler ses affaires. Enfin on a pris notre pied, et je me rappelle que je mâchais de la noix de cola avant de la retrouver chez elle.

Mais elle continuait à me mener la vie dure, à me critiquer, à m'écrire des lettres de quinze pages à lire avant de frapper à sa porte. Elle faisait des trucs insensés : Un matin on sonne, à peine réveillé je passe la tête par la fenêtre de ma chambre et je la vois, franchir la grille du pavillon de mes parents sans y avoir été invitée, sans que je lui aie même donné mon adresse, hyper maquillée et vêtue d'un haut et d'une minijupe rouge. Elle s'invite, salue mon père éberlué qui jardine, change sa station de radio pour mettre du zouc et se met à danser dans la cuisine.

J'étais mal, elle m'avait mis dans une position désagréable et je me suis dépêché de la faire dégager. Elle avait violé mon intimité et celle de ma famille pour s'imposer. C'était une fille qui aimait avoir le contrôle. Au point de me casser, et d'essayer de me modeler à son goût.

Son père était marabout, en costume, dans un bureau. Je l'ai rencontré et je lui ai serré la main. Souvent, pendant la dépression que j'ai connu quelques mois après, je me suis demandé si ce n'était pas lui qui m'avait ensorcelé. Quand j'entends Ben Harper chanter 'I've been with witches and I've been with a queen,' *(j'ai été avec des sorcières et j'ai été avec une reine)* je ne peux m'empêcher d'associer Myriam à la figure de la sorcière. Il a d'ailleurs été très difficile d'entamer ce récit, que j'ai recommencé plusieurs fois et hier, alors que marchant la nuit dans Paris avec un ami je repensais à elle et au récit en cours, j'ai failli me battre dans la rue, ce qui ne m'était pas arrivé depuis cette soirée où j'avais agressé les skinheads. Comme si son souvenir ramenait le mal qu'elle avait distillé en moi. Je me suis même demandé un instant si ce n'était pas une punition de son sorcier de père pour avoir osé écrire ce qui m'était arrivé avec sa fille. Mais je ne crois pas que les sorciers puissent me toucher, je crois en Dieu.

Comment ça s'est fini ?

Un jour la coupe a été pleine, j'ai ouvert les yeux et je l'ai quittée. Elle m'avait fait tellement de scènes injustifiées, avait été tellement perverse et manipulatrice, mauvaise, que tout à coup quand j'ouvris les yeux mon amour, mais aussi toute tendresse à son égard disparurent.

C'était juste avant les grandes vacances. Au retour, elle me supplia de la reprendre, mais il ne restait rien, que de la répulsion, et du ressentiment.

8. Ava

J'avais 20 ans, et je redoute que ma mémoire défaillante ne fasse de cette histoire extraordinaire un récit fort court. Nulle note pour me secourir, rien de la rencontre avec cette fille extraordinaire que ce qui a bien voulu ne pas être englouti par mon inconscient.

Il faisait beau, c'était l'été, et j'allais retrouver un ami en ce début d'après-midi pour faire un Go dans le jardin du pavillon de ses parents. C'est en arrivant à la gare de Palaiseau que je la vis. En fait je ne la vis pas elle, d'abord, je vis une fille au bas des marches d'un escalier empêtrée avec plus d'une dizaine de sacs plastiques qu'elle ne savait comment porter. Naturellement, je proposai de l'aider. C'est alors qu'elle s'est redressée, et que j'ai été frappé par son incroyable beauté.

J'ai porté les sacs, et nous nous sommes retrouvés assis face à face dans le RER, duquel je devais malheureusement descendre deux stations plus tard. Ava me dit qu'elle était Perse, et ce mot reflétait bien pour moi sa splendeur racée et le mystère, la sensualité qui émanaient de ses yeux verts. On s'est présenté, on a discuté, j'étais follement sous le charme et elle semblait ne pas être insensible au mien. Des jeux de regards et de sourires disaient plus que nos mots. C'était bien une rencontre. Je suis descendu complètement extatique, et c'est uniquement en arrivant chez mon ami, alors que j'exposais en paroles dithyrambiques mon ravissement, que je me rendis compte que je n'avais pas eu la présence d'esprit de lui demander son numéro. J'avais été trop ému, capté, renversé. J'explosai alors en lamentations, et l'année qui suivit je me rongeais périodiquement le sang et me fustigeais d'avoir laissé filer aussi bêtement une telle beauté.

Un an plus tard, toujours l'été, alors que par une journée de plein soleil je m'étais arrêté avec des amis Japonais sur le pont qui relie l'île Saint Louis à celle de la Cité, une fille court se planter devant moi. Ava. Resplendissante. Nous sommes ravis. Si on se laissait aller on s'embrasserait à pleine bouche tout de suite. Ouah ! Mais c'est Dieu ou quoi ? Ça nous laisse tout sourire, pantelants, comme si on une histoire d'amour nous liait déjà. Je lui dis : 'Ava, j'ai tellement pensé à toi, j'ai voulu t'écrire un roman…' Elle répond : 'pas la peine d'écrire un roman, prends mon numéro ça suffira.' Quelque chose nous liait, elle et moi, une force intense qui nous poussait l'un vers l'autre, quelque chose de biologique, de chromosomique, le destin, que notre seconde rencontre ne faisait qu'illustrer.

Après cet éblouissement, cette révélation, cette manifestation Divine que furent nos retrouvailles, nous ne nous revîmes que deux ou trois fois avant de nous perdre à nouveau. Ma mémoire est très amputée quant à ces rendez-vous là. Quelque chose freinait, empêchait la séduction. Peut-être que j'étais avec Ambre, très amoureux, peut-être était-elle elle-même avec quelqu'un, peut-être que j'étais en dépression... Une barrière nous séparait. Alors, dans les cafés du quartier Latin où nous faisions nos études, nous fîmes connaissance.

J'étais en licence de lettres. Plus âgée que moi, elle était plus avancée dans ses études de psychologie, et faisait du soutien psychologique aux prisonniers, ce qui m'impressionnait beaucoup, d'autant que c'était vraiment un poids plume. Ava avait une personnalité extrêmement forte, elle était décidée, très intelligente et cultivée, et faisait preuve d'une logique et d'une connaissance de l'âme humaine très avancées. Ça m'attirait, ça me fascinait, et dans le même temps ça me rendait méfiant, j'avais peur qu'elle me dépasse, que plus évoluée que moi elle ne se lasse, ou encore qu'elle me manipule. Elle avait un côté sombre, très mystérieux, et souvent je me demandais avec anxiété ce qu'elle faisait, de quoi sa vie était faite. Le décalage d'âge me faisait l'imaginer entourée de barons qui se joueraient de moi, vivaient dans un autre univers, et me faisait me demander si je serais à la hauteur.

Elle me demandait souvent : 'Mais d'où te vient tout cet argent ?' parce que je devais l'inviter, et je ne lui répondais jamais parce que si elle se débrouillait seule, lâchée dans la vie, cet argent me venait de mon père et j'habitais encore chez lui. J'en avais honte. Cela illustre aussi le décalage avec Ava pendant cette période. Elle me plaisait, je la trouvais séduisante, mais dans le même temps son caractère mystérieux et incontrôlable me faisait peur.

C'était une magnifique sorcière Perse. Le jeu de séduction était là, je me rappelle dans une rue à Saint Michel que je lui demandais un baiser, qu'elle refusait, puis me mettait au défi et que c'est moi qui me dérobais, mais une chape plombait, et j'étais interdit devant cette femme hyper intelligente, formée pour percer à jour les mécanismes cérébraux et plus avancée dans la vie. Elle-même, bien que séductrice, n'attaqua pas, ne vint pas me chercher. Aussi nous nous perdîmes de vue, j'égarai son numéro – je me rappelle avoir pesté et retourné ma chambre longtemps, mais notre temps n'était pas venu.

J'ai beaucoup pensé à elle. Je l'ai cherchée. En vain.

Et puis un soir d'été, un an plus tard, une voix m'interpelle en bas du grand escalator des Halles.

C'est elle.

Ava.

Ava et son incroyable beauté.

Trois fois, trois fois nous nous retrouvons par hasard. Je ne peux pas croire que nous ne nous connaissions pas dans d'autres vies. Je ne peux pas croire que Dieu n'avait pas un plan pour nous. A l'époque je ne croyais pas tout ça. J'étais simplement éberlué de la retrouver, encore une fois.

Nous sommes assis en terrasse, il fait doux. L'ambiance a radicalement changé depuis la dernière fois. C'est chaud, très chaud. Elle me veut. Elle veut que je l'embrasse, elle veut que je sois son mec. Elle me le dit, se penche vers moi, minaude, charme par tous les moyens. Et moi je résiste. Elle attaque, pendant deux heures et je résiste pied à pied, avec difficulté, parce que je la désire violemment. Je résiste pour Ambre, parce que je sais que si je l'embrasse, si je me relâche et si je m'abandonne, je quitte Ambre, avec qui je suis depuis plus de deux ans. Parce que, et c'est difficile tant Ambre est splendide, Ava est une fille du même calibre. Elle le sait, elle voit le combat qui se livre en moi et elle attaque, elle n'arrête pas, par tous les moyens.

Je ne veux pas quitter Ambre, je l'aime trop, nous avons construit quelque chose – mais si j'embrasse Ava tout ça va voler en éclat. Elle ne sera jamais ma maîtresse. Si je craque et que je l'embrasse je deviens le mec d'Ava, et Ambre disparaît. Je ne craque pas, nous échangeons à nouveau nos numéros et je prends le RER, saisi à la fois d'un violent mal de tête et d'un ravissement extatique. Quelque chose nous lie, quelque chose de très puissant, sur quoi fonder un bonheur à 70 ans – mais avec Ambre aussi non ?

Quelques jours plus tard, sous un soleil de plomb, nous sommes assis au centre d'une immense pelouse, nous pique-niquons. Ava est venue avec des arguments de poids. Une robe légère dévoilant ses jambes ambrées magnifiques et une bouteille de Porto. Et c'est reparti, elle me séduit, elle me veut, par tous les moyens. Des mots, des gestes, des sourires et des moues. Mon verre toujours plein. Je suis enivré. Par elle, l'alcool, le soleil.

Et face à moi, sciemment, elle écarte les jambes. Elle me laisse regarder, je soupire, et enfin nous nous embrassons. A pleine bouche, violemment, désir refoulé depuis trop d'années, peut-être de vies. Je la caresse, nous restons longtemps enlacés, brûlants, explorant des mains et des lèvres, passionnés, longtemps, trop longtemps. J'ai une heure de retard à mon rendez-vous avec Ambre. Le soir c'est extatique que je rejoins des amis : 'J'ai embrassé aujourd'hui les deux plus belles filles de Paris…'

Le lendemain, au téléphone, Ava m'a demandé de choisir entre elle et Ambre. J'ai choisi. Je ne l'ai jamais revue. Je le regrette. Ambre m'a quitté un an plus tard, là où Ava et sa connaissance du psychisme ne l'aurait probablement pas fait. Elle pourrait aussi bien être là, tandis que j'écris. Qui sait ? Peut-être un jour la retrouverai-je encore ?

9. Ambre

J'ai déjà écrit la quasi-totalité des histoires de ce recueil au moment où je me résous à aborder Ambre, et ce qui fut la plus longue, et sûrement la plus importante de toutes mes relations.

Pourquoi si tard ?

Parce que c'est pendant ces deux ans et demi que s'est déclarée ma bipolarité, et que je garde un souvenir terrifié des trois dépressions et des deux phases euphoriques qu'elle m'a fait traverser, parce que j'ai refoulé pour beaucoup les souvenirs de ces années, et que le fait que la maladie m'ait arraché à un amour que rien n'entachait et qui promettait le meilleur m'a traumatisé.

Aussi j'ai un réel problème de mémoire, qui m'attriste beaucoup, parce qu'au moment de restituer cette histoire de près de trois ans, de rendre hommage à Ambre, je n'ai en moi que des bribes, des fragments, des ambiances. C'est pour ça que j'ai attendu, avec réticence, parce qu'au moment de conter l'histoire la plus importante de ma vie, je m'aperçois que c'est peut-être malheureusement celle dont je me rappelle le moins.

J'ai bien cherché, avec avidité, dans mes cahiers et classeurs de l'époque, mais elle apparaît très peu. Aucun portrait d'elle, aucun récit, aucun journal de notre couple. En période dépressive j'écrivais mon mal être, ma tristesse, mon dégoût, en phase maniaque de la fiction, mais rien sur nous, rien sur elle, sauf un nom, un 'je sortais de chez Ambre,' qui apparaît çà et là au détour d'une phrase. Je pense que notre amour était si fort et naturel, qu'elle m'était si familière et inscrite dans mon quotidien, tellement présente que je n'ai jamais eu l'idée d'écrire rien sur elle ni sur nous, ce nous qui paraissait tellement évident et taillé pour durer jusqu'à l'éternité.

J'ai retrouvé des lettres d'elle. Des lettres d'amour. Du début, d'après, de l'année où l'on a habité ensemble. Une lettre décrivant très bien ce que nous ne savions pas être un état maniaque, où elle m'aimait quand même tout en me demandant de changer. Et puis une lettre envoyée de l'Île Maurice ou elle avait dessiné un rond où pointait une flèche 'ça c'est moi quand j'attendrai un bébé,' et qui m'a fait pleurer, seul devant la pile de mots d'amour.

Parce que 9 ans plus tard rien n'est venu se mettre sur le chemin de l'amour que j'avais pour elle, parce qu'il est encore là. Parce que je n'ai pas oublié la douleur que je lui ai causée, ces semaines à pleurer tous les jours, et que j'ai juste vu s'atténuer la mienne d'avoir vu la maladie nous arracher l'un à l'autre. La maladie, c'est à dire quelque chose d'étranger, qui n'était pas nous, et qui est venue briser ce que nous aurions dû être. Et encore, jusqu'à un certain point, nous étions plus forts que la maladie. Ambre a supporté, et m'a supporté comme aucune autre pendant mes phases dépressives, elle a su encaisser une phase maniaque importante, mais elle n'a pas pu supporter la tentative de suicide, le 21 juin 1999, quand au fond de ma troisième dépression anxieuse j'ai cédé à un accès de panique pour faire taire l'effroi qui était en moi et que je ne comprenais pas. Triste fin, mauvais contexte pour la plus belle histoire que j'ai connue… Nous nous aimions tellement.

J'ai vu Ambre pour la première fois en décembre 1997 dans la cour aux arcades boisées du vieux lycée où j'étais en khâgne. Elle faisait la queue dans la grisaille à la cantine, et quand mes yeux se sont posés sur elle j'ai eu la gorge nouée. Elle était magnifique, resplendissante, la grisaille s'est changée en or de plein été. Ma poitrine irradiait, le cœur s'affolait, c'était la première fois que je la voyais, et tout à coup j'étais fou d'elle. Le coup de foudre oui, je fus en un instant foudroyé, ravi, bouleversé. Et absolument sûr de moi. Je la voulais, je l'aurais. C'était le destin. C'était elle.

Ambre était d'une beauté incroyable, comme Dieu en taille très peu. Mauricienne, elle avait du sang anglais, français, indien, chinois et africain qui lui avaient donnée une peau mate, des yeux verts et des traits d'une qualité unique et parfaits en leur genre. Rien à enlever, rien à rajouter, la définition de la beauté. De ses yeux pétillants et joyeux émanaient en même temps de l'intelligence, de la mélancolie et une immense douceur, là encore un cocktail parfait. Il se dégageait d'elle aussi une impression de pureté, de fragilité, d'innocence.

Je la regardais au fil des jours. Je la cherchais partout dès lors que je n'étais pas dans ma salle de classe. Parfois je la voyais avec des copines partir d'un grand éclat de rire qui découvrait des dents blanches, qu'aucune pose ne déformait et qui la faisait incarner la joie de vivre à l'état pur. Elle semblait absolument naturelle, et ça la rendait encore plus belle. Elle était petite, bien proportionnée avec une assez forte poitrine, mais à ce stade je n'osais pas y penser, plongé dans une sorte d'adoration mystique de sa beauté.

J'ai interrogé ceux de mes amis qui l'ont connue ces derniers jours, afin qu'ils m'en donnent leur vision, leur souvenir.

Sébastien, un ami de lycée qui l'a connue durant toute notre relation m'a confirmé qu'Ambre était vraiment : 'très très belle, probablement la plus belle fille avec qui je t'ai jamais vu. Elle était toute timide et réservée quand elle ne connaissait pas la personne mais après, une fois qu'elle était en confiance elle riait, discutait, elle était même chambreuse, gentiment mais efficacement, et tout le monde dans la bande l'aimait beaucoup.'

Delphine, qui était en khâgne avec moi, et ne l'a connue que cette année-là dit : 'Elle était ravissante, avec des yeux magnifique, toute petite. Elle m'observait, elle ne parlait pas, elle était discrète et elle observait, mais sans pose comme certaines le font, naturellement. Une ou deux fois on a un peu discuté, elle restait timide, sur la réserve, mais dans ses yeux on sentait qu'il se passait des choses, loin.'

Ma sœur se souvient 'd'une perle de beauté qui était le comble de la douceur.'

Je me souviens aussi d'une soirée avec la bande du lycée et Ambre, dans le pavillon de mes parents. Elle portait une robe orangée légèrement moulante, on dansait, et un ami, au bout du rouleau, est venu me voir : 'Tu peux pas demander à ta meuf de changer de vêtements parce que là j'en peux plus, je craque complètement…'

Pour elle, ce ne fut pas un coup de foudre, elle me dit même avoir été inquiète de ce mec qui la fixait avec des grands yeux.

Puis je l'ai abordée. 'Bonjour' en passant, mais un 'bonjour' qui me serrait la gorge, puis au fil des jours 'bonjour, comment tu vas,' très bref toujours car j'ai cette boule dans la poitrine qui menace d'exploser quand je suis près d'elle et qu'elle pose les yeux sur moi. Elle avait forcément, en hypokhâgne, de la fascination pour le khâgneux mystérieux, et à 76 kilos, porté par une grande confiance, je savais que je pouvais lui plaire. Je savais… Je devais. C'était le destin.

Un jour qu'on discute peut-être une minute dans la cour, le ventre noué, la tension est trop forte et je m'en vais abruptement en lâchant : 'Il faut que je parte, si je reste je t'embrasse.' Elle me court après, 'qu'est-ce que tu as dit ?' Je lui répète, le baiser n'est pas loin.

Un matin où les cours sont annulés je l'invite à boire un café au rade du coin, et pour la première fois me retrouve seul à seul, face à face avec elle, pour plus que quelques minutes. Elle fume, moi aussi, les cafés fument. Je la regarde, je bouillonne, je la désire tellement, comme femme, pas comme amante, que c'est impossible que je ne l'aie pas. On discute, des études, de ses origines, de nos goûts littéraires, je lui pose des questions, elle vit dans un foyer, arrivée à Paris il y a quelques mois seulement la chaleur et l'horizon de son île lui manquent, à Paris son regard ne peut s'étendre nulle part, elle se sent oppressée, on discute puis on se sépare.

Après ça, on prend plus notre temps dans la cour, on s'arrête, on échange, et un soir après les cours elle accepte de m'accompagner dans mon pub fétiche, le Galway, où nous nous installons dans une alcôve au premier étage. Les murs sont couverts de bois et d'une tapisserie verte, elle est assise sur une banquette de velours vert, moi sur une chaise de l'autre côté de la table, lumière tamisée. On discute un peu, et puis je lui dis en la fixant dans les yeux que je vais l'embrasser. 'Tu sais ce que tu fais ?' me demande-t-elle. 'Je sais parfaitement ce que je fais' je réponds, elle renouvelle la question, je renouvelle la réponse en me levant, et je l'embrasse à pleine bouche. Mon ventre ronronne, ma poitrine est brûlante, mon cœur éclate en feux d'artifices. Je m'assoie à côté d'elle sur la banquette et nous passons une ou deux heures délicieuses à nous embrasser.

Ça y est, c'est ma meuf.

Pas tout à fait, quand on s'embrasse elle est encore avec deux autres mecs ; un barman qui dégage vite mais un autre, Nicolas, un Mauricien avec qui elle est depuis longtemps et qui ne veut pas décrocher. Cela je l'apprends après une ou deux semaines. Elle est penaude, mais je réagis bien, c'est tellement une évidence qu'Ambre et moi devons être ensemble que je lui conseille de prendre son temps, de voir ce qui est le mieux pour elle, de toutes façons c'est le destin et ce qui est le mieux pour elle c'est d'être avec moi, elle le comprendra bien.

Elle largue rapidement Nicolas, mais il lui envoie des lettres désespérées, et moi je les encourage, elle à l'écouter, lui à se battre, je ne vois pas pour quoi on pourrait se battre de plus important, je l'encourage mentalement, 'vas-y Nicolas, donne tout ce que t'as,' pour que la vérité triomphe sans ambiguïté, cette vérité qui dit qu'Ambre et moi sommes faits pour être ensemble.

Et la vérité triomphe, la relation s'installe, je suis devenu le seul homme dans sa vie, son homme – le plus heureux de Paris.

Elle habite dans un foyer de jeunes filles où il faut passer par une bonne sœur pour entrer en communication avec elle, moi dans le pavillon de banlieue de mes parents. On s'appelle tous les soirs, mais je mets vite un peu de distance, raccourcis les appels parce que je suis en khâgne, qu'il faut que je bosse jusqu'à deux heures du matin, et que je suis en conflit larvé avec mes parents ; 'A table ! Oh... Il est encore au téléphone...'

Puis Ambre me donne une lettre, et je tombe dans sa solitude. Je découvre sa tristesse d'être loin des siens, de son île faite de fleurs, de soleil et de mer, de regards qui s'étendent à perte de vue, jetée seule dans une ville grise où les gens sont tristes et pressés... Elle souffre de mon absence, de se retrouver dans sa toute petite chambre à attendre un appel qui ne vient pas, de s'entendre dire : 'Il faut que je te laisse, je dois retourner bosser,' ou 'je dois passer à table.' On discute. Elle me fait part de sa mélancolie, de ses poèmes noirs faits de chaos et de destruction, des moments où elle se couche par terre dans sa chambre, de la mort qui l'appelle, en fait elle subit une dépression très logique due au changement de vie.

Elle est mal accompagnée aussi, d'une amie extrêmement sombre qui m'a fait froid dans le dos dès notre première entrevue et qui la tire du côté obscur. Avec Assia elle passe des nuits chez des mecs, chez l'un chez l'autre, fume et bois, se fait payer des coups dans des bars, finit dans des squats, transforme sa perte en errance au goût d'autodestruction, se met en péril. Elle s'éloignera d'Assia pendant l'année, jusqu'à perdre de vue celle qui représentait le côté sombre d'une Ambre si lumineuse.

Je découvre ça, je change, je m'occupe d'elle, je lui parle, on sort plus, et peu à peu, au fil des mois elle retrouve son sourire et sa tranquillité. J'ai l'impression de l'avoir aidé à sortir de cette tristesse noire qu'elle cachait si bien, et qui n'était qu'une facette de sa personnalité. Elle était si douce, compréhensive, calme et dans le même temps vive, drôle, intelligente, profonde, et si nos discussions pouvaient durer des heures, nous étions bien aussi dans le silence. Nous nous complétions, il semblait que nous étions faits l'un pour l'autre, nous étions très amoureux et nous nous donnions à chaque rencontre des lettres pleines de 'je t'aime.' Je ne me rappelle pas de ce que nous faisions quand nous sortions, cinés, balades, expos… Mais je me rappelle de notre première nuit.

Ambre, 18 ans, était vierge.

Son ex petit ami, Nicolas, avait refusé de lui faire l'amour parce 'qu'il ne voulait pas prendre la responsabilité.' J'étais tout à fait prêt, moi, à la prendre, et quelques mois après le début de notre relation je lui donnai rendez-vous dans le petit appartement de la rue Saint Maur d'un ami parti en week-end.

Je me rappelle de ce soir-là, j'étais arrivé en avance avec des bougies pour le décor, et j'avais réchauffé et disposé dans des assiettes deux plats chinois. Plats qui sont devenus mythiques puisque je lui dis que je les avais préparés, et que jusqu'à la fin de notre relation elle me demanderait : 'dis-moi la vérité, tu les as vraiment cuisinés tout seul ?' Je pense qu'elle n'était pas dupe mais ménageait mon orgueil.

En tout cas, avec mes histoires de setting et de décoration d'assiettes, j'oubliai qu'en lui donnant rendez-vous à l'appart je lui faisais traverser le soir un quartier assez mal fréquenté. Elle arriva morte de trouille, et je fus immédiatement mort de honte et de culpabilité. Enfin, ça passa assez vite dans la lumière des bougies.

La défloraison fut douce, progressive, sur deux jours, on se caressait, on fumait de l'herbe, je lui apprenais à rouler des deux feuilles, on discutait, on avait toujours quelque chose à se dire, je la caressais avec mon pénis, le faisait rentrer un peu, on s'arrêtait, on riait en fumant un joint, on recommençait… Même si j'allais briser son hymen, elle resterait ma poupée de cristal que je ne voulais pas même ébrécher. Aussi cela se fit naturellement, harmonieusement, et au delà de la douleur elle découvrit le plaisir et se mit à l'aimer.

Nous retournâmes souvent dans cet appartement, une pièce, une salle de bain avec toilettes, et une immense fenêtre circulaire qui donnait le jour sur un carrefour animé, et la nuit sur des néons roses et bleus, aussi souvent que mon pote en partait et me donnait les clefs. Nous avions une vie sexuelle épanouie, et quand l'appartement n'était pas disponible, il nous arrivait de faire l'amour aux heures creuses aux premiers étages de pubs désertés. Elle mettait une robe, je me calais sur la banquette et elle s'asseyait sur moi. Je la pénétrais, et nous faisions l'amour tout doucement, quand chaque petit mouvement compte et produit de l'effet, enlacés, et si quelqu'un montait et passait à côté de notre table nous arrêtions de bouger et nous nous embrassions, en amoureux, où même nous nous mettions à discuter et à rire, mon sexe toujours en elle, l'air de rien, attendant que l'intrus s'en aille pour nous remettre en mouvement. C'était doux, nous vivions une complicité totale, c'était extraordinaire. Nettement moins doux, et plus sauvage quand submergés par un désir impérieux nous nous retrouvions dans des toilettes de pubs, que la lumière s'éteignait, que je la portais et qu'elle cognait contre le mur.

Le 21 juin 1997, échoué de la fête de la musique au milieu de la nuit près de l'appartement, mon pote accepte de nous héberger, sur une couverture, sous un drap, à côté de son lit. Et nous faisons l'amour le plus silencieusement, avec le moins de mouvements possibles, et une explosion de sensualité, à quelques centimètres de mon ami endormi… Et nous étions fous amoureux. Il y avait quelque chose d'extrêmement fort, doux, un désir de se connaître, une tendresse infinie et un désir brutal entre nous.

En avril, pendant les vacances de pâques, je pus offrir à mon amour l'horizon dont le manque rendait ses yeux mélancoliques. Une croisière en voilier entre amis en Bretagne.

Dieu fit qu'il restait une place, et que je pus y inviter ma compagne avec l'argent que me donnait mon père, puisque Ambre, et ça ajoutait encore à son difficile atterrissage à Paris, vivait sans s'en plaindre avec des moyens très limités.

Quand je lui en avais parlé, enthousiasmé, dans la cour du lycée, elle avait paru hésitante. Ce n'était pas de partir avec moi après juste trois mois de relation qui l'inquiétait, mais la perspective de se retrouver coincée sur un bateau avec six autres personnes qu'elle ne connaissait pas. On l'a dit, elle était timide et réservée au premier abord. Distante, extrêmement effacée. Pourquoi ? Peut-être qu'elle se sentait menacée par un certain type de personne, et qu'elle voulait s'assurer avant de s'ouvrir que son interlocuteur n'en était pas. Quoi qu'il en soit, après l'avoir rassurée sur le compte de chaque membre de l'équipage, elle accepta. Et la croisière fut un paradis.

Nous étions huit, trois couples occupant les cabines, et deux mâles solitaires dormant dans le carré. Nous partagions notre temps entre la navigation, parfois difficile sur une mer agitée, les heures passées sur le pont à rêvasser, à chanter, à plaisanter, nous relayant aux différents postes, les escales où nous buvions du vin chaud dans des troquets de pêcheurs, et le carré où nous fumions des joints. Nous fumions tous, Ambre et son habitude du 'zamal' pas moins que les autres, le tout était très festif et le groupe homogène soudé par des liens affectifs très forts.

Le joint aidant peut-être, Ambre se détendit très vite, riant, causant, débattant. Et puis elle était heureuse avec la mer et l'horizon. Ambre avec son ciré jaune et un bonnet noir, toujours aussi ravissante. Elle et moi allant de fou rire en fou rire en nettoyant le pont. A Belle Île, Etienne resta sept heures dans le voilier pour préparer un bœuf bourguignon, l'odeur flottait dans tout le port.

Faire l'amour avec Ambre, la laisser endormie et sortir dans le carré partager un joint avec les potes. Navigation de nuit aussi, avec des vagues à avaler le bateau, un homme à la barre et un autre assis dehors avec la bouteille de rhum, harnachés, à lutter contre les éléments pour le bien-être et la sécurité de ceux qui faisaient la fête dans le carré.

Et Ambre entra dans la bande, désormais elle serait à l'aise pendant les soirées, barbecues et autres réunions. Mes potes avaient cessé d'être des étrangers, elle avait maintenant de l'affection pour eux. Je fus assez euphorique pendant ce voyage, d'une euphorie contemplative, pas agitée, ravi par Ambre, ramassant un plein sac poubelle de coquillages, amoureux des arbres que je n'arrêtais pas de dessiner... Euphorie qui prend place dans un vaste mouvement d'humeur planté lui-même dans un contexte familial particulier, un background personnel qu'il s'agit à présent de restituer.

Ça fait un mois et demi que j'ai posé cette dernière ligne, et je n'ai rien écrit depuis.

Pour 'restituer le background personnel' j'ai ressorti tous les écrits de ces années-là, des cahiers et une bonne centaine de copies doubles, et je les ai étalés sur mon canapé transformé en lit pour les lire et les classer. Une marée de papier. Mon intention était de les classer par date, afin d'établir une chronologie de mes états intérieurs, par laquelle je pourrais déduire ou me rappeler de notre couple. 90% des fragments n'étaient pas datés – peu importe, je les restituerai les uns par rapport aux autres grâce à leur contenu. Et j'ai passé des après-midis, des journées, des semaines à parcourir des témoignages de dépressions glauques, des récits d'horreur écœurants, des morceaux de fiction chaotiques, des notes sur ma famille en crise, toutes sortes de textes qui non seulement ne me renseignaient pas sur Ambre, mais me replongeaient dans les années les plus nauséabondes de ma vie.

Curieux que j'aie été accompagné par un ange ces années-là. Il y a comme de la schizophrénie dans le souvenir de cette époque ; Gabriel, l'amant radieux du plus beau trésor qui ne lui ait jamais été donné, et Gabriel en proie à la maladie mentale et au chaos de sa famille.

J'ai rangé les textes, je ne m'en servirai pas, ils m'écœurent, me font du mal, ce n'est pas le moment encore de revenir sur le mal de ces années, et ce n'est pas le lieu. L'histoire que je conterai de mon amour avec Ambre ne sera donc, malheureusement, que le reflet de ma mémoire bombardée de haschisch et d'alcool, de cette mémoire très lacunaire qui ne me laisse que des bribes et quelques images.

Chronologie donc, essayer de reconstituer et de se raccrocher à un semblant de chronologie.

Je dois tomber en dépression peu après le bateau, je me sens triste, abattu, je ne sais pas du tout ce qui m'arrive, c'est là que je dis à un camarade de khâgne : 'j'ai découvert que c'est génial de marcher en regardant par terre, en regardant les talons des gens qui marchent devant.'

Je vois un psychanalyste depuis quelques mois, pour essayer de démêler l'hydre familiale, il me donne du Prozac, les mois passent et ça ne marche pas. J'ai des crises anxieuses aussi, sans savoir ce que c'est, sans pouvoir mettre de nom dessus, je bloque des heures, des jours entiers le week-end à me ronger le sang sur des devoirs à rendre. Je me souviens de l'un d'eux où je m'étais isolé sans succès dans l'appartement de la rue saint Maur, au bureau devant la grande fenêtre, assis des heures la plume sèche, la feuille blanche, tantôt pleurant de rage et de désespoir, tantôt jurant, m'allongeant sur le sol... Je crois que c'est en géographie que j'ai rendu ma première copie blanche, me levant après la première heure de confinement obligatoire. La cellule familiale, minée par la maladie mentale, est un véritable enfer. Mon psychanalyste doit être Lacanien, il ne me parle pas, ne dit rien, ne sert à rien. Je crois que je me tiens encore assez pour que ça n'ait pas d'impact avec Ambre, mais je ne me rappelle pas d'elle en cette fin d'année scolaire, et je ne me souviens pas de ce que j'ai fait pendant l'été 97.

J'ai cependant quelques souvenirs datant de la fin de l'année scolaire, qui montrent que la dépression avait disparu, aussi brusquement qu'elle s'était abattue. Le Prozac n'y a rien fait. La bipolarité m'a brutalement fait passer de la dépression à une phase transitoire extrêmement douce. Je ne le sais pas. Je me sens juste bien. Ambre se sent bien aussi, et je crois que c'est le grand bonheur entre nous.

Il y a un souvenir que je crois pouvoir situer en ce début d'été. Eiji, venu de Tokyo, était hébergé par un couple d'homosexuels dont l'un, Jean Luc, était chauve et coiffeur. Nous avons pris le thé chez eux, et comme ils étaient très efféminés, je crois que j'ai laissé mes gestes s'efféminer eux aussi, trouvant beaucoup de liberté dans cette nouvelle posture. Une fois sortis, Ambre m'a piqué un scandale, une véritable crise de jalousie alors que tout le temps de notre relation elle n'en a pas fait une seule – jalouse d'un homme !

Et pourtant c'est bien d'une femme dont elle aurait dû se méfier, car quelques jours plus tard j'arrivais en retard à un dîner avec elle, Eiji et ses amis après avoir été retenu par... Ava. Que j'avais donc retrouvé quelques jours auparavant, et que je voyais pour la dernière fois puisque le surlendemain elle me demanda de choisir entre Ambre et elle. C'est cette après-midi qu'elle m'avait joué le grand jeu, écartant les cuisses après m'avoir servi et resservi du Porto, et me laissant caresser son sexe sur la pelouse du Château de Vincennes. Ava était magnifique et, n'eut été Ambre, il est possible que nous nous soyons mariés et qu'elle me dépose un baiser dans le cou à l'heure où j'écris ceci. Psychologue, elle aurait peut-être été mieux à même de comprendre mes troubles d'humeur... Quoi qu'il en soit, cet épisode me renseigne sur la fin de l'année scolaire 96-97, la dépression était belle et bien enterrée, j'étais en forme, heureux et plein d'énergie, donc séduisant.

J'ai passé le concours de Normale dans de bonnes conditions, angoisse et dépression parties. J'étais tranquille, de bonne humeur, léger, il faisait beau et le parc de Vincennes était rempli de fleurs, j'ai rendu d'honnêtes copies puis je suis parti en Normandie planter une tente sous laquelle Ambre devait me rejoindre trois jours plus tard.

Je me rappelle du train, j'étais heureux. Je me promenais sous les falaises et m'arrêtais dans les petits villages, ma créativité était revenue, j'écrivais de la poésie de la fiction, des nouvelles et c'est sur l'une d'elle que je travaillais à la terrasse d'un café ensoleillée, seule enseigne du village, quand j'entendis en voyant passer leur bas de pantalon les trois Américains devant moi. L'un d'eux s'est arrêté, je l'entends, je le sens, je lève les yeux et je vois Paul Auster me regarder, à vingt pas de moi. Paul Auster, le premier écrivain qui ait compté pour moi, et qui me regarde écrire en souriant. Alors que j'avais cent fois rêvé cette rencontre, je ne trouve rien à lui dire, qu'il me sourit en regardant écrire et quelque part tout est dit, complicité, adoubement, alors je lui souris aussi, il reste là un moment, on se fait un signe de tête et il s'en va. Peut-être, lui qui a vécu en France s'est-il revu, jeune, noircissant un cahier à la terrasse d'un café, peut-être ça lui a juste fait plaisir de voir son art vivant et renouvelé, quoi qu'il en soit je garde cette rencontre dans mon cœur et nourris l'espoir de l'évoquer avec lui un jour...

Ambre est arrivée. Nous ne sommes pas restés en Normandie longtemps, trois, quatre jours peut-être. Nous étions terriblement amoureux, heureux, riant, causant, en silence main dans la main, lisant ensemble sous la tente, faisant l'amour sur les tapis de sol, nous promenant…

Une fois, le jour déclinant, après une balade de deux bonnes heures, nous avions mal calculé l'horaire de la marée et l'eau est montée jusqu'à la falaise, nous forçant à nous réfugier au sommet d'un rocher. La nuit est tombée, nous étions entourés par l'eau, la lune, les premières étoiles et leur reflet sur la mer sont apparus. Nous avions un peu peur parce que nous étions juste sous la falaise et que certains de ses blocs ne semblaient tenir qu'en équilibre précaire mais, main dans la main, notre amour et notre émerveillement dépassaient de beaucoup notre peur. Enfin la mer redescendit et nous ralliâmes la prochaine gorge sur le sable, dans la nuit.

Je me souviens comment nous construisions des urnes de galets pour protéger le Butagaz du vent et nous faire du nescafé sur la plage. Je me souviens que je me baignai dans l'eau glacée devant Ambre un peu inquiète. Je me souviens des premières moules qu'elle parvint à me faire manger – par amour – dans un restaurant face à la mer. Je me souviens du Butagaz encore, près de la tente pour le petit-déjeuner et d'Ambre, pointant une tête froissée et magnifique.

C'était ce que j'avais demandé à Dieu, une femme dont la beauté m'éblouirait toujours, quelles que soient les circonstances, au saut du lit ou après 48 heures de veille, et Il me l'avait donné. Etienne sur le bateau m'avait avoué qu'il craquait sur la 'mine chafouine' d'Ambre lorsque avant six heures du matin elle montait sur le pont chercher son café.

Je me souviens que c'était la première fois qu'elle prenait le train, et qu'elle était émerveillée. Elle était souvent émerveillée, elle aimait le merveilleux, les lutins et les fées, et c'est ça aussi que j'aimais en elle. Je me souviens de sa curiosité, de son goût et de son don pour la poésie, je me rappelle comment nous passions des heures à regarder l'architecture des églises, ou à recopier les épitaphes des stèles des cimetières marins.

Qu'avons-nous fait, qu'ai-je fait après ce séjour, probablement fin juin début juillet, je ne sais plus. Peut-être est-elle rentrée dans son île, quoi qu'il en soit je ne pense pas que nous ayons été ensemble.

A la rentrée 98 les choses changent.

Ambre emménage dans un trois pièces cuisine avec son grand frère, je passe de Fénelon à Lakanal, dans la meilleure option lettre de toutes les khâgnes de France – et celle avec le plus de pression. Ambre opte à la fac pour l'histoire et l'archéologie, qui lui vont très bien, elle qui raffole de civilisations et de mystères anciens. J'adore cette fille qui aime les histoires de lutins et de rois antiques, je trouve sa curiosité d'une poésie et d'un raffinement extrêmes. Elle est déjà magique, mais ça la rend encore plus magique, plus en tout cas que si elle avait fait du marketing ou de la finance.

Quant à moi, je tiens une forme éblouissante. La vie est magnifique, je rêvasse dans le somptueux parc de Lakanal, j'écris un texte que je juge d'une importance extrême, sous les arcades je rencontre et tombe amoureux d'Élodie sans que ça ne change en rien mes sentiments pour Ambre… Je passe en phase hypomaniaque, c'est à dire euphorie douce, sensation de bonheur, de force et de confiance indépendante des facteurs extérieurs. Je me trouve aussi détaché des soucis familiaux par un déni cavalier.

Pourtant, s'il y a une chose qu'Ambre me disait pendant que j'étais en dépression, et que Linh m'avait répété un an avant elle, c'était : 'Pars de chez tes parents.' Toutes deux avaient senti à quel point l'univers familial chaotique me pesait, et outre la pathologie bipolaire, celui-ci avait certainement été pour quelque chose dans la dépression.

Rentrée donc au beau fixe, aucun souvenir de notre quotidien, je suppose que son appartement est devenu notre nid, et je me souviens d'elle et moi dans un café en bois par une journée ensoleillée. Je viens de voir Élodie pour la première fois, en pleurs, et comme un imbécile je raconte à Ambre comment cette vision m'a bouleversé. Elle se montre gentiment ironique et suspicieuse, compréhensive malgré tout, mais je me dis que j'ai été un âne de lui en parler et n'évoquerai plus jamais Élodie devant elle.

Les premiers mois de l'année scolaire sont donc marqués par mon aventure avec elle, essentiellement fantasmatique et platonique, marquée par quelques baisers volés, un enlacement sur mon manteau posé sur un tapis de feuilles mortes, et un rendez-vous au Chao Ba, à Pigalle. Rendez-vous pendant lequel elle me demande de choisir entre elle et Ambre et qui marque la fin provisoire de notre histoire. Je ne laisse rien paraître à Ambre de cet amour, de cette fille que j'attends chaque matin avec avidité, et celui-ci ne diminue d'ailleurs en rien les sentiments que je porte à ma compagne.

Dans mon euphorie, j'étais prêt à aimer deux, trois, quatre femmes…

Curieux cette loi des séries. Avec Élodie, comme avec Ava et Ambre, j'aurais pu me marier ; Élodie m'a d'ailleurs demandé en mariage quelques années plus tard, et ces trois filles se sont trouvées réunies en l'espace de quelques mois, se bousculant, marchant les unes sur les autres, demandant l'exclusivité. Et depuis – à part Mickaella – je n'ai plus rencontré une seule fille qui m'éblouisse comme ça dans sa globalité…

Et puis l'hiver est arrivé. Il faisait sombre. Il neigeait. Mes semelles avaient des trous et mes pieds étaient trempés. Le magnifique parc de Lakanal s'est transformé en un veste bourbier, sur le chemin on devait escalader un gros arbre tombé. Et la dépression s'abattit. Saisonnalité, cycles internes de la maladie, pression de la khâgne, enfer familial, tout ça probablement. Je me remis à prendre du Prozac, à des doses de plus en plus fortes, j'empilais les boîtes vides, pour voir en elles la progression de ma guérison, à la fin il y avait dans l'étagère un mur de boîtes de Prozac.

Le psychanalyste était toujours aussi silencieux. J'étais dépressif et anxieux. Je me mis à rêver de m'ouvrir les veines dans les toilettes de Lakanal. C'était devenu une obsession. Quitter une salle en plein devoir comme pour fumer une cigarette, m'enfermer dans les toilettes et me saigner pour en finir. C'était trop de souffrance, trop de pression, trop de tristesse, de désespoir.

Une fois, je suis allé dans la cabine téléphonique de la cour et j'ai appelé la légion étrangère, fermement décidé à m'engager. Ils ont refusé parce que j'avais été classé P4, à cause d'une dépression déjà. Une autre idée noire s'ajoutait au désastre de mon cerveau ; 'même la légion ne veut pas de moi…'

Et l'anxiété… Cette anxiété qui me rongeait à chaque instant, et à laquelle on n'apportait aucun soulagement, une angoisse qui me rendait fou, et à laquelle le psychanalyste n'a même pas songé à opposer un anxiolytique, probablement à cause de ses dogmes…

Je ne me rappelle de rien de ma relation avec Ambre ces mois-là, de mon comportement, du sien, j'ai tout refoulé, mais je suppose que ça se passait 'bien,' puisque aucun incident majeur ni aucune séparation temporaire n'a jamais eu lieu entre nous. Je suppose qu'elle devait me donner des bouffées d'oxygène, et qu'en sa présence mon mal était moins fort, mais je dois imaginer et rendre hommage à son amour et à sa force de caractère, car chacun sait que côtoyer un dépressif, qui plus est quand il s'agit de son partenaire, est douloureux et fragilisant.

En février ou mars j'ai quitté la khâgne et me suis inscrit à la fac ; je rendais des copies blanches, je ne supportais plus la pression de ces tortionnaires intellectuels, un peu plus et je passais à l'acte. Des nuits blanches, des réveils à quatre heures pour terminer une copie, une demi-douzaine de livres à lire par semaine, deux ou trois devoirs où il fallait en mobiliser des dizaines d'autres dans un esprit de sélection, de compétition, d'excellence où la faille n'était pas permise. La méthode, outre ses suicidés, portait ses fruits, et quand les khâgnes sérieuses rêvent de faire intégrer un élève, l'année où je quittai Lakanal tout l'effectif, 18 personnes, de l'option lettres modernes intégra Normale.

La décompression du passage à la fac, où j'hallucinais devant le peu qu'il y avait à faire, l'absence de contrainte et l'océan de liberté mit en quelques jours un terme à la deuxième dépression. Je pouvais me brosser les dents sans avoir dans l'autre main un bouquin de philo, je pouvais me coucher sans potasser, et je redécouvris le bonheur voluptueux de lire un roman avant de m'endormir. A la Sorbonne je retrouvais Delphine, amie de ma première Khâgne, qui me mit à la page. Je me mis à écrire un roman de science-fiction délirant, centré autour de la figure d'Andy Warhol, j'étais heureux.

J'ai une image très paisible d'Ambre et moi dans la bibliothèque de mes parents, elle allongée sur la banquette plongée dans un précis de mythologie, et moi feuilletant le catalogue d'une exposition de Warhol, avec Songs for Drella de Lou Reed et John Cale en fond sonore. Je me rappelle aussi de nos joyeuses parties de jambes en l'air dans sa chambre, qui commençaient souvent par une partie de strip poker qu'elle perdait toujours. C'était délicieux de la voir, excitée mais pudique, un peu gênée, enlever une à une ses pièces de vêtements, puis de me jeter sur elle. Je ne lui ai jamais fait de cunnilingus, je le regrette, pour elle comme pour moi, mais je souffrais à l'époque d'un dégoût instinctif à l'idée de poser ma bouche sur le sexe d'une femme. Ça n'est qu'à 25 ans que je me suis libéré. Quoi qu'il en soit, en cette fin d'année scolaire, et bien que là aussi je n'ai aucun souvenir ni d'elle, ni de moi, ni de nous, je sais que nous avons été heureux.

Le 12 juillet, jour de la première victoire au Mondial, j'étais dans les Alpes chez mon grand-père et j'escaladai seul une montagne réputée dangereuse avec jubilation. Puis nous partîmes dans les Cyclades, et la dépression s'abattit pour la troisième fois.

J'avais fait l'erreur majeure de vouloir reproduire le voyage que j'avais fait avec Linh quelques années plus tôt, escomptant les mêmes joies, mais je ne pus le cacher à Ambre, et elle démontra une fois de plus son amour et sa force de caractère. Oui, elle était désolée que nous empruntions cette route chargée des souvenirs de mon ex, et parfois s'en montra un peu amère, mais ce fut tout. Elle m'aimait, me pardonnait, vivait dans le présent. Elle était heureuse d'être là avec moi. Quant à ce qui m'arriva, ce n'était pas lié à ça, c'étaient mes courants internes qui au milieu de ces îles radieuses aux maisons bleues et blanches couvertes de bougainvilliers, dans ce cadre paradisiaque avec la femme que j'aimais, avaient décidé de rejeter la dépression sur les rivages de mon cœur.

A peine débarqué du bateau, franchissant les portes du camping, je suis pris dans les effluves de ces herbes méditerranéennes qui ont bercé mon enfance et enchanté de nombreux voyages, que j'aime tant, et pourtant, me voici tout à coup plongé dans une mélancolie, une tristesse insondables. Ces herbes paradisiaques me causent une douleur vive, teintée de nostalgie, mon enfance… Mon enfance m'a échappé, mon enfance est morte. Je ne sais pas bien ce que c'est mais ma tristesse commence comme ça. Et puis voilà que tout à coup ma mère me manque, elle qui ne m'avait pas manqué un seul instant pendant le mois que j'avais passé en Grèce avec Linh, pendant mes onze mois au Japon. Et bien elle me manquera, durement, douloureusement et de façon inexplicable tous les jours – que je compte pour mesurer l'espace qui me sépare encore d'elle – que dureront mes vacances avec Ambre, à qui bien sur je n'en fais pas part. Peut-être est-ce ma première dépression loin d'elle, figure protectrice et rassurante ? Cette douleur ne me quittera pas.

Et l'angoisse… Je suis terriblement anxieux à chaque réveil de ce qu'on va faire de la journée. Je cherche à me rendormir, étouffé par l'angoisse. Je ne prends plaisir à rien, aucun spectacle, aucune beauté, je suis infiniment triste. J'essaie de mon mieux de ne pas le laisser paraître, et le séjour se passe avec douceur. Ambre voit que je ne vais pas bien, je ne sais pas si je le lui dis, si le mot 'dépression' est prononcé. Je ne sais plus dans quelle mesure la communication est établie, mais je pense que pour la sauvegarder je serre les dents. Elle s'occupe de moi, me fait des massages intégraux mais, avec ça, mon absence totale de libido et le souvenir de Linh c'est sûr qu'elle ne l'a pas bonne tout le temps.

Le sexe... Chaque matin Ambre me caresse, parfois longtemps, affamée sous cette chaleur, elle veut de la baise mais la dépression m'a fauché et je n'ai pas plus de désir que d'érection. Je me force, sur le côté je m'astique en pensant à ce que je peux trouver de mieux, je parviens à deux tiers d'érection, elle me chevauche, se pénètre, bouge, je ne ressens aucun plaisir, je débande. La journée commence comme ça. Peut-être suis-je parvenu, pendant ce mois, à éjaculer trois ou quatre fois.

Souvent dans l'eau elle enlevait son maillot, effectuait un ballet aquatique et venait m'enlacer, mais rien n'y faisait. La seule fois où nous avons vraiment fait l'amour, dans une petite crique de sable ceinte de hauts murs, elle m'a presque violé. J'ignore comment j'avais pu obtenir cette érection, elle avait dû me chauffer à outrance pendant un répit de la maladie, elle m'a collé contre un rocher qui nous cachait mal des bateaux qui passaient, et s'est acharnée autour de mon sexe avec violence jusqu'à ce qu'elle atteigne l'orgasme tant attendu.

De retour en France, nous investîmes une quinzaine de jours le pavillon de mes parents où je m'étais promis de préparer mon rattrapage de licence de septembre. Il faisait beau. C'était l'enfer. J'étais triste comme une pierre et très angoissé. Un dépressif a peu de conversation. Ainsi en Grèce, malgré notre faculté à nous raconter et à élaborer des histoires extraordinaires, nous n'avions pas beaucoup parlé. Pas plus sur le canapé du salon.

Les jours s'écoulaient, mornes, ternes, tristes. Mais elle était avec moi, elle restait avec moi. Elle m'entraînait, des balades dans les bois, la piscine... Mais sa résistance n'était pas à toute épreuve, parfois je l'entraînais du côté sombre, et nous passions des après-midis et des soirées glauques, glauques…

Le seul moment agréable de la journée était pour moi le coucher, parce que j'allais dormir, oublier, parce que pendant la nuit tout le monde dormait, qu'il n'y avait plus aucune menace, comme si ce monde qui me faisait si peur, ce monde pour lequel je n'étais pas à la hauteur, était fermé. Le pire moment était bien sur le réveil, où ces semaines là je voyais systématiquement la baignoire pleine de sang. Alors j'avais mis mon réveil à trois heures du matin, pour me faire une petite joie, me réveiller et que ça soit encore la nuit, je me suis fait engueuler, j'avais oublié Ambre.

A propos, pendant mes dépressions, elle ne m'a jamais engueulé, ne m'a jamais sommé de 'me bouger,' elle comprenait, elle était là à mes côtés à me donner de l'amour et à stimuler mes forces de vie sans me brusquer. Ambre a toujours eu une attitude remarquable pendant mes dépressions, je l'en remercie et tiens à lui rendre hommage.

Et puis en septembre, un peu avant que je ne passe mon rattrapage, la dépression a cessé, en quelques jours, et je me suis senti bien, heureux à nouveau. Je ne sais plus si c'est de celle-ci, mais il y a une dépression dont je suis sorti du jour au lendemain après avoir regardé trois fois dans la nuit les Sept Samouraïs. Ce qui est surprenant, c'est la fulgurance du surgissement de chaque état, il n'y a pas de période de convalescence, de transition, un jour je suis en dépression depuis deux ou six mois, le lendemain c'est parti, je me sens bien. C'est un trait caractéristique de la bipolarité.

Me voici donc, heureux, muni d'un sujet de maîtrise passionnant, et c'est là que nous avons cette conversation avec

Ambre dans un café place de la Sorbonne. Elle m'explique que si je ne m'en vais pas de la maison parentale, elle me quitte. Elle me donne même un délai, un mois ou deux. A l'époque je ne l'ai pas du tout comprise, tant je refoulais et ne voulais pas voir ce qui se passait chez moi, mais maintenant je comprends, Ambre tenait pour responsable de mes dépressions mon environnement familial, elle voulait enlever la cause du mal.

Un mois après j'emménageai chez elle, c'est à dire chez nous, louant la seconde chambre, le dernier tiers du loyer étant réglé par son grand frère qui occupait la troisième avec sa compagne. Et nous vécûmes quelques mois de parfait bonheur, le quotidien ensemble nous ravissait, elle était extrêmement belle tout le temps. Nous étions sur la même longueur d'onde, pas de disputes, c'était fluide. Nous allions louer des films au vidéo club en face, faisions beaucoup l'amour, étudions ensemble, sortions, recevions des amis. Oui, nous étions heureux, et très amoureux.

Comme elle était curieuse, dès le début de notre relation je lui avais appris à jouer au go, elle y avait pris goût et souvent nous posions des pierres sur le goban. Elle avait soif d'apprendre, progressa vite et je me souviens d'un soir où à la maison elle parvint à vaincre un joueur de la bande expérimenté. Je me souviens de la colère rentrée de celui-ci, et de la fierté que j'avais de mon 'élève.'

Nous faisions toutes sortes de choses créatives ensemble, des jeux avec les mots, des coloriages de planches de Corto Maltese en noir et blanc, je lui faisais lire mes textes et elle continuait à écrire de la poésie.

Nous sommes partis en week-end à Provins. J'étais sûr qu'avec sa passion pour l'histoire la ville médiévale lui plairait. Le voyage fut un rêve. J'avais choisi l'hôtel le moins cher et le lit penchait d'un côté, mais nous étions tellement bien. Nous avions apporté des bougies, et nous passâmes des heures à faire l'amour et des ombres chinoises sur les murs. Pendant la journée nous déambulions comme deux rêveurs ébahis par les petits jardins dans l'enceinte surplombant la plaine, les rues pavées bordées d'adorables bâtisses millénaires, elle scrutait et m'expliquait l'architecture de l'église ou de la tour, nous rêvassions assis sous un gros arbre aux pieds des remparts…

Dans une boutique qu'on aurait dit de sorcière, au parfum délicieux, nous achetâmes du pavot, de l'anis étoilé, de la confiture de rose et d'autres plantes. Dans une librairie elle ouvrit, les yeux gourmands, un gros livre illustré sur les elfes et les lutins et toutes les créatures des bois, je le lui offris, elle fut radieuse comme si c'était le premier cadeau de sa vie. Et dans la chambre d'hôtel, quand nous ne faisions ni l'amour ni des ombres chinoises, elle dévorait le livre, me lisait ses histoires…

Nous avons passé un autre week-end dans un hôtel d'Orléans, la chambre était grande et le lit ne penchait pas, et là aussi, nous rîmes beaucoup et nous fûmes heureux.

Et puis, en janvier ou février survint la crise maniaque ; euphorie, débordement d'énergie, sensation de puissance et décollement de la réalité.

Je fis une exposition de photos prises au Japon dans ma chambre et j'y invitais ma famille élargie, je sortais beaucoup, dormais très peu et j'étais toujours plus qu'en forme. Je me mis à écrire des nouvelles pour gagner des concours, dont une historique avec Étienne, qui avait les connaissances requises. Je le connais toujours, et je ne l'ai jamais vu en colère, sauf lors d'une de ces séances de travail chez lui, signe que j'avais dû être plus que particulièrement irritant. Des nouvelles, et puis un roman, dont très vite je fus convaincu qu'il aurait le prix Goncourt. Avec l'argent gagné, je sortirais tous les pauvres de la rue. Ça n'était pas un rêve, c'était une certitude. Il fallait donc que je me protège, car s'il m'arrivait quelque chose, c'étaient tous les pauvres qui trinqueraient.

Alors je me mis à me balader avec des marteaux passés dans ma ceinture. Bientôt j'achetai un flingue à plomb et à gaz, qui remplaça les marteaux. Je remercie Dieu de n'avoir connu aucune altercation ces mois-là. Je me rasai le crâne, à blanc, sans raison particulière, peut-être parce que j'étais un guerrier, en guerre contre la misère. J'avais une sensation de puissance extraordinaire, une gouaille qui me permettait d'embrouiller mon banquier, mon psychanalyste bien sûr, à qui je ne parlais ni du flingue ni du Goncourt, 'parce qu'il ne comprendrait pas.'

Je sortis ma bite dans un café, j'étais irritable, je détestais être contredit. J'avais des crises de paranoïa aussi. Après un coup de fil bizarre je fus persuadé que des gens m'espionnaient, et je sortis dans la rue comme sur un champ de bataille, une longue dague africaine glissée dans ma manche pour aller chez le boulanger.

Je me mis à draguer la meilleure amie d'Ambre, Manon, qui était blonde et consentante, et je me rappelle de la colère d'Ambre quand elle vit dans un magazine de cul trouvé dans mon sac une page centrale où figuraient une blonde et une brune enlacées. 'C'est ça que tu veux !? Tu nous veux toutes les deux !?' Ambre était très intuitive. Pour la première fois depuis notre rencontre je m'engueulais avec elle, répétitivement, et c'est toujours elle qui venait me retrouver et se blottir contre moi quand, furieux, j'avais décidé de dormir dans la deuxième chambre. J'étais un Seigneur surpuissant, hyper-créatif, hyper-intelligent, dominant mes contemporains et ne souffrant pas la contradiction.

Je crois que c'est le moment de livrer cette lettre d'elle, qu'elle me donna à ce moment-là et qui évoque ce qu'elle a pu ressentir. Maintenant je sais qu'il s'agissait d'une crise maniaque, mais à l'époque, ni elle ni moi n'avions la moindre idée de ce qui se passait.

' *Gabriel,*

Tu ne veux pas qu'on s'engueule, alors je t'écris.

Ce n'est pas une lettre d'amour. Ou plutôt si, c'en est une.

Si je ne t'aimais pas je ne prendrais pas la peine de te l'écrire.

J'en ai marre.

J'essaie de comprendre et je n'y arrive pas.

Je voudrais bien qu'on en parle, et tu m'écouterais, tu me comprendrais, mais le lendemain, tu aurais déjà tout oublié.

C'est aussi pour ça que je t'écris.

Tu m'as demandé hier ce qui n'allait pas. T'en souviens-tu seulement ? Tout simplement, je ne supporte plus de te voir t'agiter autour de moi comme un poisson dans un bocal. 'Et si je faisais ci et ça,' et si j'appelais untel ?,' et si je collais ça là, et si je mettais ça ici,' je fais ça, je fais ci,' et si tu travaillais ?

J'ai besoin de calme, d'ordre, de rythme, autant que toi tu en as besoin. Est-ce que tu me punis pour ne pas t'en avoir donné suffisamment ?

Tu me promets sans cesse un bonheur à venir. 'Je vais m'occuper de toi,' 'je vais te rendre heureuse,' je vais être avec toi.'

Et maintenant, et aujourd'hui ? Que faut-il que j'attende encore ? Tu as des projets à faire exploser ta petite tête et une énergie folle à dépenser. Tant mieux, j'en suis heureuse, mais prends le temps de te poser entre deux phases d'hyper activité. J'aimais mieux le Gabriel qui se rendait triste exprès, au moins il soufflait de temps en temps et en devenait plus accessible. Non, je ne t'aime pas moins, je t'adore, mais je n'ai pas le sens du sacrifice qu'ont certaines femmes de 40 ans.

Tu me fais vivre à un rythme que je n'aime pas. Tu as besoin de liberté ? De sortir ? De boire ? De fumer ? D'accord. Puisque tu fais le compte des dîners que je n'ai pas préparés, et des poubelles que je n'ai pas descendues, faisons le compte de nos soirées depuis jeudi dernier.

Jeudi : Journée : je t'aide à travailler de mon mieux.

Soir : Chez Matthieu

Vendredi : soir : Brice, Manu et Matthieu viennent à la maison.

Samedi : Soir : Je viens te chercher à Opéra et tu passes la soirée chez Étienne.

Dimanche : Tu sors toute la journée et tu passes ta première soirée seul ici.

Lundi : Tu invites tes potes

Mardi, je rentre, il faut bien passer la soirée avec moi.

Mercredi : Bar avec tes potes et Étienne.

Je sais tu aurais préféré : Bar + foot chez Manu + Étienne à la maison. Je te remercie pour les deux heures que tu m'as accordées au retour du bar.

Alors tu me diras que je suis égoïste et que je ne comprends pas : qu'est-ce que je suis censée comprendre ?

Que je suis égoïste parce que je te demande de l'attention, ta présence, parce que j'ai envie de passer une soirée tranquille avec toi, parce que j'ai envie de me coucher tôt, à côté de toi, parce que j'ai besoin de repos et de sommeil ? Parce que je ne descends pas les poubelles ?

J'ai parfois la désagréable impression d'être un bouche trou.

Tes yeux s'allument quand on va au bar et s'éteignent quand on rentre.

Je t'aime Gabriel, je t'aimerai toujours. Je te demande aujourd'hui un peu de respect, c'est moi maintenant qui ai besoin de toi.

C'est moi, Ambre, ton amoureuse. Ne sois pas fâché, ne m'en veux pas. Je t'en prie.

Je t'aime.

Ambre.'

Cette lettre décrit bien certains symptômes de la phase maniaque. Il y en avait d'autres, plus douloureux peut-être, et Ambre les a encaissés, supportés. Je n'ai jamais rencontré d'autre femme de cette humanité et de cette trempe. Encore une fois, je la remercie et lui rends hommage. Puis je tiens à m'excuser, pour cette lettre, pour ce que je lui ai fait subir, pour toute cette souffrance que je lui ai fait endurer.

Et puis l'état maniaque a disparu comme une baudruche qu'on crève, en quelques jours tout m'est tombé dessus ; mon absence de réalisation créative concrète, mon découvert, la maîtrise à soutenir dans deux mois et que je n'avais pas commencée, et je suis retombé en dépression. La quatrième, plus violente que les autres, avec des symptômes anxieux beaucoup plus importants.

C'est là qu'Ambre fut la plus magnifique, héroïque même, pourrait-on dire. A nouveau sous l'inutile Prozac, le psychanalyste n'ayant pas diagnostiqué la bipolarité. Je me réveille à nouveau chaque matin terrorisé, les yeux pleins de suicide sanglant. Et chaque matin Ambre me fait remarquer qu'il fait beau, m'emmène à la piscine, jouer au ping-pong, Ambre se bat pied à pied avec les armes et la compréhension qui sont les siennes.

Je tombe, de plus en plus bas, l'angoisse monte, le besoin d'en finir avec cette souffrance en m'ôtant la vie, le seul moyen qu'il me reste puisque je suis déjà suivi médicalement, se fait de plus en plus impérieux. J'ai des symptômes plus graves, de panique. Nous habitons au cinquième étage et inlassablement je vois mon corps passer par la fenêtre. J'ai peur de m'en approcher, de céder à une pulsion incontrôlable. Il m'arrive d'avoir peur de bouger. Je reste alors assis des heures contre un mur par peur de sauter jusqu'à ce qu'elle rentre.

Elle tient, mais elle est perturbée. Le jour de mes écrits de maîtrise je rentre et je la serre dans mes bras, emporté par une joie furieuse, communicative. 'Ça s'est bien passé !?' Non, j'ai rendu une copie blanche, mais je suis sincèrement le plus heureux des hommes parce que j'ai failli me jeter sous trois bus et deux métros et que je suis en vie ! J'ai la sensation d'avoir échappé à la mort. Je suis en vie ! Je ne lui dis pas. Je ne peux pas le lui dire. La copie blanche la renfrogne et elle fait la gueule un petit moment.

Le psychanalyste, devant mes appels au secours répétés, me demande plusieurs fois : 'est-ce que vous voulez être hospitalisé,' et ma réponse, arrachée entre deux spasmes, entre deux larmes est 'non,' parce que je suis justement hyper anxieux et que j'ai en tête ma maîtrise à terminer, Ambre, la vie à continuer coûte que coûte, 'non' parce que mon jugement est faussé. Au fond de moi j'en meure d'envie, qu'on me tire de cette merde. Il aurait suffi qu'il me dise 'je pense que cela serait bien de vous faire hospitaliser' et j'y serais allé, ce qu'il n'a pas dit probablement par obéissance à ses dogmes…

Quelques jours plus tard je suis à Palaiseau, dans le pavillon de mes parents, où je suis parti m'isoler une semaine pour pondre une page, une seule page, un résumé de ma maîtrise, que malgré des dizaines d'heures passées devant la feuille blanche je n'arrive pas à écrire. La tension monte, j'ai des accès de panique – dont je ne sais pas qu'ils sont des accès de panique, ce qui les rend encore plus violents.

Le 21 juin au matin, alors que je dois retrouver Ambre pour la fête de la musique, je cède enfin à une attaque de panique massive et j'avale sans réfléchir 200 comprimés de Xanax trouvés dans l'armoire de mon père, pour que cesse cette insoutenable torture mentale. Je n'ai pas envie de mourir, juste que cesse cette souffrance, mais techniquement je commets ce qu'on appelle une tentative de suicide.

Je me réveille dans un hôpital et mes premières pensées, en formes de cauchemar, sont pour Ambre 'Ambre ! Ambre ! Ne t'en vas pas ! Je ne veux pas te perdre !' Je sens la déchirure et elle me meurtrit à mourir. Je dois avoir crié son nom puisque mon voisin de chambre me demande tout naturellement : 'T'as voulu te suicider par amour ? Je me suis toujours demandé si on pouvait se suicider par amour…'

Elle est partie à la Réunion où elle a pleuré quinze jours sans discontinuer.

Pardonne-moi Ambre.

Nous nous sommes revus deux ou trois fois, nous avons même fait l'amour mais c'était l'habitude des corps, 'il faut plus qu'on fasse ça,' dit-elle. La cassure était faite, sa décision prise, elle ne pouvait pas faire sa vie avec quelqu'un qui pouvait tout quitter comme ça, tout, elle y compris.

Je passe sur les années de deuil, les lettres, les cahiers écrits pour elle, toujours fuyante, refusant de me rencontrer.

Hiver 2006, pour la première fois depuis ces années-là, c'est à dire après plus de sept ans de grande accalmie, je connais à nouveau une dépression terrible à pleurer dans les bras des clochards, avec réveils anxieux et attaques de panique, la grosse armada due pour beaucoup à une longue et massive consommation de cannabis.

Je sors du travail, elle me hèle dans la rue. Ambre. Accompagnée d'une amie. Elle est chaleureuse, joyeuse et enthousiaste. Je ne peux que balbutier, raide, elle sent mon état. Je lui donne mon numéro. Elle ne m'a pas appelé.

Pourquoi !? Pourquoi, je me demande, a-t-il fallu que Dieu choisisse justement ce moment-là pour que nous nous revoyons ? Au moment où j'étais le contraire de ce que j'aurais voulu lui montrer pour la reconquérir ? Elle me quitte en dépression et me retrouve en dépression.

Récemment je lui ai écrit. Il faut que je la voie, au moins une fois. Pour lui expliquer ce qui s'est passé, ce qui m'est arrivé pendant ces années. Pour lui demander pardon, et cesser de l'aimer, après tout ce temps. Elle est une blessure qui ne s'est jamais refermée. Rien d'autre que la maladie ne s'est mise sur le chemin de notre amour. Rien de nos corps, de nos cœurs, de nos âmes. Elle reste mon éternelle absente.

Et mon plus beau joyau.

10.Naomi

Fin août 2000, à l'âge de 24 ans, je suis retourné à Tokyo pour un stage d'une année dans une entreprise japonaise. Les bureaux occupaient plusieurs étages d'un building dans le principal quartier d'affaire de la ville.

Je logeais dans un immeuble de banlieue dévolu aux célibataires (mâles) de l'entreprise. Les chambres étaient composées de quatre tatamis et demi, 7 mètres carrés, toilettes et machines à laver sur le palier, et les postes de douche et le bain collectifs. On avait tous entre 20 et 32 ans, on s'amusait beaucoup et je me fis rapidement des amis proches.

Dans les rues, le métro, dans la boîte, les jolies filles se croisaient trop vite pour le regard. Dès les premiers jours j'en eus plusieurs en ligne de mire.

Bien que mon humeur ait été stable cette année-là, je traînais un problème d'anxiété que je traitais un peu au L exomil et beaucoup à l'alcool. En sortant du boulot j'achetais une flasque de whisky que je descendais sur le chemin du métro, avant des soirées toujours très alcoolisées. Le week-end, j'absorbais fréquemment des doses massives avant midi. Bière, whisky, tequila, saké, alcool de patates, sodas alcoolisés, tout était bon, et souvent mélangé. Je vivais cette intoxication comme une consommation récréative, qui me faisait plaisir, et jamais je ne me dis que je buvais trop.

Je travaillais dans un open space avec une cinquantaine de personnes. Mon unité était regroupée en ligne autour d'une double rangée de bureaux placés face à face. Le hasard, ou le destin, voulut que Naomi fut assise face à moi.

J'ai tenu un journal, et écrit mon roman autobiographique 'Rêves et cauchemars à Tokyo' cette année-là, ils serviront de base à ce récit. J'y ajouterai en italique ce qui me vient aujourd'hui. Je ne parlerai pas de Mickaella, ma maîtresse de quelques soirées, à qui je consacrerai le chapitre suivant.

Je commence la retranscription du journal avant la rencontre avec Naomi, une dizaine de jours après être arrivé au pays du soleil levant :

'*Mercredi 6-09*

Elle est fine, ses jambes sont fines, et ses hanches larges jaillissent magnifiquement sous sa taille de guêpe. Je l'ai rencontrée hier. C'est à dire que j'ai fait sa rencontre. Je ne connais pas son nom. Elle a de grands yeux d'enfant étonné et un sourire rayonnant. Elle est jolie, très jolie. J'ai enfin trouvé à quoi accrocher mon cœur.

Nous nous sommes parlés. Elle n'arrête pas de me sourire et de me regarder fixement avec ses yeux immenses, contraste d'autant plus frappant que je n'ai presque croisé le regard d'aucune fille jusqu'ici au Japon. Nous nous sommes vus par hasard dans le bureau où elle travaille. J'étais venu voir un pratiquant de karaté, elle préparait un thé pour des clients. Nous nous sommes regardés longtemps, fixement, en souriant.

Pourquoi ce regard et ce sourire si ouverts et persistants ? Ce n'est pas une attitude habituelle des filles d'ici puisque après une semaine d'intense observation c'est la première qui ait cette attitude à mon égard. Est-ce alors une attitude qui lui est habituelle à elle ? Que veut-elle dire ? Est-ce qu'elle m'invite, me 'mange des yeux ?' Est-ce un reflet de ma propre attitude, est-ce une manière à elle d'être polie ?

Elle étudie l'art floral une fois par semaine et se décolore un peu les cheveux. Je guette les occasions d'aller au neuvième étage, j'y vais sans raison, aujourd'hui je l'ai croisée dans le couloir. La fille qui était avec elle ne m'a pas adressé un regard, mais elle ne m'a pas quitté des yeux, et son joli sourire n'a pas quitté son visage.

Hier nous nous sommes arrêtés pour parler dans le couloir, à l'heure de la fin du boulot. J'apprends son nom, Yuko, Tanaka Yuko. Je me casse pour un mois à l'usine mais à mon retour elle sera là, et dès que je peux lui parler je l'invite à boire un verre.

Elle a dans l'expression quelque chose qui ressemble follement à Ako. Mais en elle ce n'est pas Ako que je recherche. Elle incarne en partie la même et mystérieuse idée de beauté qui m'avait tant troublé chez Ako.'

Il convient de préciser, pour la bonne compréhension de cette histoire, que dans une entreprise traditionnelle japonaise comme celle dans laquelle je me trouvais, les 'office love,' liaisons entre employés, sont strictement prohibées, et découvertes conduisent automatiquement au licenciement d'au moins une des parties.

'27 – 09

Avec Yuko, comme souvent la beauté, et en même temps le lien, l'attachement à cette beauté est une expérience immédiate. Pas de temps pour la moindre pensée, elle vient après, met en mot le sentiment. Elle est prise en stop par le sentiment. C'est une apparition, immédiate, immédiate et qui parle directement au cœur, qui s'impose et prend le contrôle. Elle ne 'parle' pas au cœur, elle le pique et le branche, l'irrigue directement du visage et de la présence nouvelle.

C'est particulièrement le cas lorsqu'il y a un regard partagé, et dans ce regard un étonnement, un désir, une promesse partagée. Quelque chose de magique se produit, quelque chose que j'essaie d'expérimenter et de connaître le plus possible, le mieux possible. Mais c'est un puits, comme la question de la beauté, dont nous ne pourrons, quelques soient nos efforts, connaître la profondeur. Mais y descendre le plus possible c'est apprendre et devenir.

Cette illumination du regard partagé, avec cette compréhension ultra rapide de la réciprocité, de la réciproque émotion, je la ressens comme une présence chaude et rayonnante dans la poitrine, et puis plus affaiblie dans tout le corps, des battements de cœur lourds et précipités, et de l'affolement comme de l'eau gazeuse qui pétille, comme un feu d'artifice dans la tête.

(...)

Elle était belle cette hôtesse,' (je revenais d'un vol intérieur pour un séminaire de trois jours à Kyushu) *'assise face à moi au décollage et à l'atterrissage. Je l'ai surprise à me regarder 3 ou 4 fois. Nous avons échangé des regards et des sourires – cachés. Et puis finalement nous nous sommes parlés lors du débarquement, un peu, et c'est moi qui ai coupé court à la conversation en lui disant bye bye.*

Je suis une merde, que ça me serve de leçon. J'aurais pu sortir de la file, continuer à causer, elle ne demandait que ça. Elle m'a posé des questions auxquelles je n'ai pas répondues, pas compris / déjà commencé une autre phrase, et elle m'a demandé un truc genre 'tu sors à Tokyo ?' Une invitation ? Bref j'étais pas du tout au niveau.

J'aurais eu 4 minutes pour obtenir son numéro de téléphone ou lui filer mon mail, et la voir à Tokyo... Une situation extrême, difficile, il faut que j'exige de moi-même d'exceller, de tout obtenir même l'impensable dans ces situations.

Ça donne du souffle à la vie, de la respiration du cœur. Dans 2 semaines, de retour à Tokyo, j'attaque tout ce qui me plait, à commencer par Yuko et la fille du Seven Eleven.

28-09

Ambre... Elle m'a quitté le 21 juin 1999, le jour où j'ai voulu me suicider. Il faut maintenant que je sois clair dans mes pensées. 15 mois après la séparation, est-ce que je l'aime encore ? Je ne sais pas. Je suis terriblement attaché à son souvenir, à nos souvenirs. Je ne peux m'empêcher de penser que c'est le seul amour jusqu'à présent dans ma vie.

Bien sûr je me rappelle que j'ai mis plus de deux ans à me détacher d'Ako après qu'elle aussi m'eut quitté... Et ce que j'ai ressenti pour elle était foudroyant, et ne s'est pas évanoui comme avec Jee Yoon. Ça a duré longtemps, alors que nous ne sommes restés que 2 ou 3 mois ensemble, et ça s'est effacé très lentement et progressivement. Ma raison me dit que dans le sentiment et dans l'intensité ce fut très comparable à ce que je ressens vis à vis d'Ambre depuis la séparation. Ce serait donc la deuxième fois que je vis l'amour, et puis la mort de l'amour. Est-ce que ça vaut le coup ? Est-ce que la tristesse ne pèse pas le plus lourd dans la balance ? Non, ça vaut définitivement le coup, et le prix à payer n'est pas trop lourd face au sentiment d'exister, de vie qui bat dans tout l'être que donne l'amour.

Un prix à payer. Pour toute la vie que donne l'amour, il faut goûter la mort, et la garder sur les lèvres un bon moment après la séparation. Après un surcroît de vie, un surcroît de mort. C'est beau, comme une loi cosmique. Et idéalement le mariage comme un surcroit de vie sans mort ? Mais il faut supporter la vieillesse, la sienne et celle de l'autre. Est-ce que l'amour peut faire dépasser ça ? Il faudrait certainement que ce soit un amour extraordinaire. Tous les amours sont-ils extraordinaires ? L'amour est par nature extraordinaire.

Mais je n'ai pas connu Ako. Une dizaine de rendez-vous, quelques fins d'après-midi passées ensemble, un seul restau. Pas mal de parcs, parce que c'est beau, calme, et que l'on peut s'y enlacer tranquillement. A cause de cette foutue mère japonaise et de son couvre-feu à 21h pas une soirée passée ensemble. Pas une fois nous n'avons fait l'amour. Et dans cet espace grand comme une maison de poupée est né un amour extraordinaire. Dans mon cœur. Dans le sien ?

J'ai connu Ambre. Suffisamment pour comprendre après que je ne la connaissais pas. 2 ans et demi ensemble. Nous avons partagé le même appartement, vécu dans la même chambre pendant 8 ou 9 mois. Nous nous endormions et nous ouvrions les yeux ensemble, nous nous faisions la cuisine l'un à l'autre... J'ai plus fait l'amour avec elle qu'avec n'importe quelle fille, plus qu'avec toutes les autres même peut-être. Nous avons voyagé plusieurs fois.

Elle est mon seul vrai amour, elle fut mon seul vrai amour, je ne sais pas comment dire.

J'étais un gamin inexpérimenté, maladroit, et caractériel. Elle a le souvenir que la première nuit que nous avons passé ensemble dans la piaule rue St Maur, après avoir mangé je lui ai dit 'bon, on se met sur le lit ?' Je ne m'en souviens pas mais c'est bien probable... Il y a des moments où elle s'est éclatée – enfin c'est ce qu'il me semble – mais je ne lui ai jamais bien fait l'amour. La vérité c'est que je n'ai jamais fait assez attention à elle, je ne l'ai pas mise au centre de mes préoccupations, elle et son plaisir. Pas un cuni, caresses et pénétration, c'est tout, et jamais vraiment longtemps. Et puis des longs moments d'impuissance, de manque d'envie. Combien de fois elle en a eu envie et je n'ai rien pu ou voulu faire... 'C'est les médicaments...' Piètre excuse.

Ce qui manquait pour l'épanouissement au pieu c'était la parole. Trop de tabous et d'interdits dans les mots des deux côtés pour pouvoir parler des désirs respectifs, des choses à essayer ou à améliorer. S'adapter l'un à l'autre pour un plus grand épanouissement, le plus important c'est peut-être le langage du corps, mais les mots sont puissants. Là aussi j'étais un gamin gêné plein d'une pudeur mal placée.

J'étais un gamin à peine sorti du foyer familial, couvé par sa mère et étouffé par son père, un oisillon qui a l'habitude d'être nourri et soigné. Je me rappelle de ma stupéfaction et de ma nouvelle admiration sans limite pour elle un soir quand, dans la cuisine de son appartement où je m'installais, j'eus la révélation de sa liberté et de la force de son indépendance. 'Tu *fais tes courses toute seule ? Et tu te fais à manger toute seule tous les jours ?'*

Un gamin qui chaque fois qu'il sortait avait peur de le dire à son père, qui refusait des invitations ou écourtait des rendez-vous pour rentrer dans le foyer familial à l'heure du dîner, par peur des réactions de son père. Peur de ses réactions et peur aussi de le laisser seul, qu'il croie que je ne l'aime pas ou qu'il cesse de m'aimer. A 24 ans, même enfermement, quand j'abandonne une aventure éphémère avec Patricia, une inconnue rencontrée dans le métro, parce que c'est trop difficile de dire 'je sors, je vais passer une soirée, une nuit dehors,' de devoir le motiver et de sentir dans son regard, dans les quelques mots qu'il lâchera sur un ton de menace ou de mépris, le jugement de mon père. En habitant avec Ambre, en France, j'ai pu m'en défaire pour la première fois.

(...)

Un gamin apeuré ! Quel spectacle je donnais à Ambre... Quand je n'habitais pas encore chez elle je me rappelle de très nombreux soirs, dans sa chambre, particulièrement pathétiques. Pendant une ou deux heures j'étais comme un autiste confronté à un choix indécidable. 'Est-ce que je dois rentrer chez mes parents ? Est-ce que je peux rester ?' En boucle. Ah putain j'étais bien atteint. Pendant deux heures à mettre et enlever ma parka, à tourner en rond dans l'appart, à hocher la tête en me balançant sur place, à aller et venir entre la porte et la chambre... Dieu ! En y repensant je me demande vraiment comment elle a fait pour ne pas me quitter plus tôt, et je comprends, oui je comprends qu'elle se soit séparée de moi.

Après Ako, j'ai compris qu'une séparation pouvait faire très mal. C'est pourquoi j'ai joué les marioles avec Linh. C'est moi qui l'ai quittée, c'est vrai, et j'avais déjà cessé de l'aimer tout en étant encore avec elle. Donc la séparation promettait *d'être moins douloureuse. Mais je me suis arrangé pour ne pas mettre pied à terre, et m'embarquer directement avec Morgane. Je me rappelle, juste avant de quitter Linh, comment j'ai demandé à Morgane d'un ton pressant : 'tu es sûre que tu vas m'aimer fort ? Je vais en avoir besoin tu sais, aime-moi fort je t'en prie.' Et elle, qui ne me connaissait ni d'Eve ni d'Adam, devait halluciner : 'Mais qu'est-ce qu'il me veut celui-là ?'*

Notre histoire était largement pour moi une histoire d'apparence. Et d'orgueil, l'orgueil d'entrer dans les lieux parisiens avec une noire si belle et sophistiquée. Cette file se voulait extrêmement sophistiquée. L'orgueil, le plaisir de nous entendre dire 'vous êtes le plus beau couple de la terre,' j'avais eu ça aussi avec Ambre et Ako. Ce type de beauté, de perfection esthétique qui inclut aussi un certain équilibre perceptible entre les deux amants, semble légitimer l'amour de l'extérieur. Mais ce qui vibre, n'est-ce pas juste l'orgueil et la vanité ?

29-09

Premier baiser depuis mon arrivée au Japon. Accordé par une danseuse Russe après que j'ai glissé un billet dans son string. (...)

Les filles qui dansent. Leur cul, leurs seins, leurs jambes, tout ça ne me fait pas bander. Le spectacle n'est pas désagréable mais la chair exhibée comme ça, à tous et de manière professionnelle ne m'excite pas. Les mini-jupes des hôtesses qui nous entourent l'auraient fait beaucoup plus mais, je ne sais pour quelle raison, je n'avais pas faim ce soir-là. J'avais faim d'un baiser juste, avec une des danseuses plus jolie que les autres. Et la règle dans ce lieu, c'est qu'en échange d'un pourboire de 250 yens (presque rien parce que ce sont les filles les moins chères, elles viennent toutes de Russie ou d'Europe de l'Est) la danseuse te donne, ou te laisse prendre, un baiser. (...)

Je regarde la danseuse qui me plaît, elle me regarde. Je me lève, il me faut une relation personnelle, il faut qu'elle me regarde et voit que j'existe, qu'un petit quelque chose se passe en elle de l'ordre du sentiment, que je ne sois pas juste un client comme les autres. Je danse face à elle, pour elle, en bas de son podium. Pendant plus de cinq minutes, jusqu'à la fin de la musique, nous dansons face à face, comme l'un pour l'autre, sans se quitter du regard, en se souriant. Sourires et même rires complices, comme si on riait de la situation, la voyait en camarades au second degré, elle la pro se trémoussant nue sur son podium, et moi le client affamé qui la mange des yeux, au fond deux êtres humains aux routes différentes mais qui convergent en cet endroit, entre qui il pourrait se passer quelque chose. Elle s'amuse, moi aussi. Elle descend, et passe devant moi sans s'arrêter. Elle s'est dirigée vers la table la plus proche pour commencer à recevoir ses pourboires, je l'ai rejoint et nous nous sommes embrassés.

Le premier baiser acheté de ma vie. C'est pas mal, mais ça ne se compare en rien aux baisers obtenus librement. C'est le consentement librement obtenu, le désir qui ne peut plus se retenir qui font tout le plaisir. Un baiser comme celui-là ne fait pas trembler à l'intérieur.

En me raccompagnant mon hôtesse, Missa, me donne son mouchoir, bordé par l'impression 'Elle, Paris.' Il porte son parfum.

Une expérience nouvelle, qui contribue à élargir le monde, voilà ce que je retiens. Heureux d'avoir découvert ce type d'établissement, et les relations spéciales qu'on y entretient avec les femmes. Mourir sans avoir bu avec des hôtesses, ou dans un bar où des filles dansent nues sur des podiums, c'est passer à côté de quelque chose. Il faudra que je recommence, et à Tokyo *trouver le gars qui pourra me conduire vers ce type de plaisirs. Ça pourra aider à me raffermir, à être plus otokorashii'* (viril/macho) *'avec les filles. Quand on en a payé pour nous tenir compagnie, et pour baiser même, je suis sûr que quelque chose s'affermit, s'améliore dans le comportement en général, et dans la manière d'être avec elles en particulier. Et on apprécie d'autant plus leur liberté, on goûte d'autant plus leurs baisers et leurs cuisses volontairement ouvertes…*

'10-10' (De retour à Tokyo)

'Si je dois mourir bientôt, je veux faire un dernier coup, monter et réussir une dernière entreprise, un dernier grand projet, avoir la Tanaka.

Construire une histoire avec elle. Se transformer tous les deux au contact de l'autre. S'ouvrir à un océan de sentiments nouveaux. Nouvelles préoccupations quotidiennes. Se réveiller en souriant et sentir la vie battre dans ses veines parce qu'on a le soir un rendez-vous avec elle.

Elle. 'Que fait-elle ? A quoi pense-t-elle ? Comment faire pour qu'elle rie, qu'elle sourie? Où aller ? Un endroit cool, et puis un endroit calme. Quand est-ce que je vais lui faire l'amour ? Je l'aime je crois. Et elle ? Et si on allait à la campagne. Plus de ville, plus de foule, rien que nous deux… Est-ce que ça va durer ? Un mec est toujours plus attirant quand il a une nana…'

Si je m'accroche à elle, outre le fait qu'elle est resplendissante, c'est que j'ai vu dans son regard et dans ses sourires comme une invitation, ou une disposition à négocier. A parlementer. Un homme et une femme. Et si on plongeait ensemble ? Dans les étoiles. Au ralenti. Elle et moi main dans la main, sautant d'une falaise dans la mer de ciel.

Cette expression d'enfant étonnée, pureté et profondeur, est une porte qu'elle ouvre sur son cœur, sur l'intérieur, et qui invite à y pénétrer. La même qui m'avait bouleversé sur le visage d'Ako. Et si je pouvais vivre une vraie histoire d'amour avec elle ?

Juste pour la forme, pour ne m'accorder aucun répit, aujourd'hui le premier jour de retour au QG j'ai demandé à aller voir le cours d'art floral. Ce matin elle était juste un étage au-dessus de moi ! Je la verrai donc mardi prochain. J'espère qu'elle y sera. Si elle n'y est pas je vais commencer à être désarmé pour la rencontrer. S'il le faut, je retournerai au cours d'art floral, prétextant une grande et soudaine passion. Tanaka Yuko c'est une quête à présent.

Pour l'instant, question nanas, le séjour ne répond pas à mes attentes. Pour être clair, je n'ai rien eu. Juste une soirée courte avec une bombe en mini-jupe, et pas mal de frustration. C'est pas comme s'il n'y avait rien, parce que grâce à Aï puis à Yuko j'ai pas mal gambergé, imaginé, échafaudé de plans. Mais à part celui que j'ai acheté à une gaïjin, pas de baiser, et pas de sexe non plus.

Alors, faut-il que je force ma nature et aille draguer à Roppongi ? Si je le fais je le fais vraiment. Toute la nuit j'adresse la parole à des nanas que je ne connais pas, je fonce comme Senna, pour ne m'arrêter que lorsque je suis sur le chemin d'un love hotel ou quand le jour se lève. Il faudra que je sois un peu ivre pour faire ça. Je suppose que c'est comme le dance floor. C'est commencer qui est difficile, une fois qu'on est dedans ça va tout seul. Mais il faudra forcer quelque chose dans ma nature, ou plutôt pour être exact dans mon éducation.

Mais le principal ne doit pas être de draguer à Roppongi. Le principal c'est de tomber amoureux et d'avoir une histoire conséquente avec une nana. Et rencontrer une fille avec qui ce genre d'histoire peut se dérouler est une chose difficile en passant huit heures par jour et cinq jours par semaine dans un bureau. C'est pourquoi Yuko est si importante. Les occasions de rencontres sont difficiles, rares.

Le pied ça serait d'avoir une nana, d'être amoureux et de se faire quelques extras de temps à autres.

11-10

Quelques notes sur Ambre au cours d'un brief de boulot où je faisais de la figuration :

'Lui écrire pour lui dire que je l'aime, encore, toujours, malgré tout. Depuis l'autre bout du monde. Pour espérer ? Le choc, qu'elle me répondra. Non... (...)

Lui écrire pour quoi alors ? Et tout à coup ça devient limpide. Demander de ses nouvelles, et lui donner des miennes. Ça c'est vrai. Et garder pour moi mes états d'âme et de cœur. Ça serait inutile et même négatif d'en parler. Déplacé. Je viens de le comprendre tout à coup, brusque révélation. Je me sens pour la première fois un et en paix à son propos, avec cette idée nouvelle.

Jeudi 12 octobre

Révélation sur le comportement à adopter avec Ambre. Ma pensée, lente maturation brouillonne et puis éclose, flash. Cette lettre à Ambre, courte, il faut que je l'écrive maintenant, un peu bourré, sans réfléchir et d'un coup.

Dans le métro, au retour, avec Gaku et son supérieur, une beauté était assise devant moi. Grande classe, 1,75m à peu près, tailleur bleu gris et chemise blanche. Je l'ai vue me *regarder à 2 ou 3 reprises, et j'ai vu sur son visage une esquisse de sourire alors qu'elle baissait la tête. Tout ça est très caché, retenu, c'est d'autant plus délicieux quand quelque chose se passe. Ça fait chaud au cœur.*

La présence de Naomi. Quel charme ! Elle est jolie, a du caractère, de l'épaisseur, et surtout elle a de l'esprit, il y a de la complicité entre nous, qui avons déjà partagé pas mal de fous rires. On dit qu'elle a 30 ans, mais elle en paraît 25. Ça doit être bon de sortir avec une fille qui a pas mal d'épaisseur comme elle. Intelligente, 2 ans en Angleterre, un anglais craquant. La possibilité d'utiliser deux langues change tout. J'y vais cool, je vais suivre la manière japonaise : devenir amis, au boulot et puis en dehors, et puis l'embrasser. Je mets une option sur cette fille. C'est le genre avec qui je pourrais causer des heures sans problème. Mais je m'en lasserai peut-être très vite, elle ressemble à Jee Yoon.

Mini, Mini elle vient juste de se marier alors je lâche l'affaire avant même de commencer quoi que ce soit.

Lundi 16/10

J'ai Naomi dans la peau. Il y a quelque chose de légèrement érotique dans notre complicité, nos rires. Ce matin elle était belle, les cheveux lâchés. Quand elle me parle je me perds souvent dans ses yeux, j'ai envie de l'embrasser. Ses lèvres, je lui fais répéter 'CHU' pour regarder le mouvement de ses lèvres. Elle le comprend à mon air et rougit : 'you are so French...' Un présent divin que je sois assis tous les jours huit heures durant face à elle. Elle est femme, beaucoup plus même qu'une Tanaka.

Aujourd'hui, révolution. Je lui parle des marches que j'aimerais faire dans Tokyo, Mita, le cimetière d'Aoyama,

Shibuya, Roppongi, et tout à coup elle me dit qu'elle aime ça aussi et qu'on devrait se faire une marche tous les deux ! Hey ! C'est du sérieux ça... N'oublions pas la procédure japonaise, d'abords devenir amis et apprendre à se connaître, puis demander si elle veut qu'on se fréquente en tant qu'amoureux, plus tard l'embrasser, et plus tard encore baiser. A ce rythme-là t'as les cheveux gris avant de lui caresser les seins pour la première fois.

Le problème c'est qu'elle est un peu boulotte, genre avec des cuisses plus larges que les miennes, et que pour l'instant je n'arrive pas à imaginer quoi que ce soit de physique entre nous. Quand je croise des filles sublimes avec de longues jambes fines dans le métro je me dis 'hey ! C'est ça qu'il te faut Gabriel, de la grande classe internationale et rien de moins,' et puis j'en reviens au rire de Naomi, à ses yeux, à son visage si vivant. Cette fille serait une merveille avec 8 kilos de moins.

Le point délicat c'est qu'on bosse ensemble tous les jours, que c'est même elle qui est chargée de m'apprendre des trucs en ce moment, et que bosser avec une nana que tu as quittée c'est l'enfer. Donc, et comme je pressens en moi un emballement à la Jee Yoon, il faut avec elle que je chemine très lentement, empruntant pour le coup la plus pure manière japonaise, quitte à me freiner, et à la freiner elle aussi s'il le faut.

Je jase, je jase, mais c'est possible qu'elle ait un mec et qu'elle se marie dans six mois.

Tanaka Yuko. Le cours d'art floral, demain 18 heures! J'ai bien fait le mariole. Maintenant je suis au pied du mur. Et j'ai l'impression qu'il est immense, aussi écrasant que celui d'une forteresse. Demain, putain c'est demain. Demain à 6 heures il faut que je quitte toutes mes peurs, mes appréhensions, toutes les bonnes raisons qui me disent de m'arrêter, et que je fonce avec un but unique, un rendez-vous, un numéro ou un dîner *straight ahead.*

Demain je suis un gaïjin. Je ne connais pas les manières japonaises et je les brûle. Ça passe directement ou ça casse. J'y ai suffisamment pensé, j'en ai suffisamment rêvé, je me suis créé une obligation, maintenant j'ai une obligation envers tout ce temps passé autour d'elle.

Et puis ça ne sert à rien d'y penser plus ce soir, demain quand je la verrai, si l'impulsion se produit, le feu du désir, alors l'inspiration viendra.

17-10

Je suis allé au cours d'art floral et j'en suis revenu vainqueur, couronné deux fois. Tellement que j'en étais estomaqué, littéralement, avec en moi à l'œuvre une lourde charge d'angoisse, ou de stress, dont je n'ai pu me défaire qu'une fois assis sur mes tatamis à manger un Big Mac tiède.

Je rentre dans la salle, la prof m'indique le fauteuil à côté de Yuko. Je la regarde s'appliquer. Elle est vraiment belle, d'une beauté fragile et éclatante. Plate comme un mur aussi, ce qu'on m'avait dit est donc vrai. Mais elle me laisse assez froid, à vrai dire je suis un peu déçu. L'ai-je trop rêvée ? Suis-je trop anxieux ? Elle semble extrêmement fuyante, insaisissable. Le fantôme d'Ako ? Même Ako avait un air plus franc.

Mais à l'autre bout de la table... Une bombe. Plus d'un mètre soixante-dix, un corps de rêve, et une vraie beauté raturée d'un nez un peu trop gros. Elle, elle me charme vraiment.

Tout à coup elle me sourit, se lève, vient à moi, elle veut aller en France, adore le Louvre et Mona Lisa, 'plusieurs visages en un,' et quand est-ce que je serai à Paris, elle veut venir, et elle va vraiment venir me disent les autres. On cause et on s'entend vraiment bien, regards & rires, puis on échange nos cartes de visite, et on se promet de se contacter par Email pour dîner ensemble un soir. Tout ça se passe si vite, c'est de l'ordre de l'hallucination. Et je nous imagine ensemble, vivre 1 relation longue, c'est une présence que j'accueille à bras ouverts. Mlle Sugawara, 24 ans, dragon. Il y a en elle à la fois quelque chose d'excitant et de profondément paisible.

Je quitte la salle, heureux de la rencontre. Et voilà que je croise le chemin de Tanaka. Coup du destin, ou peut-être que j'avais bien calculé mon coup, elle arrive, ses fleurs emballées dans un journal. On s'arrête pour discuter, elle prend mon mail & voilà. Je me retrouve dans une position d'attente agréable à maints égards. Elle doit me mailer un RDV pour dîner. Il faut être méfiant, ne jamais la laisser entrer profond dans mon cœur. La probabilité pour que ça ne le fasse pas du tout entre nous à moyen terme est la plus forte.

Naomi a fortement pâli de ma rencontre avec Sugawara. A l'heure qu'il est il n'en reste pas grand-chose. Il faut que je voie si le charme reprend demain en la côtoyant. Mais c'est probable qu'elle vienne d'être battue par une fille d'une classe supérieure. J'espère qu'elle pensera un peu à moi ce soir. Demain possible que je dîne avec Naomi, probable parce que même si elle a accepté aujourd'hui, il est probable que je n'en ai pas envie demain. En plus ce ne serait pas un tête-à-tête, il y aurait une autre fille. Enfin, ce serait peut-être bien pour m'entraîner.

Comme Jee, elle a été emportée par une autre fille, mais au moins je ne l'ai pas touchée, je ne lui ai rien promis.

Multiplier les cibles, les rêves, c'est du bonheur et c'est aussi, à maints égards, un bon choix tactique. Mais pour une phase d'approche, ça commence à être un putain de feu *d'artifice !*

19-10

D'après ce que m'a dit Ryuji hier, je ne sais comment le gars a l'air de connaître les vies sentimentales de toutes les bombes de la boîte, la Sugawara a un mec, et c'est du sérieux, 'love love' comme ils disent. Il faut que je réajuste d'urgence les signes qu'envoient ces filles, parce qu'à la voir faire son numéro l'autre soir j'aurais juré qu'elle me voulait dans son pieu.

Hier soir dîné avec Naomi, soirée fort agréable, elle-même très séduisante. Y a pas, elle ressemble à Jee Yoon ; visage, personnalité, ambiance. En plus gaie, plus d'esprit, mais le même tragique en elle. On a causé, causé, causé. Et j'ai pas pu m'empêcher de lui démontrer que cette relation avec un gars vivant aux USA & ne sachant même pas s'il rentrera au Japon ne mènerait à rien de bien et qu'elle ferait mieux d'y mettre un terme vite fait. A le raconter ça me fait moi-même halluciner.

Elle a acheté Moon Palace...' (un de mes bouquins favoris dont j'avais dû lui parler.) *'Ensemble on peut se pisser dessus de rire, et puis avoir des discussions profondes, larmes aux yeux... Enfin, je ne m'emballe pas. On continue comme ça, tranquillement, avec patience et en s'appliquant, et puis on voit où ça mène.*

L'acte manqué, le portable oublié pour ne pas appeler l'autre fille et se retrouver en tête-à-tête. En plus hier elle n'avait pas du tout envie de quitter le restaurant. Elle était bien là, avec moi, à causer en sirotant son Gin Tonic. Ce n'est qu'à mon troisième appel, 'on y va ?' 30 minutes après le premier, qu'elle s'est levée.

La côtoyer au bureau, dans son uniforme, me refroidit

fort heureusement. Mais aujourd'hui j'ai éprouvé le besoin de l'inviter à boire un café après le boulot, j'avais envie de sa présence, de comment je me suis senti avec elle hier soir au restau... Je ne l'ai pas fait parce qu'il faut rester calme.

Mais c'est peut-être juste parce que c'est la première fille avec qui ça accroche ici que ça me monte à la tête.

Les sentiments exacerbés sont comme les certitudes d'une ivresse, ils s'en vont avec elle.

21-10-2000

Back to 1994, le cahier 'Plus jamais l'amour !' (D'où est tiré le récit d'origine d'Akagi et de la relation avec Ako, et que j'avais mis dans mes bagages en retournant au Japon.) *'Des traits de caractère, des travers de ma personnalité qui ont grossi par la suite et m'ont mené à des catastrophes, massives ou diluées et quotidiennes, y sont notées avec candeur.*

Un va et vient incessant entre l'euphorie et la dépression est écrit simplement, avec la même candeur.

Et les filles, déjà au centre des préoccupations.

(...)

Enfin, Diable ! Je devrais retrouver confiance en moi vis à vis des femmes à la lecture du récit d'Akagi, et de cette douzaine de filles qui 'voulaient sortir avec moi,' en compétition, qui tenaient des réunions à mon propos chaque soir... Hell ! Pour être 'séduisant' j'ai été 'séduisant.' Pas de raison pour que je ne le sois pas encore. Une icône, un symbole, il faut que je redevienne ça. Retrouver l'état d'esprit. 'Le grand brun aux yeux bleus, ténébreux et tombeur,' cette image que je donnais à Fénelon, et pas plus tard que l'année dernière encore à l'EM.

'Le plus beau couple du monde,' avec Ako, avec Ambre, comme mes amis le disaient avec envie, comme ces filles à Fénelon le disaient à Joris. Un couple icône au centre des regards.

Et avec Morgane ça avait été la même histoire, cette inconnue qui vient nous dire 'vous êtes le plus beau couple que j'ai jamais vu, je rêve en vous regardant.'

A l'EM, entendu par l'intermédiaire de Marie, l'icône du séducteur fatal encore une fois.

Et l'apothéose au tout début, il y a six ans au Japon.

Je n'ai jamais réellement pris conscience de cette force d'image qui m'est échue pour quelques temps. Aussi je n'en ai pas exigé les dividendes.

Et depuis que je suis arrivé au Japon j'ai une attitude négative qui ne peut jouer qu'en ma défaveur. Je suis un mendiant de l'amour. Partout je fais la quête pour un sourire de jolie fille, je mâchonne l'espoir d'en rencontrer une et de l'embrasser rapidement, et ressasse la frustration dans laquelle je suis depuis qu'Ambre m'a quitté. La frustration et puis l'incertitude. La plupart du temps quand je me regarde je me trouve assez laid, grotesque. Il y a aussi ces rares moments où, dans le miroir d'un endroit mal éclairé, je me trouve beau. Impressions contradictoires, mais la première l'emporte généralement. C'est écrit sur ma gueule que je suis en manque, prêt à prendre n'importe quoi d'à peu près viable, normal que ça rebute les filles.

Il faut que je retrouve la même attitude que quand je suis avec une bombe qui m'aime, genre Ambre. Bourré de confiance et de nonchalance ; 'tu veux faire quelque chose avec moi, allons-y, tu veux pas ? Je m'en bats les couilles.' L'attitude d'un mec qui a déjà tout ce qu'il lui faut, mais qui pourrait être prêt à faire un *extra.*

Plus de sérénité et de distance dans le regard, et des gestes fermes et carrés, des mouvements amples reflétant l'aisance à l'intérieur. Une confiance naturelle et méritée en soi qui se voit, et donne confiance à la fille qui regarde et se tâte ; 'je craque ou pas ?'

A partir d'aujourd'hui je change mon attitude. Là j'ai l'air d'un drogué affamé, en manque de cul, de sentiments, de baisers... Et un manque n'est jamais attirant, parce qu'il ne peut que prendre. Il faut être ou avoir l'air plein. Plein de l'amour d'une fille, plein d'occupations, plein de vie. Et puis je dois avoir l'air angoissé en plus, anxieux, plein de tremblements, sur le qui-vive. Avoir l'air d'être plein comme un restaurant qui refuse des clients mais qui pour toi, beauté, exceptionnellement pourra trouver une table. A-t-on envie d'entrer dans un restaurant vide ? Il faut maintenant que j'étudie les signes qui donnent l'air plein. Et puis vide, un être, un restau, ça fait peur, ça doit avoir des tas de mauvaises raisons pour être vide, et on a peur d'être aspiré par le vide.

Autre chose, arrivée à la claire conscience hier au Motown Café ; il faut que j'arrête d'espérer que les bombes vont venir me tomber dans les bras d'elles-mêmes, toutes seules, sans que je ne fasse rien d'autre que les regarder et leur sourire. Il faut que j'accoste quand c'est encore tout juste tiède, voir froid, quitte à me prendre 4 gamelles pour 1 hors d'œuvre. C'est pas dans ma nature jusqu'à maintenant. Je ne l'ai jamais fait, accoster ex nihilo 1 fille dans 1 bar ou 1 club. Et bien il faut que je force ma nature, que je fasse tomber ce reste de ma féroce timidité ancestrale. Encore un changement, un élargissement de ma nature à opérer. Et je suis sûr qu'après 4 ou 5 fois ça va tout seul. Il faut aller chercher ce dont on a besoin.

La vie s'étend comme une mer calme, lisse, sans aucun

vent depuis 2 semaines. Tout à coup force 9, des creux de sept mètres, une baston de tous les diables à faire fuir les pires voyous. Sur le bateau se cramponner à la barre, wincher à mort dans la gîte, des flots d'adrénaline et une ivresse de pur plaisir. Et bien, l'amour est comme cette tempête, s'il n'est pas précédé par un calme plat on ne peut pas réellement apprécier ses vagues de sept mètres. Voilà ce que je me dis pour rester peace pendant que je ronge mon frein.

(...)

16h30, le jour décline. Je me sens nostalgique, un peu triste à replonger encore dans Ako et Akagi. Surtout que je m'aperçois d'une faute abominable et inexplicable : 25 pages de récit d'Akagi et je n'ai PAS ECRIT LE FEU DE CAMP ET NOTRE PREMIER BAISER, ce qui est absolument fou ! Comment est-ce que j'ai pu me faire ça ? C'est de la haute trahison ! S'il y avait 1 chose à écrire c'était ça...

22-10

Avant hier, à la fin du boulot – après que je lui ai proposé quelques heures plus tôt – Naomi me murmure le nom d'un café, après avoir regardé autour d'elle de peur d'être vue ou entendue, et me fait un plan à la hâte.

Je la retrouve en train de lire Moon Palace l'air fatigué, fâchée et triste, et je la fais parler. Elle est belle toute en noir, loin des ridicules uniformes du bureau.

Elle est intérimaire. Pas une vraie employée de la boîte. Et aujourd'hui Kezuka l'a emmenée à l'usine de Yoshii pour y faire je ne sais quel boulot. Alors qu'aucune employée n'a eu le privilège de sortir du bureau, Naomi, qui n'est là que pour même pas un an, est sortie en mission à l'extérieur. Et les autres ont *protesté. Du coup elle se sent mal.*

Je lui explique que c'est bien que les filles se mettent à protester, qu'à la longue ça changera peut-être leur triste condition, et qu'elle doit être fière d'avoir été l'initiatrice – involontaire – du mouvement.

(...)

En feuilletant le premier cahier hier, j'y ai découvert une formule magique que je vais mettre en pratique dans quelques instants, le numéro de téléphone des Yamaguchi. La tendresse inouïe et la grande intelligence de cette famille chez qui j'avais passé deux ou trois nuits il y a sept ans. Et ses deux filles somptueuses... Mariko et Tomoko. Tomoko, belle, trop âgée pour moi à l'époque, mais qui doit avoir maintenant 27 ans... Et surtout Mariko, 'la fille la plus jolie que j'ai jamais vue,' une beauté et une attitude exceptionnelles. Mais alors trop jeune, trop gamine pour avoir une relation, elle doit avoir maintenant 23 ans... hé hé hé... Et j'espère qu'elle a été travaillée, ouverte et avertie par quelques mecs. Mais si elle a un mec ça doit être du sérieux.'

(Un coup de fil plus tard...)

'Tomoko n'a que 26 ans, elle est toute jeunette ! Elle a pris une voix coquette, sucrée, sexuelle – de ces filles à qui il faut rentrer dedans sans fioritures ni préambule. Surtout ne pas rentrer dans leur jeu, ce qui reviendrait à être polissé et gentillet, et elles n'aiment d'ailleurs pas ça. Il faut être mec, la voix grave et mesurée, gestes et stature imposants, dur et ferme comme une bonne érection. Cette voix... Enfin, une voix conventionnelle parmi d'autres.

Et la petite Mariko, que j'ai connue en uniforme de lycéenne à peine, commence à bosser en avril dans une boîte de prod, putain... Le temps passe. Ça me donne un coup de vieux.

L'une ou l'autre ? Baiser les deux sœurs en même temps, les déshabiller toutes les deux dans le même pieu... Ouaih, et alors ?

26-10

Kezuka'(collègue, supérieur immédiat de Naomi, qui est devenu un ami cher, et musicien du groupe de collègues que j'intégrai comme chanteur, avec qui je devais enregistrer deux morceaux originaux) *'m'emmène dans une boutique acheter un portable. Assise à son bureau il y a cette fille jolie, genre jeune et mûre à la fois, avec un beau visage lisse et expressif, mais je ne pense pas à elle. La transaction s'effectue, mais quand elle revient avec une copie du passeport, elle nous dit que sur la photo je suis cho kakkui'* (trop mignon/séduisant) *'et que je ressemble à un Back street Boys... Va savoir. Elle ajoute qu'elle m'a déjà remarqué au feu rouge et qu'elle s'est dit... Elle ne va pas plus loin. Je ne pense à rien, seul le désagrément d'être flatté – encore 1 fois parce que je suis un gaïjin – est là.*

1 fois dehors, Kezuka me dit 'et si tu l'invitais à dîner quand tu retournes prendre le téléphone...' Je fais l'idée mienne, et 1 heure après je lui demande si on ne pourrait pas dîner ensemble un de ces jours. Elle paraît enchantée – mais je ne suis plus sûr de rien quand on en arrive aux meufs ici moi – accepte, me donne sa carte de visite, son numéro de portable et me promet d'appeler. Alors j'attends, mais sans attendre vraiment.

Kezuka veut que je lui raconte tout en détail. Il m'interrompt en plein boulot et m'emmène boire un café et fumer une cigarette avec lui. Il est rempli d'envies, 'ah ! Si je pouvais faire ça moi... Comme gaïjin toi tu peux le faire, il y a des choses qu'on te pardonne, sur lesquelles on passe. Moi, un Japonais, si je l'invitais comme ça, je serais jeté ni 1 ni 2, comme on jette les nanpas.' (Dragueur connoté très péjorativement.)

(...)

'Nao m'a dit que les autres filles commèrent à propos de nous deux. Le simple fait que 'nous deux' prenne une réalité dans sa bouche me plaît. Et que même la petite Minny garde un œil sur nous. Donc, à partir de demain on se tient à carreau. Blagues et chat OK mais rien sur quoi que ce soit en dehors du boulot. Ça me plaît. Ça y est, on partage 1 secret, qu'il existe quelque chose entre nous en dehors du boulot. De toutes façons nos portables se connaissent.

29-10

Hier soir j'ai rencontré un cyborg. Féminin. Et j'ai eu envie de me marier avec elle. Après m'être envoyé la bière et la boutanche de saké j'étais fin saoul, mais vif, cohérent, et prompt à chanter. Après quel mal de tête... Mon front et mes yeux étaient des champs de mines peuplés de danseurs de claquette déchaînés.

Nous étions en goguette, Kenji Yamao' (collègue et voisin de chambre roublard, sage et expérimenté, bien introduit dans les nuits de Tokyo de type Japon traditionnel d'après-guerre, de six ou sept ans mon aîné, et qui devait devenir mon meilleur ami, une sorte de grand frère) *'et moi. Après avoir passé l'après-midi à une fête de temple, nous nous dirigions vers Mona, nom du club et du cyborg qui a ouvert les portes de l'établissement spécialement pour nous ce soir-là.*

Le concept du club : 150 euros par personne, boissons à volonté, et une ou plusieurs jeunes filles qui causent avec toi, te font boire et chanter.

Lumières orange tamisées, un petit endroit classe et

confortable, tout ce que j'aime.

Mona : 29 ans. Depuis 10 ans elle dit qu'elle ne dort ni ne mange pas. 'Sans dormir tu peux faire plus de choses. Je dors 1heure ou 2 par mois.' L'alcool est devenu sa seule nourriture, et elle n'est jamais ivre. En 24 heures elle s'envoie deux bouteilles de whisky ou 15 (!!!) bouteilles de vin français. Son corps doit avoir muté peu à peu. Quand elle était petite déjà elle ne mangeait qu'1 pomme par jour. 'Je ne peux plus aller à l'hôpital, les médecins m'ont dit que je pouvais mourir n'importe quand et qu'ils ne pouvaient plus rien faire pour moi' dit-elle d'une voix tranquille.

'Elle me prend pour un débile profond...' Mais malgré mon incrédulité et mes 'c'est vraiment vrai ?' répétés elle maintient avec patience ses affirmations insensées. A la gare de Hoya, 1h30 du matin, alors qu'on marche sous une pluie fine à la recherche d'un taxi, je presse Kenji – outre à whisky, complètement beurré, et qui dormira jusqu'à 17 heures – de questions ; 'croire la moitié', répond-il, 'toujours croire la moitié seulement quand on parle à quelqu'un pour la première fois.'

Mona, Mona... La journée elle travaille comme programmatrice. La nuit elle bosse dans son club. En plus, et avant tout, Mona est chanteuse. Elle a fait plusieurs disques, disponibles dans le commerce, une tournée aux Etats Unis...

Et elle sait lire les lignes de la main. Elle prend la mienne et la première chose qu'elle dit, la garce, c'est que j'ai une ligne de je ne sais pas quoi vachement forte, et que donc je peux voir les esprits, les fantômes. Mais ceci n'est qu'une pauvre traduction de ce que je n'ai pas compris, et putain dans des moments comme ça j'aimerais avoir un meilleur niveau de japonais. Enfin, c'est assez incompréhensible qu'elle ait mis le doigt sur ça en ce moment.'

Quelques semaines auparavant en effet, j'avais dans le foyer de l'usine, tout le mois que j'y suis resté, éprouvé une terreur des fantômes qui m'obligeait à me coller le dos au mur quand je regardais la télé, et me donnait des sueurs froides dans l'obscurité au moment de m'endormir, terreur qui s'est complètement évanouie à mon arrivée dans la capitale.

'Elle est belle, mais son visage est fatigué, déjà vieux comme celui d'1 alcoolique ou d'1 droguée. Héroïne ? C'est le seul moyen que je connaisse qui pourrait expliquer qu'une fille vive sans dormir et sans manger, juste avec le sucre de l'alcool. Mais elle ne serait pas en si bon état. Elle pourrait devenir un beau personnage. I mean, what kind of relationship could you have with a cyborg like her ?' (je veux dire, quel genre de relation tu pourrais entretenir avec un cyborg comme elle?)

'1-11

Dîner hier avec Kenji, Uno, et 5 filles de la boîte qui 'voulaient faire connaissance avec moi.'

3-11

Hier soir je suis sorti trop tard de la boîte pour être à l'heure au RDV avec Nao, et j'ai marché 5 bonnes minutes sur le chemin habituel, en direction de la mauvaise gare. Je m'arrête tout de même pour acheter trois paquets de Lucky et de l'alcool à boire immédiatement. Reserve Water, de l'eau et du whisky, je descends la canette sur le chemin de la bonne gare. Il fait nuit, et une fine pluie n'affecte en rien cette légère euphorie perceptible dans la rue, sur le visage et dans l'attitude des gens qui sortent du bureau, parce que ce vendredi est férié et qu'ils vont aller boire pour fêter ça. J'ai gardé la cravate en soie ocre avec de fins motifs dorés parce qu'elle me plaît, et qu'elle tape sur la chemise et le costume noirs.

Le whisky, la fatigue, la pression tout à coup relâchée et les deux comprimés d'anxiolytiques que je me suis envoyé dans la journée me font me sentir détendu, un peu high quand j'arrive à Kanda.

Naomi est sur le quai depuis une vingtaine de minutes – 20 minutes d'angoisse à redouter que quelqu'un de l'entreprise ne la voit et lui demande ce qu'elle fait à attendre là – et elle me dit qu'elle n'aurait pas attendu plus longtemps, je ne la crois pas. Elle porte une chemise rose trop étroite pour elle et un pantalon brun.

Je ne reconnais rien à Shinjuku, putain c'est décourageant parce qu'en changeant le paysage urbain ils détruisent mes souvenirs. Autour de la tour du Tokyo Metropolitan Government, qui autrefois trônait seule, immense et splendide, ont poussé des tas d'autres buildings de la même taille.

Gin Tonic, Tequila Sunrise, puis des tas de plats de tacos et autres trucs excellents. Le dîner se passe bien, on rit, on parle de choses et d'autres, on se séduit. Et puis mes nerfs me lâchent, comme ils ont pris l'habitude de le faire ces jours-ci par moment, et je menace sérieusement de tout foutre en l'air. Voilà que je dis des trucs insensés – Nakayama est un déséquilibré, moi aussi je suis un déséquilibré, 'tu le sais ? Il faut que tu le saches... C'est important, je dois te montrer mes mauvais côtés, d'habitude on ne les voit qu'après n'est-ce pas ? Alors c'est plus juste de les montrer avant... Je suis vraiment déséquilibré, mais je travaille à m'équilibrer... Tu as eu une aventure avec Nakayama n'est-ce pas, tu sais que j'ai voulu le tuer quand il t'a pris la tête entre les mains et t'a baladé sur deux mètres ? On ne joue pas avec la tête des gens, jamais' – avec un sourire crispé, une grimace en guise de visage. Elle a un air éberlué, horrifié, mais elle met ça sur le *compte de la fatigue et de la langue – peut-être qu'elle ne comprend pas tout à fait ce que je dis.*

Je parviens à regagner une sorte de contrôle, et la conversation repart, mais je suis tendu, entre deux eaux, prêt à craquer à nouveau à tout moment.

Et je craque à nouveau. Son boy friend s'éloigne, elle a été invitée par un mec du QG et 'a ressenti pour la première fois depuis longtemps...' Une claque. OK... Tout à l'heure au détour d'une phrase elle m'a dit qu'on était des 'collègues,' ça m'a grave refroidi et je suis devenu muet, glacial, hostile, jusqu'à ce que je retrouve le contrôle et là, le dîner touche à sa fin et tout à coup débarque ce mec du QG qui la sort et a un nom juif ce qui est bizarre pour un Japonais.

Je deviens moi-même carrément bizarre. Je n'ai plus le contrôle de mon visage, elle s'inquiète, 'tu es fatigué ? Ca va ? Qu'est-ce qu'il y a ?' Presque muet, la face parcourue de rictus divers, tendu.

Sensation de perte. 'Même elle, même elle me lâche, I feel like shit, she just thought I was a fucking... Friend with whom she would have a fucking... Friendly relationship? Shit...' (j'ai le moral à zéro, elle pense quoi que je suis un putain... D'ami avec lequel elle aura une putain de relation... amicale? Merde...) *'La fille que j'ai le plus travaillée, profondément en y mettant le temps... 2 mois ici. Aï, Yuko, Lili, Wakaguchi ou enfin bref, la fille du Seven Eleven, la Sugawara – je ne peux pas affirmer que c'était elle qui était assise en face de moi au dîner l'autre soir – toutes des échecs lents et froids. Mais elle, elle... Putain j'ai investi, j'ai bien cru la toucher, l'enrouler dans mes mots et lui donner le goût de mon style, et puis c'est pas du chiqué – pas de possibilité de falsifier quand on passe chaque jour huit heures assis face à face au bureau... Et tout à coup elle me balance qu'elle has been dating a guy from Marunouchi,'* (qu'elle sort avec un gars de Marunouchi,) 'et s'extasie sur les sentiments que ça lui donne comme si j'étais un confident asexué.

Je suis à fleur de peau, over sensible et hyper émotif, et ça me casse les couilles. I loose control et je suis comme un putain de psycho.

Je regagne un peu de contrôle, un peu, et après être monté en haut du building voir la vue – la fille semble aimer autant que moi la ville la nuit qui s'étend comme un océan bleu sombre et rouge – alors que nous marchons vers la gare – putain de dernier train, est-ce que les capitales civilisées ne pourraient pas faire rouler leurs trains toute la nuit ? En plus ça ferait des emplois – je lui dis un truc niais genre 'tout à l'heure je n'étais pas fatigué j'étais jaloux.'

Pas mécontent de moi je poursuis par une remarque lexicale encore plus niaise sur le mot japonais pour être jaloux, qui utilise l'image du feu.

Elle me parle mais je ne l'écoute pas. Est-ce que je vais avoir mon dernier train, je ne reconnais pas ce putain d'endroit, je suis tendu, tremblant, est-ce que je vais encore craquer et dire des conneries ?

'En d'autres mots ?

Quoi ?' (De quoi elle parle ?)

Tu peux le dire autrement ?'

Je réponds très triste : 'je ne peux rien dire (de plus)' sur un ton sec qui me frappe moi-même.

Putain...

Changement d'ambiance. Elle marche en ralentissant le pas, en se rapprochant de moi. Cette fille veut que je m'arrête, et que je la regarde profond dans les yeux avant de l'embrasser. Cette fille veut m'embrasser, et venant d'elle ça veut dire qu'elle veut devenir ma nana, qu'elle est prête.

'Ça va pas !!!' que je me surprends à ressentir, j'accélère le pas et je fais comme si j'avais rien remarqué.

Pourquoi ? Mais j'en sais rien moi, je n'avais plus qu'un semblant de contrôle et un faible pouvoir de décision sur moi-même à ce moment.

Sur le quai où elle m'a accompagné, je suis même trop exténué pour souhaiter que le train arrive vite, mais la pensée m'effleure. Nous sommes assez mal à l'aise.

'Ça se finit comme ça ?' elle demande sur un ton plaintif et même un peu indigné.

Alors putain, et c'est bien parce qu'elle le demande – j'ai l'envie en moi mais je suis trop mort pour la ressentir – je m'approche d'elle, lui fais mon regard numéro 3 version poisson mort, et pose une main fatiguée, malhabile, sur son épaule. Je l'attire doucement vers moi.

Son expression me dit qu'elle a interprété les signes, et qu'elle accepte, mais aussi qu'elle ne m'embrassera pas dans l'instant parce que quelque chose l'ennuie. Elle jette un coup d'œil à sa gauche, et dit 'well, we've come to a tighty – ou tricky situation,' (euh... nous voilà dans une situation délicate) 'je sais pas bien, les capteurs de mon cerveau s'étant largement mis en grève. C'est pas grave, rien n'est grave dans mon état de fatigue et de tension. Je regarde autour de nous, la trentaine de personnes qui nous entourent immédiatement, et je comprends. (Pression sociale japonaise.) Nous sommes tendus, et tout à coup je lui dis, la main sur son épaule, 'c'est pas grave, nous avons du temps... Plein de temps.' Elle acquiesce et tout à coup, c'est palpable, toute la tension qui l'habitait s'évanouit, et la mienne descend bien de 30%. Tout à coup, c'est comme une bonne grosse latte de roco. Elle sourit.

Je monte dans le train, elle reste immobile sur le quai. Je rassemble mes dernières forces pour composer un sourire et agiter une main, allez putain, casse toi.

Et voilà comment, sans l'avoir encore embrassée, j'ai ma nana au Japon.

Qu'est-ce que j'en pense ?

D'un côté ça m'inquiète. Ça va prendre du temps, peut-être du temps de sommeil, la fatigue : est-ce que je vais pouvoir tenir ? Je ne sais pas du tout où l'emmener mais bon, il y a des mecs auprès de qui je vais me renseigner.

Possible que je me lasse d'elle, qu'elle perde tout charme très vite, et passer huit heures par jour dans un bureau avec une fille que tu as quitté ça doit être fatiguant, voir dangereux. Par pleins de côtés, elle ressemble à Jee, et je n'ai aucune envie de pousser la ressemblance jusqu'à la fin. J'ai peur de son corps aussi, cette fille est petite et elle a sept ou huit kilos en trop.

Et puis l'investissement amoureux prend énormément d'énergie, et la mienne est mobilisée à 110% en ce moment. Mais ça c'est une raison que je ne peux prendre en compte, parce que de toutes façons par nature il me faut une nana, et que j'ai assez cassé les burnes de tout le monde avec ça pour être autorisé à renâcler quand ça arrive. Et puis hey ! Tu parles de quoi dans ce que tu écris depuis que tu es arrivé dans le Cercle du Soleil, en gros ?

D'un autre côté... Hé, cette fille me plaît !

Elle est belle. Pas d'une beauté qui frappe au premier

coup d'œil, mais d'une beauté vraie et profonde, qui dure. Elle a des trucs à dire, intelligente, de l'humour, et nos ambiances semblent se marier extrêmement bien. Elle aime voyager, lire, se balader et voir des nouveaux trucs, comme moi. Je me dis qu'elle doit avoir un visage extrêmement bandant quand elle fait l'amour. Il y a des tas de choses qui promettent vraiment d'accrocher avec cette fille.

Ce qu'il faut, fils, c'est commencer par la jouer vraiment cool. D'abords tu apprends à connaître cette fille et tu t'amuses, tu prends du bon temps. Aucune tempête sentimentale. Mais comment un mec qui ne peut contrôler les mouvements de sa main' (je suis atteint par un tremblement essentiel renforcé par les effets secondaires du Lithium) 'pourrait-il ordonner ceux de son cœur.

De toutes façons je ne suis pas amoureux. Juste attiré.

4-11

'Another lonely day' (Encore un jour tout seul, morceau mélancolique de Ben Harper) 'me fait penser à elle et je l'ai remis encore une fois. J'ai envie de l'appeler, de l'entendre, mais je ne le fais pas parce qu'elle penserait que je suis attaché à elle. (...)

6-11

Aujourd'hui Naomi m'a donné un sourire et un éclat de rire. Un sourire magnifique, comme jamais je n'en avais vu sur son visage, et qui se référait au 'contrat' comme dirait Jiro.' (le petit frère de ma famille d'accueil Japonaise.) 'Elle est vraiment belle. Émouvant, maintenant que nous allons peut-être être ensemble, elle semble plus que jamais décidée à maigrir. Ces kilos en trop lui venaient sûrement en partie de l'éloignement de son (ancien) mec. (...)

7-11

12h30 (...) Naomi ne m'a rien donné ce matin. Se souvient-elle de notre rendez-vous ? Si elle ne vient pas je ne lui dirai rien, je ne l'appellerai pas. Et si elle ne le fait pas plus rien ne se passera. Tous les signaux ne peuvent pas venir que de moi.

23h10 (...) Premier baiser à Naomi. Maintenant je vais avoir ma nana assise en face de moi 8 heures par jour. Il faut que je dorme.

Je vais me le repasser en technicolor.'

(Et je commets la même 'faute' que je me reprochais quelques pages plus tôt au sujet du premier baiser avec Ako, je ne le relate pas, cette fois ci pour de vrai, pas de minuscules pages de carnet à retrouver. Ce soir-là, après avoir commencé à écrire à 23h10, je fus interrompu par Kenji qui apportait une bouteille de shochu, alcool de patates, et travaillant le lendemain, avec ma peur de ne pas me réveiller, je n'ai pas eu le temps de raconter ce baiser.

Et puis le lendemain, le surlendemain, tant de choses à noter se passaient chaque jour que bientôt le baiser a été relégué à l'état de souvenir 'de chair,' dont j'étais si proche qu'il ne semblait pas utile de le doubler en écriture. De fait, 8 ans après je m'en rappelle encore assez nettement. Naomi et moi nous étions donnés un rendez-vous secret après le boulot dans une sorte de Starbucks japonais. C'est là, au premier étage, que je lui demandai à froid et sérieusement si elle voulait être ma 'girlfriend.' Je me rappelle qu'elle me trouva direct, les yeux écarquillés, puis répondit oui.

Notre premier baiser, apeurés d'être vus par quelqu'un de la boîte, eut lieu dans une ruelle sombre, où elle me dévora littéralement la bouche, d'une manière tellement brutale et précipitée – comme l'avait été ma demande – que j'appréciais bien plus le fait de l'avoir embrassée que le baise lui-même, que je mis sur le compte de l'emportement.)

'8-11

Parlé avec ma nana 30 minutes au téléphone, une réussite. C'était ça ou écrire. Donc juste des notes.

Elle m'a donné un demi sourire appuyé d'un regard de 2 ou 3 secondes au boulot.

21h46 elle appelle & je ne suis pas là. 'Je devrais peut-être la faire attendre, je ne l'appellerai pas' – Côté obscur. 'Puisqu'elle t'a appelé, tu devrais la rappeler,' le bon sens de Kenji me remet sur le droit chemin.

Je sens que je m'attache un peu à elle.

9-11

Premier RDV en amoureux. 'Je veux un endroit où l'on puisse être seuls, sans personne pour changer' – 'Tu es direct...'

Elle m'avait déjà dit ça après que je lui ai tout à coup demandé : 'Do you want to be my girlfriend ?' ('Est-ce que tu veux être ma petite-amie?') *'Je dois être direct, avec les autres, avec moi-même, tout le temps, je n'ai pas de temps à perdre.*

Ici pour moi la denrée la plus rare c'est le temps.

Mes week-ends sont bookés sur 3 semaines, et ce n'est qu'un début.

1er RDV en amoureux, samedi à Shibuya. 1 fois le RDV fixé je me découvre, dans la poitrine, une putain d'envie d'y aller, de ne pas être en retard pour ne pas perdre une minute d'elle. Peu à peu – mais rapidement – grandit en moi un appétit d'elle.

Comme il y a longtemps que je n'ai pas baisé, si c'est elle la première qu'est-ce qu'elle va prendre ! Et qu'est-ce que je vais lui prendre... (...)

Complètement fou le plan 'on est presque de parfaits inconnus assis face à face huit heures par jour' passe très bien pour l'instant. Et puis ça rend son langage amoureux encore plus appréciable, parce que tous les jours je vois aussi ce que c'est que de ne pas être son mec...

10-11

Demain premier rendez-vous avec ma nana.

Premier rendez-vous au Japon, un mois après mon retour à Tokyo.

Je savoure. D'autant plus que je peux en parler à Gaku, avec qui je passe la soirée, et qui partage mon intérêt.

Shibuya is where all dates begin.' (Shibuya est le point de départ de tous les rendez-vous amoureux)

'Hachiko witnesses the kissing lips.' (Hachiko, la célèbre statue du chien, témoigne des lèvres qui s'embrassent.)

'Privé de l'affection de son maître, il doit en être nourri

continuellement. Chien de pierre. Peut-être après des milliards de milliards de baisers retrouvera-t-il la vie.

Est-ce que je l'embrasserai là, en la retrouvant, plus loin sur le chemin, dans le parc ? On verra bien.

Après avoir pris un tranquillisant – juste pour être sûr que la semaine se pose en douceur – à 17h, je la regardais et j'étais comme stupéfait par sa beauté, subjugué, toutes les tentacules de mon cœur autour d'elle.

Putain, il se pourrait que je l'aime, je veux dire, un jour.

Elle a pas mal de ces choses qui font la décision.

Et merde, c'est le pied. En plus c'est la porte vers l'intérieur du Japon, hé... Écouter son murmure de l'intérieur, rentrer en elle et en lui, me fondre, m'unir plus encore.

C'est un voyage toujours, de l'indifférence à l'amour. Et tout change, le regard, les gestes, la voix. Je la vois tous les jours indifférente, telle qu'elle serait si elle n'avait pas entamé le voyage, et puis elle me donne le langage amoureux, le sourire qui n'est que pour moi. 'Le transport de l'amour,' je le vois en elle et je kiffe grave, merci.

Nos rapports au boulot se sont détendus par rapport aux deux jours précédents. Au début, par peur de laisser passer quelque chose c'était le froid total.

Aujourd'hui, nous avons parlé boulot deux ou trois fois assez longuement et comme avant, en plaisantant. Mais cette fois, aujourd'hui, il y avait en plus certains regards, quelque chose qui disait 'putain, tu sais que je t'embrasserais volontiers sur la bouche,' et putain c'était suave et agréable.

Agréables aussi les sourires personnels d'une Nao qui se détend, décidément, et se défait de la peur que je fasse un impair.

Je ne peux pas écrire son nom dans ce cahier (au début je l'avais écrit alors j'en ai rayé et noirci chaque occurrence, puis je lui ai choisi un pseudonyme) que j'emmène au boulot. Trop risqué si quelqu'un y jette un coup d'œil. Ryuji' (un collègue antipathique sorte de tour de contrôle de la vie informelle de l'entreprise) 'hier dans la rue l'a pris et l'a feuilleté. Je l'ai laissé faire pour ne pas altérer notre relation, mais j'ai dû l'essuyer après. Aujourd'hui, Kezuka m'a invité à boire un café au Saito's, dont il s'obstine à vouloir me faire draguer les serveuses en me faisant passer pour une rock star, et là aussi j'avais mon cahier. Mais si un seul jour je ne me souviens plus de son nom, je suis damné.

1H40AM – Je suis tout entier dans notre rendez-vous de demain.

Du désir en moi.

Je veux la voir, la voir être pour moi.

Je veux l'embrasser, les lèvres closes. La dernière fois elle m'a embrassé comme une sauvage. Comme si j'étais une nourriture et elle une affamée. La bouche grande ouverte, elle faisait du n'importe quoi avec sa langue, comme si elle voulait m'aspirer. C'était bon quand même.

Demain je lui montre le baiser à ma manière. Des baisers lents, frôlés puis appuyés lèvres closes. Sur les lèvres, autour des lèvres, sur les joues, dans le cou, entre les yeux et les sourcils, à la racine du nez, comme un virus qui gagne le visage tout entier. Et puis de lèvres à lèvres, entrouvertes seulement, baisers qui deviennent humides, où l'on est à la limite de l'intérieur.

Une entrée progressive et puis, désiré, attendu, les bouches qui fusionnent et la langue qui va chercher l'autre langue, l'intérieur du palais pour goûter l'autre, véritablement.

Enfin, la fusion.

J'ai envie d'y être déjà.

Je me dis qu'en dormant ça va passer vite. Putain qu'est-ce que j'ai envie de la voir, ma nana.

Peu à peu, non, tout à coup me reviennent par fragments les préoccupations, les sentiments d'un mec qui a une nana. Lui téléphoner. Elle me manque. Qu'est-ce qu'elle fait ? Est-ce qu'elle pense à moi ? Et c'est doux, ça fait chaud au cœur. (...)

11-11

13h15.

Je pars dans 15 minutes. Si j'ai de l'avance j'essaierai de repérer le chemin vers le parc de Yoyogi.

Un RDV dans un parc... J'ouvre les yeux, la chambre est baignée par un soleil splendide qui perce à travers les rideaux. Dieu est à nos côtés... Et en nous, caché.

Est-ce que le Lion's bar était une bonne idée ? Et puis où est-ce qu'on va manger ? Tout ça n'a pas d'importance si c'est magique comme ça devrait l'être, nous.

Minuit et demi.

Putain qu'est-ce que c'était bien...

Une injection de bonheur. Le train du retour est passé en 5 minutes, alors que ça n'était qu'un semi-express. Ben Harper dans les oreilles – le bon choix pour aujourd'hui, et je l'écoute encore maintenant que j'écris sur mon futon – regardant le cœur léger les gens autour de moi, heureux.

Heureux, calme. J'ai soif. Déjà la gare d'après ? Déjà la gare suivante ? Je flotte, halluciné. J'ai soif. Je boirai sur le quai d'Hibarigaoka, avant d'allumer une cigarette. Pas de Seven Eleven ce soir, je ne veux rien de plus. Quelques images d'elle, de nous, des échanges de phrases, d'expressions, de regards traversent mon esprit aussi vite que le paysage nocturne défile.

J'ai vraiment trouvé une nana bien, une reine.

Nous sommes entrés dans le parc de Yoyogi sans nous tenir la main, marchant côte à côte mais avec une certaine distance de sécurité, elle tendue, et nous sommes sortis collés l'un à l'autre, le bras autour de la taille.

La magie du parc. Debout sous un arbre à attendre le vent. Debout derrière elle, mes bras autour d'elle. Courir pour attraper les feuilles mortes au vol. Comme des enfants.

Assis enlacés sur un banc tandis que la nuit vient, à nous embrasser longtemps.

Émerveillés.

Elle dit que personne n'a jamais su la deviner comme moi. Je réponds aux questions qu'elle ne pose pas, mais que je lis sur son visage. Sûrement parce que ce sont les mêmes qui me viennent.

Dans le métro au retour son expression me disait 'dis, tu veux pas venir chez moi, pour qu'on soit encore ensemble...' Elle me demande 'did you get this one ?' (tu l'as devinée celle-là?) 'et je lui réponds 'tu sais, je crois qu'on devrait faire comme on a décidé.' Elle me sourit, stupéfaite, et acquiesce.

Autour de cette bonne bouteille de Chablis à 90 euros je lui ai dit : 'ce n'est pas grave si je ne passe pas la nuit chez toi tu sais, alors ne t'inquiète pas pour ça.' Stupéfaite, elle rit et me répète encore que je suis un mec direct.

Puis elle dit 'as-tu vu la lune ce soir ? On la voit vraiment bien à côté de chez moi.' 'Well, j'ai tout à coup envie de voir la lune, et si on la voit si bien de chez toi...' 'Tu le veux vraiment ?' elle me demande, tout à coup sérieuse et concentrée. 'Tu sais, je ne veux pas te pousser, en aucune manière, te faire m'emmener chez toi. Tu es libre, c'est ça que j'aime. Je veux que tu sois guidée par ton désir seul, ton désir pour moi, pas par moi...' Elle me regarde fixement, le menton posé dans les mains, et les yeux fixés sur moi curieusement dans le vague. 'Qu'est-ce qu'il y a ?' 'Je me disais que tu es un mec bien.'

Assis dans une balançoire à deux places, dans une rue peu éclairée du côté de Harajuku, après s'être embrassés et avoir caressés longuement nos visages l'un contre l'autre, elle me dit 'tu ne veux pas venir ce soir ?' Je la regarde un temps ; 'je viens.' Elle a l'air embêté tout à coup. 'Je ne viens pas.' 'J'ai juste envie d'être avec toi, de manger des chocolats...' 'Faisons les choses doucement, tranquillement.'

Et de vrai c'est comme ça que je le ressens. Même si je dois confesser que ce qui a motivé cette décision de ne pas passer la nuit avec elle est en partie due à l'état déplorable du caleçon que je porte, trop petit et dont le bouton manquant met mon engin à ciel ouvert.

Elle était partagée. Elle me sera reconnaissante de lui avoir fait faire le choix le plus sage. Comme le fait que j'ai attendu un mois lui donne en partie la confiance en moi dont elle a besoin.

Je pourrais être dans son futon à l'heure qu'il est, mais je gagne à ne pas y être. Laisser son désir croître, sa résolution s'affermir. Ma cote augmentera encore du fait d'avoir attendu. Et la prochaine fois ça glissera tout naturellement. Elle me l'a déjà dit, 'après Disneyland, pas la peine de rentrer chez toi.'

Et puis le 1er RDV, il faut que ça soit carré et parfait comme aujourd'hui. Ça a pris du temps pour habituer les bouches, aujourd'hui ça en aurait pris encore d'avantage pour habituer les corps, avec un risque que ça ne le fasse pas. Gaku me l'avait dit, 'le premier rendez-vous on apprend à bien s'embrasser, naturellement. Le deuxième tu te lâches et tu fonces vers le pieu à toutes forces.' Il a du panache Gaku.

Elle a peur déjà de l'échéance des 10 mois. Sa copine l'a avertie, 'tu es sûr que c'est bon pour toi, que ça va aller ?'

Ses parents ont divorcé quand elle avait 21 ans, et pendant 1 an elle a vécu 1 semaine chez l'un 1 semaine chez l'autre.

Elle est née le 5 mars 1973.

Je l'aime. Mais je ne lui dirai pas.

12-11

Je sens que je l'aime, mais je ne peux pas encore le savoir. Je ne la connais pas encore assez. Je sens que je commence à l'aimer, ça je peux lui dire – LE dire, lapsus....

Lui dire... Commencer à lui dire dans 1 mois ou 2, pas avant. Ces mots se bonifient avec le temps, comme le meilleur vin. Cette fois je semble être doté des armes pour lutter contre ce défaut de ma nature qui me pousse à dire plus que tout dès les premiers jours.

L'expérience, la prudence et une certaine confiance en moi... C'est aussi par manque d'assurance que je me jetais à corps perdu dans les 'je t'aime' si tôt et avec autant de conviction. J'espérais dans un mouvement de réciprocité obtenir un 'je t'aime' moi aussi, et tisser ainsi un lien plus fort tout de suite, plus résistant.

Maintenant... Ce que j'aime c'est qu'elle soit libre, et que librement elle vienne à moi, pour ce qu'elle trouve en moi. Et j'ai assez confiance en moi pour penser l'attirer toujours sur le long terme. En moi et en cette magie qui nous a rapproché et nous lie, et que je vois apparaître en flamme dans son regard.

Je suis naturel, vraiment moi-même avec elle. Les discussions, les phrases et les gestes sont ceux qui me viennent naturellement.

Elle me donne de la légèreté, du souffle, de l'énergie, de la vie. Une gigantesque impression d'exister et d'être libre. Bref, de l'amour.

Sur le pont au sortir du parc de Yoyogi, j'ai jeté un œil sur la ville illuminée, les voitures courant dans une lumière orange, les tours aux points rouges clignotants qui se découpaient sur un ciel du bleu le plus sombre, encore tacheté du blanc gris des nuages. 'Regarde... Il est encore bleu... Les vestiges du jour.' J'ai embrassé cette bouche si douce, j'ai serré son corps contre le mien. Et à ce moment j'ai eu cette impression gigantesque de bonheur et de liberté. L'image du boulot est revenue, curieusement lointaine et calme. Je m'en suis senti dégagé comme jamais depuis le début. Oui lundi j'y serai mais lundi c'est dans des siècles, une autre dimension... Jusque-là il me collait à la peau et d'une manière anxiogène tout le week-end. Je me suis senti près d'elle, et près de moi. Comme si je m'étais rappelé tout à coup que j'existais d'une manière différente, et plus intense qu'à l'habitude.

Ma nana... Ma nana est une princesse.

Une reine.

Jeudi, vendredi, au boulot, j'étais toujours dans l'attente d'un sourire qui n'iraient que d'elle à moi, d'un clin d'œil, de quelque chose qui témoignerait de notre lien. J'allais même jusqu'à le lui demander au téléphone, à lui envoyer des incitations sur ces petits messages en forme d'animaux qui vont d'un ordinateur à l'autre.

Hier j'ai compris. 'J'essaie de ne pas penser à toi pendant le boulot m'a-t-elle dit. Pour moi c'est juste un stage, et pas chez moi encore, pour elle c'est son boulot, un grand morceau de la vie dans laquelle elle est engagée. Ça serait plus que déplacé que je la dérange pendant son boulot.

Quand nous aurons fait l'amour je n'aurai plus besoin de signes pendant les heures où nous ne nous connaissons pas. Parce qu'il y aura ce lien du corps qui plonge dans l'âme, et que sa seule conscience suffit à réunir dans le sentiment.

C'est l'extase, un dimanche soir. Je me renverse sur le futon et je souris en pensant à nous. Ce nous qui existe désormais dans son esprit. Demain c'est lundi. Demain je vais passer la journée avec elle.

J'aime sa vérité. Au boulot nos supérieurs lui reprochent de dire son opinion, de ne pas se gêner.

Tu vois sur son visage quand elle pense fortement, quand elle a mal, quand elle est joyeuse, soucieuse ou malheureuse. Elle dit les choses, d'elle-même et quand tu lui demandes. Elle est vraie, et dans ce pays, pour une fille en particulier, c'est rare.

J'aime son enfance. Attraper les feuilles mortes au vol, faire un tour de grande roue...

Pas une putain d'enfance simulée comme celle d'Ako.

Après être sortis du bouiboui italien de Shibuya, nous

avons décidé de marcher jusqu'à Harajuku.

Tout de suite après être passé sous le pont de Hachiko, à gauche, une ruelle mal éclairée, à l'entrée parée de lampions, 'la rue de l'ivresse.' Une rangée de saules pleureurs sous un haut mur d'un côté, entre les maisons à droite un passage d'un peu moins d'un mètre de large que nous empruntons. Et là, alignés dans la nouvelle ruelle, des échoppes incroyables, restaus en forme de comptoir ou 4 ou 5 personnes seulement peuvent être assises. Dans certaines c'est la fête, la grosse ambiance dans quatre mètres carrés.

Un autre passage et nous voilà au milieu de buissons, dans un mini jardin, devant nous un mur et une rue qui va à droite e à gauche. Nous prenons à gauche, en direction de Harajuku... Un être humain plié en deux – home ou femme ? – malade, effraie ma nana. J'en profite pour la serrer contre moi. Peu de lumière. Entre un mur et un parking, le long de la rue, des clochards ont bâti leurs maisons de carton. Certains dorment à ciel ouvert sur des bancs.

'La vie c'est ça aussi,' et je suis celui qui la protège quand elle me dit qu'elle a peur.

Sur le pont pour rejoindre l'avenue Meiji, un groupe de lycéens est assis, rit et vocifère bruyamment. Elle presse le pas, apeurée, 'lycéens stupides, ils sont comme des enfants et les enfants sont imprévisibles.' Un peu ivre, je n'ai aucune envie de les affronter tous à la fois, je lui emboîte le pas et nous descendons du pont.

Mais avant ça, hé ! ils peuvent venir les minots, 'savent pas que j'utilise aussi mes genoux et mes coudes quand je me bats,' je l'embrasse sur le pont... Et elle fait une tête... Écœurée.

Plus loin je lui en parle et lui demande des explications. 'L'odeur du tabac' me dit-elle. Putain, une fille tellement vraie qu'elle ne cache même pas son dégoût de l'odeur du tabac pour faire comme si l'amour surpuissant l'emportait toujours et balayait le reste... L'amour c'est de dire 'chéri, après que tu as fumé ça fait une odeur infernale, s'il te plaît fait quelque chose !'

(...)

Et puis vers 21h30 mon portable a sonné & c'était elle qui m'appelait depuis son fixe. On s'est parlé pendant près d'une heure, putain c'était bien là aussi. Un dîner mardi ou mercredi, à 17h30 je devrai dire 'j'ai envie d'un café' et aller à la machine, où elle me rejoindra, puis rendez-vous au Starbucks. Et puis vendredi Disneyland et la nuit chez elle, avec elle.

Quand j'ai percuté encore 1 fois que quelque chose n'allait pas, elle me dit comme Mona que décidément je dois avoir la Reikan – la ligne de l'esprit, des esprits, fantômes & divinations. Je crois que je fais surtout attention à elle.

14-11

J'attends ma nana, après avoir passé huit heures avec elle, pour l'embrasser et lui demander comment elle va.

Peut-être trop près du boulot pour être tout à fait serein. On avait combiné des trucs pour que je lui dise, vers 5 heures, si je terminerai trop tard pour la voir. Résultat c'est elle la femme débordée, et moi qui l'attends.

Je pense que dans moins d'une heure nous aurons devant nous un excellent carpaccio de bœuf et au moins un Gin Tonic. Dans la chaleur feutrée de cet établissement en sous-sol où m'a emmené Gaku vendredi dernier. J'en ai pris la carte par réflexe, je me doutais que je l'y emmènerais, mais pas si tôt.

15-11

Et elle est arrivée.

Je suis rentré à minuit au foyer mais mon temps a été bien dépensé. Heureux. Belle soirée.

Tellement de choses se sont passées entre elle et moi hier soir que je renonce à les écrire.

Elle a créé ma nana. Celle avec qui je serai pour tous ceux qui demanderont. Grande, longues jambes, les cheveux ondulés, 25 ans, elle s'appelle Ryoko. Indépendante, fashionable, elle aime danser et habite seule. Elle est mannequin et bosse à mi-temps comme sales assistant pour une marque de fringues pas encore définie... C'est la cousine d'un ami de mon ancien lycée.

Elle s'est prêtée au jeu, à la création de notre 'couverture' avec un naturel, un entrain et un sérieux extraordinaires.

On a parlé, c'est à dire échangé, appris l'un de l'autre, en riant et en se séduisant.

Elle me touche, elle m'émeut. On se prend les mains sous la table. 'Quand est-ce qu'il faut dire ce qu'on ressent, ces choses douces à l'autre ?' demande-t-elle. 'Et quand on vous les dit qu'est-ce qu'il faut faire ? Répondre ?' Elle cherche à savoir.

Pour ma part je veux apprendre à ne pas dire.

Je lui ai dit que j'attendrai au moins 1 mois avant de lui parler de mes sentiments. Pour qu'ils prennent de la force et de la maturité dans mon cœur, sûrement ils se modifieront aussi. Pour être sérieux, pour une fois, avec les mots que je dis dans ces cas-là. Pour ne pas la gêner, lui mettre la pression à propos de la réponse que j'attendrai forcément.

Elle m'a mal compris et ça se révèle 1 heure plus tard quand elle me dit 'mais quand est-ce que tu auras attendu suffisamment – que j'aurai changé suffisamment dit-elle aussi – pour faire l'amour ?' Mine soucieuse.

Je lui réexplique que c'est pour parler d'amour que je veux attendre au moins un mois, pour le reste, j'attendrai jusqu'à vendredi.

Hier soir sur mon futon j'ai regardé avec 1 sentiment agréable et 1 bonne érection la scène où je la déshabille & commence à la caresser, et ce matin, par nuages brefs, je l'imaginais nue... moi l'embrassant.

(...)

Aujourd'hui, en pleine réunion à 4 avec Kezuka et un client, je lui fais un clin d'œil à travers la ligne de discussion des deux autres, calme et appuyé. Elle me regarde, estomaquée, puis se cache pour étouffer un éclat de rire.

Plus tard, brusquement, assis face à face, elle me fait un clin d'œil appuyé, éminemment chaud et sexuel, et j'ai quelques secondes de pur bonheur.

17-11

Hier soir j'ai parlé 1 heure au tel avec ma nana, après m'être fait un trip parano du feu de Dieu dans les règles. Elle avait eu l'air de souffrir à un moment, après avoir regardé son écran, surprise, l'air d'être en colère et ça a duré plus d'une heure jusqu'à la fin du boulot.

Est-ce que Tomizawa, qui nous surveille avec malveillance a tout capté, vu qu'on passait pas mal de temps à s'envoyer des messages, et lui a envoyé mon éléphant avec un message du genre 'tout est fini, je te déteste ?' Mais elle écorche tellement les mots en anglais que ma nana ne devrait pas s'y laisser prendre...

Est-ce que dans un message j'ai dit quelque chose qui l'a outragé, shit, j'ai si peur de la perdre tout à coup...

Elle avait mal au ventre, peut-être ses règles, peut-être que je ne glisserai pas ma queue dans ma nana ce soir, et pour moi c'est indifférent.

Je lui ferai part de ma peur et elle répondra 'c'est ton imagination n'est-ce pas ?'

Je pense beaucoup parce que je ressens intensément. Je suis à fleur de peau. Et mon imagination se développe parce que je suis impliqué dans la vie.

Tout de même, et bien que je l'ai lavé soigneusement hier soir, tout à l'heure je me suis aperçu, en le tenant en main, que mon engin puait.

Avant notre rendez-vous en gare de Tokyo je la lave dans les toilettes du boulot, puis une nouvelle fois dans celles du Saito's café.

Elle meurt d'envie d'écrire de la poésie, qui semble être pour elle une chose sacrée, inaccessible. Il faudra qu'on en écrive ensemble, qu'on en imagine. Elle sur le futon, qui dit des mots, des images qu'on rêve ensemble... Ça pourrait être vraiment bien.

Elle dessine, de temps en temps, et pense que la plupart des adultes dessinent.

Ce n'est pas qu'elle a plus d'enfance que les autres, mais elle la laisse exister, naturelle et vraie.

Aujourd'hui il pleut. Pour Disneyland c'est moyen. Mais de toutes façons, qu'il pleuve ou non, je sais que les Dieux sont en nous. Je sens que notre union leur plait, que peut-être vraiment, profondément, on a quelque chose à faire ensemble. Je sais aussi que tout peut voler en éclat du jour au lendemain.

Avant tout, passer une nuit avec elle. Sa tête sur ma poitrine. Et le matin voir ses yeux s'ouvrir.

19-11

J'ai passé deux nuits avec ma nana, chez elle, et c'était le rêve. Je remercie Dieu, je loue Dieu, étonné plus que jamais par 'aide-toi et le ciel t'aidera.' Vraiment, Dieu semble rire à me regarder en me donnant du bonheur en ce moment.

Je l'appelle 'my sweet love…' Elle entend ce qu'elle veut et répond 'moi aussi.'

Nous avons mangé des sushis et des yakitoris à la lueur d'une bougie en se racontant les histoires de nos premiers amours. Elle avait un peu bu, et j'ai lu dans ses yeux qu'elle avait envie de faire l'amour, 'est-ce que tu as plus envie de faire l'amour quand tu bois de l'alcool' je lui ai demandé pour voir son visage à ce moment-là. Elle a rit et s'est cachée sous les couvertures. Nous avons fait l'amour et après, pendant qu'elle me faisait un massage je me suis dit 'putain, je suis avec une nana extraordinaire, au Japon, nous venons de manger des sushis et de faire l'amour, chez elle, et nue, assise sur moi, elle me fait un massage, est-ce que ce n'est pas une vraie expression du bonheur ?' C'était le second soir.

Et le premier soir… De retour de Disneyland. On arrive chez elle il est un peu plus de minuit. Elle pose une bouteille de vin sur la table basse, j'installe la musique et je mets Ben Harper, elle me donne un cintre pour pendre ma veste, j'enlève son blouson, nous éteignons la lumière pour ne laisser que la lueur d'une bougie, nous asseyons côte à côte sur le futon et buvons une gorgée de vin. Et puis nous nous embrassons et nous faisons l'amour, portés par un désir gigantesque. (...)

Mon gland est un peu douloureux d'avoir travaillé 5 fois dans le WE après tant de mois chômés. Bonnes érections. Pas fantastiques mais solides, efficaces, appropriées. Et qui durent.

Et elle connaît, elle aime la musique. Les yeux fermés elle gémit, des petits cris fabuleux qui me donnent un début d'érection rien qu'en me les remémorant. Comme une expression de douleur sur le visage, les yeux férocement clôts, les mains qui s'agrippent et pressent mon corps encore plus près du sien, elle est toute entière dans la sensation. Et c'est avec une main qui sait apprécier qu'elle me prend les couilles, et les caresse avec juste ce qu'il faut de fermeté pendant que sa bouche se ferme doucement sur mon gland.

Le journal dans le train vide ce matin. Pas envie de musique. Il faisait beau.

Mais je parlerai de tout ça demain, si Dieu le veut, parce qu'il est plus que temps de dormir.

Je remercie et je loue le Seigneur, je ne peux rien faire de mieux.

20-11

J'aime les sourires de ma nana au bureau ce matin, nourris par les liens du sexe, du ventre nu, et par l'amour naissant.

J'aime la pluie, comme un amour de Dieu pour la terre.

Je regarde les maigres buissons arrosés par la pluie, ce matin, en fumant ma cigarette je me dis que l'œuvre de Dieu est belle. Le soleil donne une joie immédiate, il faut chercher un peu pour trouver celle que donne la pluie. (...)

Quelle beauté dans l'être humain. Et dans l'amour !

Alors la beauté de celle que j'aime...

Il y a deux jours j'ai pris des photos de son visage, qui dépassait juste de la couverture, juste après que nous ayons fait l'amour. J'ai pris des photos de son visage alors qu'elle se maquillait, agenouillée devant un miroir. Aurai-je l'éblouissement de voir un reflet de son âme, et de l'avoir fixé à jamais, au-delà même des limites de ma vie ?

Dans quelques minutes j'irai les chercher, le cœur plein de bonheur.

23h.

Réponse ironique des Dieux.

Même pas mal, je pourrai en prendre encore plein des photos d'elle, et avec le flash cette fois.

Pas une où l'on puisse voir son visage. Des monochromes gris-noir avec, en cherchant bien, une forme humaine. Sur l'une d'elle je crois distinguer un sourire, qui me va droit au cœur.

Un reflet de son âme... Présomptueux. Voilà la distance qui t'en sépare encore.

Demain soir dîner avec elle, sa copine Nanbu et Kenji. Ça serait marrant si ces deux-là s'accrochaient l'un à l'autre. C'est un peu pour ça qu'on a arrangé ce dîner, Nao et moi. Elle aime les gars du Kansaï, et plus pur jus que lui il n'y a pas, guerrier de Kyoto. Il aime les filles 'traditionnelles ;' timide, elle ne boit pas et ne fume pas. (...)

Le soir d'après je dîne en tête à tête avec ma reine, et c'est convenu à demi-mots qu'on s'éclate toute la nuit au pieu, puisque jeudi est une national holiday.

Vendredi soir je dors chez les Yamaguchi, samedi soir vraisemblablement chez ma nana, et dimanche je me bourre la gueule avec Shunsuke. Quand-est-ce que je vais laver mon linge dans tout ça ?

Après-demain il faut que je lèche le vagin de mon amoureuse, que je lèche et que j'embrasse ses lèvres, que je suce son jus comme dirait Miller ou Ellis.

C'est le moment, la grande expérience. Aller au-delà de mes réticences et me jeter à la chair, la tête entre ses cuisses, la travailler de ma langue, chose qu'à 24 ans je n'ai encore jamais fait. Rappelle-toi les sushis Gaby, tu avais le poisson en horreur et tout à coup ce fut une révélation. Pourquoi pas cette fois aussi Gaby ? Es-tu déjà trop sec et dur pour tenter honnêtement l'expérience ?

Je le ferai. J'ai deux jours pour m'habituer à l'idée, et je pense qu'il s'agit là de réticences puériles. Il faudra quand même que je sois ivre.

21-11

Je devrais acheter un petit agenda pour y noter jour par jour tout cet emploi de mon temps que je commence à aimer.

Je suis rentré dans le bal... Tous les WE bookés, 2 ou 3 dîners les jours de semaine. 5 soirs sur sept bookés celle-ci.

Et, grâce à elle en partie ça passe tout seul, calmement. Ouaih, ce feeling que te donne une nana dans ta vie, une nana avec qui tu es bien, est une chose précieuse. Ça donne de l'équilibre, le moi est plus stable et concentré. Avancer aussi avec elle et pour elle. Une invitation au lendemain toujours renouvelée. Marcher, avancer aussi avec elle, et par elle. Puisqu'elle m'aime, autant le mériter, se tenir droit et vivre le plus, le mieux possible. (...)

A un moment ce matin, j'ai regardé ma nana et je ne l'ai pas trouvée belle. Et j'ai découvert à mon grand étonnement un sentiment doux et ferme d'amour en moi. En le ressentant j'ai su qu'il était vrai, Divin, je l'ai ressenti comme tel. (...)

22-11

La veille dîner à 4, ambiance excellente, Kenji fait la conversation. (...) Très bon feeling entre mon pote et ma nana, qui lui rappelle une très bonne amie.

Mais voilà, l'annonce que je vais passer les vacances de fin d'année à Kyoto provoque un soudain assombrissement dans le regard et tout le visage de Naomi. Elle est triste et fâchée.

Le téléphone se prolonge après minuit. Quand j'ai parlé de mes projets après être rentré dans mon pays natal, elle a reçu un immense choc. Cette certitude – à 98% - que notre histoire se terminera dans 9 mois, elle refusait de la voir et tout à coup, brutalement elle lui est apparue dans mes mots.

'Si tu ne peux pas t'engager dans une telle relation, si le poids de cette rupture est trop lourd, alors il faut se séparer, et je t'aiderai à le faire. Si tu t'y engages tu dois oublier complètement, au moins pour le début, pour lui donner de l'air, de la liberté à cette relation, oublier cette perspective de

séparation. Tu as un choix à faire, ce soir. Une fois le choix fait tu dois être forte et t'y tenir résolument...'

Ce matin elle est renfermée, le visage froid, et j'ai peur. Mais je sais que tout peut arriver, se terminer d'un instant à l'autre, en général dans la vie, donc je suis plutôt serein.

Et elle m'écrit qu'elle m'aime.

Qu'elle m'aime 'presently.' (au présent.) Ce mot d'amour je le découvre et je trouve que c'est peut-être le plus beau, le plus vrai qui puisse être dit.

'Time to go back to work now.' (Il est temps de retourner travailler.) 'Et face à ma nana, pour attendre en la regardant notre rendez-vous de ce soir.

23-11

20h.

Je viens de rentrer de chez Nao. Passé 2 coups de fil aux 2 familles. Demain je dors chez les Yamaguchi, mardi chez les Yamada ('la famille qui m'avait accueilli à 17 ans.') Dimanche je bois avec Shunsuke, samedi en 8 soirée dansante et déguisée avec Naomi et des amis gaïjins à elle. Après-demain je pensais passer la soirée chez elle, mais elle passera peut-être le week-end chez sa mère, et moi, avoir un break samedi ça me plairait pas mal.

Elle est vraiment bien cette fille, je lui ai dit que je l'aimais. Elle en mourait d'envie, et on ne vit qu'une fois.

Elle a beaucoup de poésie, de tendresse en elle, et un immense besoin d'amour.

Elle me rend peu à peu une confiance que j'avais perdue, après Ambre et les événements de l'année dernière.

Dans les bureaux, notre histoire me fait penser à du Scarron, maintenant que les autres filles savent que j'ai une nana qui s'appelle Ryoko, et que sur un quiproquo l'amie de l'une d'entre elles l'a vue au retour de Disneyland.

Je fais vraiment bien l'amour avec elle, et je crois qu'elle a tout ce qu'il lui faut.

Je l'ai fait ! Première fois à 24 ans. J'ai enfoui mon visage entre les cuisses d'une nana, et glissé ma langue entre ses lèvres, dans sa chair. Je suis resté là plus de 5 minutes, et Dieu que ce fut bon. J'ai goûté un des présents les plus précieux de la nature. (...)

Eh mec, si tu relis ces lignes... Dis-toi que je savais que je vivais des heures, des jours bénis, et que tout mon être comme une bouche savait les goûter, les déguster.

Encore une fois je loue Dieu pour son œuvre.

26-11

Vendredi soir Mariko est venue me chercher à la gare et là j'ai eu un premier choc. Une beauté... Grande et fine, avec un visage magnifique et atypique. J'ai pris un coup de vieux, et une claque.

Mais ce n'était rien. Rien en comparaison de ce que j'ai découvert une fois la porte de la demeure des Yamaguchi franchie.

Tomoko a surclassé sa cadette. Elle est parfaite. Somptueuse. Son visage est d'une beauté et d'une finesse incomparable, et elle est femme, c'est aussi l'ambiance qu'elle dégage, suave et douce.

On a causé jusqu'à 5 heures du matin, et le lendemain je me disais 'il y a des chances pour que je me marie avec cette fille.' Je ne voudrais pas d'elle comme compagnon de jeu, je voudrais qu'elle soit ma femme.

Après l'avoir serrée contre moi et lui avoir promis qu'on dînerait ensemble dans deux semaines, en attendant le train, tempête des sentiments.

Plus rien pour Naomi, plus rien. Hideuse sensation. Et la présence obsédante de Tomoko.

Ce soir les choses sont revenus à la normale et j'aime ma nana, mais putain j'ai eu chaud, et j'espère qu'elle a un mec...

27-11

12H30.

Ce matin, ma nana a fait exploser en un regard le sortilège lancé par Tomoko, elle a chassé le fantôme de Jee et sans rien dire elle m'a dit 'regarde...'

Et j'ai regardé cet ange... Elle est belle, pleine de grâce, pleine de charme, et je suis béni des Dieux pour être avec une nana comme elle.

Déjà hier ses photos m'avaient ramené à elle, à moi.

Et aujourd'hui c'est comme j'espérais. Il a suffi que je la regarde pour être rappelé à elle d'un cœur entier, ferme et qui ne laisse de place pour personne d'autre.

Elle peut affronter la tempête, elle est taillée pour. Les autres filles peuvent venir. Elle est là, elle ne bougera pas et ne rougira devant aucune d'elles.

Et je me réjouis de passer encore 5 heures au bureau face à elle.

Plus tard, à 7 heures, rendez-vous sur le pont à Ochanomizu, où la vue est si belle, pour une étreinte, si Dieu le veut.

28-11

Hier, dîner magnifique, dans un endroit tamisé tout vert et bleu, à la déco toute en verre. Elle est l'une des filles les plus féminines que j'ai rencontrées, et j'étais visiblement le premier à lui parler de cette féminité. Assez bouleversée, elle me regardait avec ses yeux enchantés. Quel bonheur que d'enchanter ces yeux... Elle me dit que les mecs jusque-là ont été avec elle pour ce qu'elle a de masculin... Et qui est très largement un masque de bout en train, blagues et compagnie, qu'elle s'est forgée pour cacher sa solitude et sa tristesse.

Mais elle ne le prend jamais ce masque, ou j'ai su le lui enlever, lorsque nous sommes ensemble. Nous sommes allés droit faire vibrer les cordes les plus profondes de l'être, et j'en vois les vibrations souvent dans ses yeux.

Sa peur d'être seule – pas une soirée seule sans tristesse terrible, sans l'impression d'être jetée dans le caniveau, avant 25 ans – contre laquelle elle mène une brillante lutte, son immense besoin d'affection, son manque de confiance en elle comme femme, son rire, son étonnement, sa joie, et ce personnage rassurant qu'elle joue...

'Gaby, comment tu peux me comprendre aussi bien ?' Parce que je l'aime, et que toute mon attention est dirigée vers elle, conduite par l'amour vers sa vérité ?

J'ai pu lui dire combien elle est magnifique – et elle a aimé ces yeux posés sur elle et cette bouche qui la disait.

Un vrai compliment vient du cœur, d'une impression profonde. Et s'il est sincère, l'autre l'entendra et s'en réjouira. Il y a des moments où, dans l'amour, on se fait miroir de la beauté de l'autre, et qu'il n'avait jamais sinon vue, du moins reconnue.

Pendant le meeting au QG ce matin je pensais sans discontinuer à elle. Des images d'une levrette mémorable, de ma langue dans son adorable clito... Sous la table une bonne érection. Je savoure déjà vendredi soir, dans 3 jours !

30-11

Otani (le chef du groupe) *sur le retour du déjeuner rappelle à Kezuka que maintenant j'ai une nana, Ryoko, et il ajoute : 'pas à l'intérieur de l'entreprise hein, je serais viré, c'est ma responsabilité.'*

Il a décidé de me mettre la pression ou quoi ?

Et de fait, il faut que je redouble d'attention. Être assis face à elle me donne une folle envie de lui parler et de l'entendre. Je dois être encore plus sévère avec moi-même et ne rien laisser passer.

Notre voisine Tomizawa est la vigie, le centre des regards, elle se doute, n'est pas sure, et pour l'instant j'ai réussi à la berner, ce qui me donne quelques satisfactions. Toute mon attention doit être dirigée sur elle. (...)

4-12

Vendredi, en sortant du boulot, j'ai fait un bon usage de

l'alcool. J'ai absorbé 200ml de 25°, acheté une rose, et je suis entré dans le train bondé. Les yeux fermés, Ben Harper à plein volume, j'avais l'impression d'être un morceau d'un immense organisme ondulant, épousant ses mouvements et les impulsant à la fois.

Puis le train s'est désempli, et j'ai senti tout mon être emporté par une rage, une frénésie amoureuse pour Nao. Je me tenais en guerrier, droit et résolu, sur le seul vrai chemin, le seul possible, le seul qui existait vraiment, celui qui menait chez elle.

Après avoir parlé 1h30 en buvant des cocktails dans une ambiance chaleureuse, encore en cravate, je l'ai prise avec fougue et lenteur sur le parquet devant la cuisine, et elle a exhalé à la fin, ses mains crispées sur mon dos, le souffle encore coupé : 'c'est de mieux en mieux...'

J'ai remonté mon pantalon et suis sorti dans la nuit acheter un ouvre-boîte pour ouvrir le foie gras, le nœud de cravate fermé et les lacets dénoués.

Je lui ai fait la cuisine, et je crois qu'elle m'a fait un massage avant que je ne m'endorme, je ne me rappelle plus, j'étais défoncé à l'alcool et à la fatigue. Une superbe érection en tout cas...

Sur le parquet, elle était si chaude et trempée. Deux doigts ont glissé en elle, comme s'ils rentraient chez eux, elle aurait pu en loger un troisième, alors que d'habitude seul l'index peut entrer, et faire le travail du plaisir.

'Là, oui, là c'est délicieux...' elle me guide de la main vers son clito.

Mon inexpérience a gardé ma langue loin de ses lèvres, trop humides, trop gonflées et gorgées de jus, pas encore habitué.

Le lendemain matin bonne levrette, un peu bâclée, mais qui produit son effet. D'abords sur le côté, allongé contre elle, la paume sur son bas ventre j'écarte les lèvres de mes doigts et je glisse ma queue en elle. Je lui travaille le clito d'une main, de l'autre les seins. J'alterne les mouvements lents et profonds et les mouvements rapides, je m'arrête à l'orée ou en profondeur. Pour retarder l'éjaculation je stoppe le mouvement, et pense à mon grand-père ou à ma grand-mère, mais le désir est trop fort, voilà que j'ai envie d'enculer mon grand-père, de baiser ma grand-mère. Alors je pense à l'armoire normande du salon de mes parents, oui mais voilà la chienne apparaît... Mon Dieu. J'essaie de contrôler ma respiration, je la renverse et me voilà sur elle, écartant ses fesses avec mes deux pouces, rentrant au plus profond pendant qu'elle gémit, et puis j'explose en elle, des doigts labourant son clito et d'autres crispés sur un sein.

Ça aurait pu être mieux. Ce qui m'a empêché de lui lécher la chatte c'est les quelques rayons du jour qui filtraient dans la chambre, j'ai encore un peu besoin de l'obscurité pour découvrir tranquillement.

J'ouvre le store métallique pour fumer, et un soleil éclatant m'accueille.

On bouge sur le tard, après un petit dèj au foie gras prolongé. Harajuku. Là, un homme-orchestre blond chante une très belle chanson d'amour. J'achète son CD, échange quelques mots avec lui et lui serre la main. Et cet album me plaît vraiment.' (Et je l'écoute encore tandis que j'écris – Ulf – Cyberbuskin' - Tode.)

'On s'est assis sur un banc dans le parc de Yoyogi, après avoir mangé quelques takoyakis' (beignets de poulpe) *'trop farineux. C'était la nuit, on a pris des photos, on s'est embrassé et on s'est dit des mots d'amour. On a regardé les étoiles en marchant, et puis on est rentré.*

J'ai pris une douche, et elle a passé sa robe de velours noir. Elle s'est maquillée et on est sorti.

Soirée chez David, en l'honneur de son frère Sparky, avec des Japonais et des Japonaises à croquer, des Canadiens, des Écossais, un Arabe et un noir de l'Alabama avec un chapeau de cow-boy et sa nana Japonaise, qui faisait des tours de magie avec des cartes. L'euphorie.

Et c'était magique d'écouter les histoires de ces gaïjins, de les voir mêlés si naturellement aux Japonais, tout le monde se parlant dans un langage ou un autre.

Ma nana et sa copine discutaient dans la rue, et je les suivais vers la gare, 2 Japonaises causant entre elles et moi qui suis là... Tout à coup quelle magie je ressens ! Depuis l'autre côté de la terre je suis venu, et me voici adopté par des gens de cette ethnie lointaine, au langage et aux mœurs différents, grâce à ce lien ténu et foudroyant qu'est l'amour.

Et je rends grâce à Dieu.

5-12

Sur le chemin du retour j'ai acheté un magazine de cul. Mon énergie vitale est revenue. Dans le train je m'imagine fourrant ma queue dans toutes les jolies filles sur lesquelles je pose mon regard. Dans ma chambre, après avoir regardé chaque page du magazine je me branle, et je continue à le feuilleter quelques minutes après, c'est un signe pour reconnaître les vrais amateurs de cul.

Ma nana a ses règles, et comme je dors dans son lit ce soir, une bonne branlette pour éviter la frustration et ses effets néfastes. Vendredi elle risque d'être encore inaccessible, samedi j'espère qu'elle viendra s'asseoir sur ma queue. Cette fille marque une nouvelle étape, très importante, dans ma libération sexuelle totale. J'ai envie de la prendre longtemps, jusqu'au bout d'elle-même, jusqu'au bout de moi-même, de lui faire des tas de trucs nouveaux.

Elle est douce et tendre, elle aime prendre son pied et donner du plaisir. Elle sait parler et écouter. Elle rit comme un feu d'artifice et tout à coup la voilà comme recueillie, près de ce qu'elle a de plus intime. Elle a l'étonnement et la joie de l'enfance, et la maturité des années, de l'expérience. Eh, c'est ma nana...

6-12

Je suis arrivé chez elle à 8 heures passées, avec 1 rose orange, 1 anxiolytique et quelque chose comme 180ml de whisky dans le sang, avide d'elle et curieux.

C'était la première fois qu'on tentait l'expérience, qu'elle m'accueillait la nuit chez elle un jour de semaine. Ça veut dire passer 9 heures au bureau ensemble, se dire au revoir, se retrouver et se dire bonsoir. Et le lendemain matin se dire bonjour, se quitter, pour se dire bonjour à nouveau quand elle s'assoit face à moi.

L'alcool me rendait assez fluide et sensible à nos désirs, ça a tout de suite été très chaud. De baisers en caresses, on en arrive à entrer dans la salle de bain ensemble, nus dans une obscurité totale. Encore une fichue plaisanterie pour mièvres et coincés que de dire qu'on ne peut pas baiser pendant les règles.

Nos corps aspergés d'eau chaude elle s'assoit sur moi et je la pénètre. On danse une dizaine de minutes et je m'aperçois que je perds mon érection. Trop d'humidité, d'obscurité, 1 *position étriquée, et puis je crois que je n'ai jamais pris mon pied quand la nana est sur moi.*

Je me retire et bafouille des sortes d'excuses... Après 1 ou 2 minutes l'esprit du bushi' (guerrier) 'revient, je la plaque contre un mur et j'enfouis mes doigts dans sa chatte, je malaxe ses seins, et je retrouve une érection du tonnerre de Dieu. Cette fois, vexé par ce qui vient de m'arriver, je la prends avec force et violence pour épuiser tout ce qui ne l'est pas encore en elle. Je la soulève, ouvre la porte de la salle de bain et l'allonge sur le parquet. Elle gémit et son visage se crispe. Après un moment où elle cherche et obtient la profondeur, les genoux à hauteur de mes épaules, je lui allonge les jambes, serrées l'une contre l'autre, et lui serre les poignets au-dessus de la tête. C'est imparable, la queue serrée par le vagin et le haut des cuisses, et l'impression de violer, qu'elle partage et dont elle tire aussi du plaisir, j'explose.

Avant de la suivre dans la salle de bain, j'essuie cette jolie tache de son sang qui a giclé sur la porte blanche.

7-12

Aujourd'hui 1 mois que j'ai embrassé Naomi devant cette station essence des environs de Kanda. C'est passé si vite, un éclair fulgurant, et j'ai en même temps l'impression d'être avec elle depuis plus longtemps que ça.

La vie me donne tellement ces semaines. Trop de choses à écrire pour le temps disponible. Il faudrait que je trouve au moins une heure ce soir pour continuer à raconter cette soirée magnifique que j'ai passée avec elle.

Ce matin je l'ai aperçue qui rentrait dans l'immeuble toute enfouie dans une écharpe et un manteau gris. Elle avait l'air décidé, un peu renfrognée, elle était à croquer.

10-12

Mon Dieu... Si près du bonheur.

Je suis assis chez Nao, seul, une bougie brûle sur la table, et j'écris. Lumière douce, musique douce aussi, Nirvana Unplugged. Je bois du whisky coca. Et j'attends ma nana. J'ai acheté des sushis et du vin blanc, je me suis rasé pour que ça soit doux quand je ferai glisser ma joue contre la sienne, et j'ai mis en abondance ce parfum d'Armani qu'elle aime tant.

Elle m'a donné ses clés hier. Les clés de chez elle, et chez elle c'est... elle... Ses vêtements, ses nuisettes en soie, ses soutiens gorge dentelés et ses nounours Winnie l'ourson.

Je suis tellement troublé, ému par son geste.

Pas le double des clés, non, les clés, les siennes. Les clés de son appart et les clés d'elle-même, sa clef. Est-ce que tu peux te représenter la somme d'amour et de confiance qu'il y a dans ce geste ?

Hier on est parti en même temps, et rempli d'amour inassouvi je découvre que je veux être avec elle, avec elle, dès que possible, demain. J'ai tant besoin de la voir, de l'embrasser, de la toucher, de lui parler...

Je rentrerai de chez Kezuka vers 16h, elle de cette réunion avec des vieux amis vers 20h, alors sur le quai, alors que je lui dis au revoir et monte dans le train, elle me donne ses clefs.

14-12

Ca m'est tombé dessus comme ces serpents qui se jettent des arbres pour se planter dans ton dos.

Et le venin s'est répandu en moi, instantanément, hier au sortir du boulot.

Un goût de mort dans la bouche, des pensées plus sombres qu'un ciel de tempête, violentes et suicidaires. Et cette tristesse au-delà de tous les baumes, cette amertume, ce dégoût. Comme le début triomphant de la plus noire dépression.

La veille j'avais parlé au téléphone jusqu'à 1H40 avec Nao, après la soirée. Pendant le dîner j'avais déjà éprouvé un bon down. J'étais cool, mais je ne disais rien, et j'ai tout le long évité de regarder Naomi assise en face de moi. En éprouvant un noir plaisir à lui faire du mal. Plus tard, au téléphone elle me demande : 'did you do it on purpose ?' (est-ce que tu l'as fait exprès?)

'Je réponds non, bien sûr, parce que le oui il faudrait que je l'explique, et j'aurais du mal. Au fond c'est l'amour de la destruction, que je contiens en moi plus qu'un autre, parce que je n'ai qu'à cesser de prendre mes médicaments pour y aller naturellement, inéluctablement, et y aller jusqu'au bout. (...)

Après le dîner j'ai réussi à remonter la pente, un sursaut d'énergie, et j'ai remis le sourire sur une Nao qui était devenue largement déconfite.

Hier alcool, anxiolytiques, et c'est finalement l'appel de Naomi qui m'a fait revenir au calme et même à la joie.

17-12

Vendredi, après le travail, elle m'appelle sur mon chemin vers l'AM PM' (supérette ouverte 24h/24) *'où je vais acheter de l'alcool à ingurgiter en vitesse avant de la retrouver. Le médecin m'a dit qu'il fallait que j'arrête, alors au lieu d'une flasque de whisky j'achète 1 cannette de Reserve Water à 9%. J'ai déjà un Lexomil dans le sang.*

Je la retrouve à Shimbashi, et pour une fois je suis cool et de bonne humeur. A Odaiba on monte directement sur la grande roue. Ses yeux écarquillés devant la vue, comme moi elle aime l'océan des immeubles brillant dans la nuit. Elle a peur que la capsule tombe, crie et s'accroche à moi.

Ensuite on achète des takoyakis et on trouve cet endroit incroyable. Bordée d'arbres, une plage de sable fin en plein milieu de Tokyo. Sur l'eau, des yakatabunés'(bateaux bars restaurants en bois) 'bordés de lampions roses filent doucement, au-delà des buildings noirs et majestueux dans la nuit, le Bay Bridge illuminé...

On a marché le long du rivage, elle emmitouflée dans mon caban parce qu'il faisait froid, et puis on est rentré.

Dans le train, fatiguée, elle s'est endormie la tête sur ma poitrine, les bras autour de moi.

Et de retour chez elle, après avoir mangé, cassés tous les deux de fatigue, le problème arrive.

Le problème c'est qu'elle s'attache alors qu'elle ne voulait pas s'attacher, que lorsqu'elle est heureuse elle éprouve aussi une tristesse qui la déchire. Quand dans 9 mois je reprendrai l'avion pour Paris, quand ça nous séparera...

Un vrai problème dont je n'ai pas la réponse, juste vis le présent petite, c'est la seule chose qu'on ait, laisse-toi aller à ton amour, laisse-toi bercer par le mien, vis !

Le futur... Qui connaît le futur ? On peut tous mourir demain, le présent de 2 voix, de 2 corps qui peuvent s'enlacer, c'est la seule chose qui existe.

Les couples ont d'habitude l'illusion, l'espoir que ça peut durer pour toujours, nous moins que les autres, oui le temps nous est compté mon amour.

21-12

Au début le danger venait de partout, de tous ceux qui pouvaient nous voir, nous entendre, imaginer quelque chose. Chaque personne dans la compagnie était une menace.

Je revois les quelques jours qui ont suivi notre premier baiser, comme nous étions raides, à ne pas échanger un mot contrairement au chahut habituel. On aurait pu nous surprendre pour excès de froideur.

Tomizawa, la voisine, était aux aguets, le regard en coin toujours braqué sur nous deux, jusqu'à ce qu'elle soit bernée par l'histoire de Ryoko, cette fois sublime où ce qui aurait pu me griller m'a presque totalement mis hors soupçons...

Sugawara, la somptueuse Sugawara, nous a tout simplement vus ensemble au sortir de Disneyland, et a échangé quelques mots avec moi. Elle travaille dans un autre département, mais est très amie avec Niizuma, assise à trois mètres de nous.

Celle-ci vient me voir, à un moment où il y a une concentration de filles autour de l'impératrice Tomizawa, et me dit 'tu es allé à Disneyland...' Nao, debout en face se fige... 'Oui, avec ma nana.' Les yeux de Tomizawa se remplissent de surprise, je lui dis qu'elle s'appelle Ryoko, la décrit et lui raconte comment je l'ai rencontrée...

Les gens ne voient pas le nez qu'ils ont au milieu de la figure, et ratent souvent les choses les plus évidentes qu'ils ont devant les yeux. Nous jouons là-dessus, et bernons tout le monde, surtout cette petite pute de Tomizawa avec un grand plaisir. L'esprit occupés par une Ryoko lointaine, ils ne voient plus celle qu'ils ont 8 heures par jour sous les yeux.

Maintenant j'ai un alibi.

Et je parle souvent de son assistante sous le nom de Ryoko à Kezuka, qui devient de plus en plus un ami. Et ça me gêne de plus en plus, ce mensonge que je fais à mon pote me pèse.

C'est alors que je comprends la structure du danger, on parle avec Kezuka. Il vient du patron, qui a averti Otani en riant à moitié qu'il serait viré si j'avais 1 liaison dans l'entreprise. Le patron, et seulement le patron pour danger réel. Même au courant, Otani ne parlera pas. Après le patron, le chœur des commères que sont les filles qui bossent ici, avec au centre la petite Tomizawa.

Le lundi 10 décembre j'ai tout raconté à Kezuka.

A 16h, près de la machine à café je lui confie, sous le sceau du secret, que son assistante me plaît, et que ça ne me déplairait pas si elle remplaçait Ryoko…

Il est éberlué, 'maji ? maji ?' ('Vraiment ? Pour de vrai ?') qu'il répète. Il me presse de questions, et je dois le contenir parce que nous sommes pile au point névralgique du bureau. 'Est-ce que tu l'as déjà vue en tête à tête ? Est-ce que vous avez déjà fait quelque-chose ?' Il semble très amusé et assez joyeux. A la fin il me dit qu'il va lui parler – 'non ! Surtout ne fais rien !'

J'envoie derechef un message à Nao, 'I told Kezuka I liked you, and now he wants to help me !' ('j'ai dit à Kezuka que je te kiffais, et maintenant voilà qu'il veut m'aider!') *Elle se lève en toute hâte et va éclater de rire aux toilettes, j'ai toutes les peines du monde à me contenir.*

'He wants to talk to me after work !!' ('Il veut me parler après le travail !!') *Un message affolé, je la rejoins devant le fax,* 'he wants us to be together, and if we let him do he's gonna marry us himself...' ('Il veut qu'on se mette ensemble, si on le laisse faire il va nous marier lui-même...')

'Elle se casse comme une flèche après le boulot sans demander son reste.

Dîner semi-formel. Me voilà assis à côté de mon pote, la main sur l'épaule, en train de boire avec les hommes de Mitsui. Ça le taraude et il recommence à me questionner, on rit tous les deux, et tout à coup je sens que c'est bon, le feeling est là, je peux tout lui dire. En plus dans ce cadre de semi-business il sera obligé de se contenir.

'Je vais te dire quelque chose, je suis sûr que tu vas sauter sur ton siège, alors prépare-toi, et promets-moi que tu ne vas pas bondir...' Et je lui glisse à l'oreille : 'Ryoko c'est Naomi,' 2 fois.

Comme il le voulait, au sortir du restau, alors que nous marchons vers la gare, costumes cravates et manteaux, je l'appelle et je lui passe mon cellulaire. Suit une conversation de près de 20 minutes, ponctuée de rires et d'exclamations et moi je suis ravi, c'est gagné.

Faut dire que ma nana est l'assistante de mon pote, qu'ils sont copains comme cochon et se ressemblent assez, et que ça tisse donc des liens assez particuliers.

Le lendemain après le boulot on va prendre un café tous les trois. Il veut nous voir ensemble avec ses nouveaux yeux, et moi aussi je veux voir son regard sur nous.

Ça le fait, on le renseigne sur notre histoire et sur la création de Ryoko, on évoque des souvenirs.

J'étais triste pour lui quand je lui mentais, surtout quand on sortait avec Nao et sa meilleure amie, et qu'il était le seul à ne pas être au courant. Je ne m'aimais pas le dupant, lui si droit et si bon.

Ma relation avec Nao sera plus intéressante et pleine si je peux lui en parler, notre bonheur plus entier s'il le connaît.

Quand nous irons chez lui tous les deux, son assistante et moi, dormir dans un même lit sous son toit, ses enfants, sa femme, ses amis...

Et puis... Il pourra être un allié de poids pour Naomi quand je rentrerai à Lyon. C'est ça qui m'a motivé aussi.

26-12

Le 23 décembre.

Nous nous sommes réveillés assez tard, et après avoir fait l'amour deux fois il a été encore plus tard. Et il faisait déjà nuit quand nous nous sommes assis autour de la table basse pour manger une omelette, du pain, du beurre et du fromage. Elle tartine de la crème fraîche et se montre surprise quand je lui dis que ça fait grossir.

On sort, sans savoir où aller, illuminations de Marunouchi, Yokohama, acheter un magnéto et louer une cassette... Elle est tendre et vaporeuse, comme une fille qui vient de faire deux fois l'amour.

On achète un magnéto, et comme Léon portant sa valise je monte avec elle dans le train. Nous arrivons à Yokohama à 8 heures, gare de Kannaï je crois, où nous trouvons un coin locker pour ranger le magnéto. Pile en face de la gare, un magasin de films et de musique, où je trouve et achète pour elle la cassette du

Grand Bleu, version longue.

Nous marchons à travers une ville sombre et qui paraît endormie vers le parc Yamashita, croisant de temps en temps au milieu de cette obscurité des bars aux enseignes rouges, des refuges de chaleur dans la nuit de plus en plus glacée.

Enfin nous trouvons le parc, avec sa longue promenade bordée de bancs, face à la mer. Des bancs pour amoureux où l'on ne peut s'asseoir qu'à deux.

En face la mer, enfin le golfe parce qu'au-delà on voit un rivage peuplé de buildings, tout petits, en bas desquels on peut percevoir le mouvement des phares des voitures.

A gauche, la grande roue illuminée, rose et violette tour à tour, et des immeubles noirs piquetés de rouge.

A droite, un petit paquebot à 90° contre le quai, sur lequel des gens dînent, plein de lumières.

Je peux voir sur son visage que tout à coup elle est heureuse, on s'assoit sur un banc, elle se colle contre moi et pose sa tête sur ma poitrine. Je regarde la mer, les gens qui passent, principalement des couples, qui ont tous l'air heureux. C'est fou comme un seul endroit peut rendre en même temps tant de gens heureux.

4 gamines de 6 ans portant le même manteau bleu passent en chantant une chanson avec leur toute petite voix, puis rient et se chamaillent. 4 jeunes femmes jolies et pleines de charme les suivent, 'les même 20 ans après,' Nao me fait réaliser avec stupéfaction qu'il s'agit des 4 mères.

On se perd sur le chemin de Chinatown, puis tout à coup nous voilà dedans. C'est l'affluence, on achète des beignets à la viande, et après avoir un peu marché elle retrouve un bar dont elle aime l'ambiance. Et de vrai celle-ci est fantastique. Lambrissé, banquettes profondes en cuir ocre, lumières orange douces, il fait chaud, un live de jazz. Nous sommes tous les 2 très amoureux.

Et le temps passe, 23H20, il faut partir en vitesse pour choper le dernier train. Je me surprends par mon calme et ma bonne humeur, je parviens rapidement à détruire son angoisse, 'si on le rate ce dernier train, tant mieux ! On passera le temps dans des bars, on se promènera dans la nuit et on ira voir le lever du soleil face à la mer, assis sur un banc. Et ce sera une nuit fantastique.'

On l'a raté le dernier train, et la nuit a pu commencer.

Elle avait froid, je lui ai passé mon caban, et nous sommes entrés dans le premier bar venu, qui m'a attiré parce qu'il avait un portrait de Morrison et une enseigne 'Roadhouse Blues.' Drink all night with my girl, yeah !' (Boire toute la nuit avec ma nana, ouaih!)

'Un petit bar, aux murs tout couverts de photos, d'affiches de films et de groupes de musique. Un barman avec dreadlocks, deux groupes d'amis, au comptoir et à une table, qui se connaissent tous, parlent et se marrent ensemble.

Je bois du whisky, elle du gin tonic, et assez fatiguée sur la fin elle se met debout pour ne pas s'endormir, et me dit des choses importantes.

2H, on sort du bar, elle veut 1 endroit chaud où boire du café et nous nous dirigeons vers le family restaurant proche du parc Yamashita.

Sur le chemin, des dizaines de grosses voitures sont arrêtées le long de la route en bordure du parc. Certains parlementent de voiture à voiture, des mecs attendent assis sur les rambardes du bords du parc, on voit des hommes et des femmes discuter, former des couples puis se diriger vers un 4X4. Quelques caisses extrêmement longues, aux vitres teintées pour pouvoir faire l'amour à l'intérieur sont garées. Elle m'apprend que c'est un lieu de drague motorisé, où hommes et femmes viennent se proposer pour 1 coup, 1 nuit.

On voit aussi devant les hôtels à cette heure là des taxis arrêtés, moteurs en marche et phares allumés, avec leur conducteur qui dort seul à l'intérieur.

A cette heure-là à Chinatown les rues sont peuplées de chats, qui viennent dîner des énormes poubelles des restaurants. Une ville de chats. Qui préservent aussi les hommes des rats.

'It's so early in the morning, about a quarter to 3, I'm sitting there talking with my baby, over cigarettes and coffee...' (paroles d'Otis Redding : 'C'est déjà presque le matin, à peu près trois heures moins le quart, je suis assis là et je parle avec ma nana, fumant des cigarettes et buvant du café')

'Voilà que l'histoire avec cette fille fantastique me fait habiter un de mes mythes.

Il est cette heure-là, juste contre la vitre sur la nuit, au lieu d'un café elle boit une soupe à l'oignon avec du pain et du fromage dedans. Comme celle qu'on buvait, je lui dis, traditionnellement avant d'aller à la messe de minuit. Je mange une pizza et des morceaux de poulet, je bois du café et je fume des cigarettes. On laisse le temps passer. Un jeune serveur essaie de coller un papier sur une porte automatique qui s'ouvre dès qu'il s'approche. Digne des premiers films muets. Elle me montre 2 photos découpées dans un journal et me demande quel plat je préfère pour le dîner de 'ce soir !' Quelques tables du restau sont occupées, des couples, quelques groupes d'amis, une fille assez mignonne qui fume une cigarette. Nos silences ne sont pas *anxiogènes, au contraire, sous la table on joue avec nos jambes.*

Elle a sommeil, je l'entraîne dehors.

On s'assied sur un banc face à la mer. La grande roue qui a perdu ses lumières est invisible, le bateau sans les siennes paraît plus petit et elle me demande si c'est le même. La promenade est vide, je superpose l'image de l'affluence quelques heures plus tôt, si je faisais un film à la Takeshi je ferais succéder les plans : les deux assis face à la promenade pleine, des illuminations de tous les côtés, et puis les 2 mêmes sur le même banc, dans l'obscurité et la solitude, 2 cœurs qui battent dans la nuit, face à la mer.

Elle a froid, et quelques minutes après nous être assis on repart, promenade le long de la mer. Je fais un geste brusque et elle est effrayée, pousse un cri. Je la prends dans mes bras pour la rassurer, cette fille est si sensible, je l'aime.

De retour à Chinatown, où même les chats ont été dormir. Une vieille fait le ménage de son restaurant, un jeune à scooter vient apporter les journaux, un camion poubelle apparaît.

Nous voici dans un bar norvégien où il n'y a que des Japonais regroupés autour du comptoir. Ils nous jettent un regard suspicieux puis nous oublient vite. On nous apporte une carte sans prix, je n'aime pas le procédé et demande combien coûte ce que nous voulons.

Leur tequila sunrise est raisonnablement chère, mais très bonne. 'C'est cher' murmure-t-elle, 'oui mais il est 4 heures du matin dear...' Un arbre de noël dont les lumières clignotent trop rapidement et m'angoissent un peu est là, près de la porte. Lumières douces, il fait chaud, après 15 minutes Naomi s'endort. Elle tombe à droite, à gauche, seule sur sa banquette, alors je la fais asseoir contre moi, où elle dort aussi, sa tête tombant régulièrement en avant.

Les gens du bar ont l'air de s'en foutre mais moi ça m'angoisse, à fond, tout à coup. J'avais peur que les gens croient, dans son demi-coma, que je l'avais droguée. Souvenirs de quand j'étais dans les cafés avec une amie junky, prête à faire n'importe quoi à n'importe quel moment.

Alors je lui dis qu'on s'en va, 5 fois avant qu'elle ne se lève, et je l'habille. On sort, l'air froid de la nuit la réveille un peu, je retrouve mon calme et mon amour – mais elle m'a tellement émue, endormie dans ce bar.

Marche vers la gare, nous dormons dans les trains. A Ichikawa le restau de nouilles ouvre, il y a pas mal de gens pour un dimanche matin. Le soleil éclatant réveille les couleurs, l'architecture, la ville, il fait froid. Comme j'ai dormi dans le train je suis empoté, halluciné.

Enfin chez elle nous nous glissons dans le futon, elle me caresse un peu et puis nous glissons dans le sommeil.

Christmas presents.' (Cadeaux de Noël.)

'Dans un petit panier recouvert d'un crêpe rose elle avait disposé mes cadeaux.

Je n'ai plus que 2 caleçons, les autres sont une série misérable de trous et de boutons perdus, ça elle ne le sait pas, pas non plus que je gardais toujours les deux caleçons en bon état pour aller chez elle. Et elle m'offre un caleçon, un beau, large, noir, estampillé Fila.

Je suis short de chaussettes, et en ai apporté 3 paires sales pour les laver chez elle. Elle ne le sait pas. Et elle m'offre 2 paires somptueuses, noires et côtelées, estampillées CK.

Je collectionne les cravates, elle ne le sait pas, et elle m'offre une cravate de soie grise – je n'achète que des cravates pure soie, et ça elle ne le sait pas non plus – 'qui ira bien avec tes chemises noires.' Tu m'étonnes que ça va taper ! La cravate est accordée à 1 de ses jupes, trop conservatrices à mon goût. Il faudra que je lui trouve des fringues plus fraîches, jeunes, colorées et lumineuses.

La veille je rêve à une crucifixion, depuis peu, peu à peu je découvre Dieu, le prie et le sens autour et en moi, je veux m'engager dans une voie spirituelle pure et dure. A peine arrivé au Japon j'ai perdu le Zippo que m'avait offert ma sœur. Tout ça elle ne le sait pas, mais elle le ressent, parce que nous nous aimons vraiment, qu'elle m'écoute, devine, et que c'est une fille fantastique. Elle m'offre un Zippo avec le Christ en croix et le nom de ses douze disciples – ce que je lui explique - elle ne savait pas que c'était un symbole chrétien. Prise d'une inspiration soudaine elle a choisi celui-ci parce qu'elle a trouvé qu'il 'correspondait à Gabriel.' Saisie d'une inspiration divine, cette fille est magique, fantastique.

Je lui offre Tolkien, elle aime les fées et le fantastique, elle pourrait tomber dans le Seigneur des Anneaux. Si elle le dévore et, affamée, vient me demander le second tome, j'aurais vraiment envie de me marier avec elle. Un manuel de français, elle a bondi de joie, et la cassette du Grand Bleu.

Christmas Eve.' (Soir de Noël)

'Elle fait la cuisine.

A vrai dire elle a commencé à midi, le gratin, pendant que je dormais.

Elle me réveille et je suis énervé. De mauvais poil qu'elle m'ait réveillé. Elle le sent et accuse le coup. En silence je m'en grille une sous la hotte de la cuisine, de mauvaise humeur. Son visage est triste, elle est sur la défensive. Et de vrai, j'ai sommeil. Je regarde l'heure, 15H, et vais prendre une douche. Pendant la douche je débats avec moi-même, 'il est 15H, elle a bien fait de me réveiller en fait, pourquoi suis-je en colère ?' Et j'en sors avec de meilleures dispositions. Je me colle à elle sur le futon et lui dit qu'elle a bien fait. Elle se réchauffe, et pour faire basculer tout ça dans la joie je lui apporte, tout à coup, mes cadeaux. Et tout bascule dans l'ivresse de Noël entre deux amoureux.

Elle fait la cuisine avec application et avec tous ces légumes qu'elle a rapporté du Super.

Pendant ce temps, je range sa chambre, ses vêtements, ses papiers sur le bureau, j'allume et je dispose des bougies.

Et nous voici en train de manger son excellente cuisine devant le Grand Bleu, qu'elle regarde avec une attention extraordinaire, je la prends entre mes bras et pose ma tête sur son épaule.

Elle éprouve un véritable choc à la fin du film, je lui parle et la rassure sur le futon.

Passé minuit nous sortons pour regarder le ciel et faire une prière au temple, et après avoir bu un chocolat nous nous glissons dans le futon.

Une fois endormie je commence à la caresser, je lui prends les seins, elle se réveille et nous faisons l'amour dans son demi sommeil.

Peut-être à cause de la fièvre qui commence à apparaître je n'arrive pas à dormir et elle me fait un de ses massages durs où entre le plaisir et la douleur je trouve le sommeil.'

J'ai un texte qui relate la cérémonie bouddhiste de la nuit du 31, dans un temple proche de la maison de son enfance, de la maison de sa mère où elle m'avait invité à passer ces fêtes de fin d'année, mais rien sur ce qui m'a le plus marqué, l'accueil extrêmement émouvant, la douceur de ces jours-là, le lever de soleil le premier de l'an sur la plage... Et la preuve d'amour et de confiance, d'engagement, de cette invitation à rencontrer sa mère et à séjourner chez elle plusieurs jours après seulement deux mois de relation. Je fus très impressionné, ému, et anxieux de cette rencontre à laquelle j'associai une forte charge symbolique. Dans le même temps, elle paraissait naturelle tant notre relation était bonne, faite de naturel, d'amour et de beaucoup de tendresse. Nous étions bien ensemble, vraiment bien.

Je pris en décembre l'habitude, qui ne me quitterait pas, de passer une ou deux nuits chez elle par semaine. Le matin je partais un peu plus tôt, et nous nous disions bonjour de nouveau au boulot, l'air de rien au milieu des collègues : 'bien dormi ?' alors que nous avions fait l'amour toute la nuit.

Sa mère tenait un petit salon de thé près de la gare, dans lequel elle recevait principalement ses amies, et là elle m'accueillit, avec chaleur et simplicité, comme un familier, et me mit tout de suite à l'aise. Mon anxiété, qui me faisait me présenter ainsi ; 'bonjour, je suis l'étranger qui vient vous emprunter votre fille pendant 9 mois,' s'évanouit et je me sentis heureux d'être là, un peu effaré d'être accueilli avec autant de bienveillance.

Naomi était tendre, simple et naturelle. Je l'étais aussi, à son contact, et nous étions heureux. Elle me présenta son chien, un vieux bâtard gris attendrissant, me fit rentrer dans la maison et m'introduisit dans sa chambre. Sa mère nous rejoint, sa gentillesse me faisait planer. Elle en avait beaucoup vu, de la vie, c'était inscrit sur son visage, elle avait divorcé, ce qui était encore au Japon un tabou, aussi elle n'avait aucun préjugé, aucune attente, et semblait simplement contente de recevoir chez elle un homme avec qui sa fille fut, même transitoirement, bien.

Le soir, Naomi me présenta Shunsuke, un ami d'enfance devenu prêtre bouddhiste parce que son père possédait un temple. A l'encontre de mes stéréotypes, il sortit d'une voiture de sport rouge, dégingandé en street wear chics, et nous louâmes une cabine de karaoké. Là, il but beaucoup, et durant les intermèdes où il n'était pas sur son cellulaire à essayer de faire craquer une fille déjà maquée, nous sympathisâmes fortement. Naomi était heureuse, moi aussi, je crois que tout le monde était heureux. Il reprit son bolide complètement déchiré, toujours au téléphone, et Naomi me conduisit à un date spot d'où l'on pouvait voir toute la baie en contrebas. Ensuite nous fîmes l'amour, roulant des futons sur les tatamis, avec le piment que donne l'obligation d'être silencieux, puisque sa mère dormait dans la pièce à côté.

Le soir du 31, le passage de l'année est un moment sacré pour les Japonais, la mère avait commandé un immense plateau de sushis qui avait dû lui coûter très cher, et dont avec quelques amis nous fîmes un festin. Le sacré est synonyme de fête, de joie au Japon, comme en témoignent les multiples échoppes qui s'agglutinent autour des sanctuaires, offrant à la foule des brochettes, du poisson, de l'alcool… Et Naomi et moi nous rendîmes au temple. Je reviens au texte du cahier :

'Elle avait une bouteille de vin sucré qui dépassait de la poche de son manteau rouge, j'avais une bouteille de saké dans la mienne. Il pleuvait, c'est pourquoi le temple était encore désert lorsque nous arrivâmes.

Un petit édifice abritait la grosse cloche d'un toit propice, et nous nous y abritâmes en montant une dizaine de marches. Nous nous assîmes sur l'une des quatre poutres qui déterminent une sorte d'espace sacré au-dessus duquel est suspendu la cloche. Il devait être 22h. Tous les trois, avec une de ses amies nous attendions qu'il soit minuit, l'heure de la sonner, et nous allions être les premiers à la frapper.

Quelques personnes arrivèrent, sous des parapluies, et vinrent se regrouper du côté escalier de la cloche, une femme monta nous rejoindre.

Et puis Shunsuke, le prêtre ami de Nao, qui s'était torché au whisky et avait chanté des chansons d'amour avec nous la veille au karaoke, monta les marches. Encore en jeans et polo, portant deux grosses ampoules qu'il fixa à l'édifice, il nous dit en riant que nous ne devrions pas être assis ici et nous descendîmes.

Des jeunes gens aux casquettes et jeans de surfer garent une bagnole de sport près d'un baril, à 30 mètres de la cloche, où ils allument à l'essence un feu de bois.

Le feu brûle dans la nuit, sous la pluie, dans la cour du temple, et réchauffe ceux qui, de la longue file qui s'est formée, s'en trouvent à proximité.

108 coups de cloches pour la nouvelle année, et près de 200 personnes qui attendent en file indienne en riant et chahutant. Il y a ce groupe d'une douzaine de jeunes filles à talons très hauts et mini jupes fluo qui courent dans tous les sens et m'excitent un peu. La pluie a presque cessé quand minuit arrive.

On frappe la cloche, et puis on se dirige vers le corps du temple où va avoir lieu la cérémonie sacrée.

Shunsuke frappe une petite cloche au coin du temple,

minuit dans 20 secondes dit-il en regardant son cellulaire, maintenant habillé en moine. 'Regarde…' dis-je à Nao, qui me répond fermement 'non,' les yeux braqués sur mon visage, 'je voulais que tu sois la dernière et la première chose que je vois.'

Le prêtre patron, père de Shunsuke, arrive. Énorme, ventru, le crâne rasé luisant, des joues et des mentons partout, impressionnant.

Et le père et le fils procèdent au rituel, que nous observons par une fenêtre latérale.

Shunsuke, transformé, plus du tout le mec suspendu à son portable pour choper la nana déjà maquée, récite le Kyo d'une voix grave, rythmée par le tambour. Le chant est violent, presque agressif, et je comprends en m'y laissant bercer qu'il chasse les démons.

Son père pendant ce temps accomplit avec minutie les gestes rituels. Soucoupes, feu, petites cymbales, objets sacrés.

Shunsuke nous fait un geste de la main et un sourire, ayant repris son visage de débauché solaire juste après la fin de la cérémonie.

Nous nous arrêtons devant les tombes.

'This is not a nice place to look at' (Ça n'est pas un endroit cool à regarder) 'dit-elle.

'Non, regarde… C'est ce que nous sommes. D'où nous venons et ce que nous deviendrons. Et nos enfants viendront nous regarder… Nous sommes plus grands que notre vie, nous sommes depuis la nuit des temps et nous serons jusqu'à la fin des temps.'

J'étais inspiré.

Nous nous réchauffâmes près du feu avant de rentrer

dormir, quelques heures seulement, pour aller voir le soleil se lever.'

Trop fatigués pour faire l'amour, nous nous écroulons pour nous réveiller trois heures plus tard et prenons sa caisse dans la nuit. C'est aussi une tradition au Japon que de regarder sur la mer le premier lever de soleil. En arrivant sur la plage encore plongée dans l'obscurité, nous croisons une Mercedes noire aux portes ouvertes devant laquelle, sur le sable, on avait fait un feu. Deux hommes, en costumes noir extrêmement chics, dégageant une impression de puissance et une femme en robe de soirée, buvaient, et une musique extraordinaire s'échappait de la voiture. Naomi presse le pas et me glisse : 'ce sont des Yakusas,' et leur musique de l'Enka, un croisement entre le Japon et l'ouest très particulier datant de l'après-guerre. Pieds nus sur le sable nous assistons à l'aube main dans la main, amoureux, puis nous rentrons nous coucher.'

L'approche de cette relation par le biais du journal, instantané et parcellaire, me paraît au point où j'en suis assez frustrante et insatisfaisante. Elle ne laisse pas apparaître, même s'il ne couvre que deux mois pour l'instant, l'incroyable tendresse et la très grande complicité qui nous liait. C'était comme si nous nous comprenions parfaitement, et que nous n'avions rien à redire à ce que nous comprenions. Notre relation était calme, deux personnes qui se sont trouvées, et l'amour assez fort pour ne jamais être questionné, ni demander de preuve.

Elle était extrêmement prévenante, j'essayais de l'être. Nous n'avions pas de conflits, d'engueulades, tout était doux et calme. Nous rions beaucoup aussi, avec des sens de l'humour qui se combinaient très bien. Elle a très vite compris que j'avais un problème avec la boisson, mais je n'ai jamais essuyé le moindre commentaire, le moindre reproche, elle disait simplement que j'aimais l'alcool.

Tous les week-ends nous sortions, dans des temples, des parcs, dans la ville, parce qu'elle ne voulait pas 'que je passe à côté du Japon à cause d'elle,' et chacune de nos balades était paisible, joyeuse, agréable. Comme si on se connaissait, se combinait si bien d'emblée qu'on était passé très vite sur la passion des premiers temps pour établir un quotidien amoureux calme et doux qui nous comblait. En semaine on se voyait au boulot, je passais une ou deux nuits et tous les week-ends chez elle. Après avoir dîné on se rendait souvent dans un temple magnifique à deux pas, où l'on petit-déjeunait aussi parfois, rêvassant. On était bien. Comme si on était ensemble depuis des siècles.

Mais, et ce fut la seule ligne de tension entre nous, apparaissant par crises, est-ce que ça ne devait durer que dix mois ? J'évitais de répondre. Je ne savais pas moi-même, mais quand elle parlait de me suivre en France, j'éprouvais un malaise. J'étais étudiant, entretenu par mon père, je n'avais aucun moyen de subsistance propre, je me sentais immature et puis... Nao n'avait pas le visage d'ange que je souhaitais chez celle qui serait ma femme. Pas cette beauté à couper le souffle que j'ai recherché, trouvé, et qu'à 32 ans j'attends encore en me détournant de tout le reste.

6-01-2001

(De retour à Tokyo)

'Elle avait mal au cœur et à la tête alors je l'ai rassurée, prise dans mes bras, bercée, caressée, et puis on a fait l'amour avant de s'endormir.

J'aime ma nana, j'aimerais qu'elle m'appelle, mais il est minuit et demi et je suis tombé direct sur son répondeur, elle doit dormir. Et moi qui lui ai menti, 'je sors avec des potes' pour passer la soirée sans elle, maintenant j'aimerais être avec elle sous la couette.

Peut-être c'est bien de temps en temps, pour révéler à nouveau le désir qui s'était enfoui sous l'habitude.

Je l'aime.

La séparation prochaine.

10 mois d'amour.

Le temps nous est compté, dès le début, dix mois au maximum, c'est tout ce qu'on a.

Le grand rêve, le rêve d'une vie, qu'on nourrit de loin et qui nourrit le début de toute relation, nous ne l'avons pas.

'Do you want to be my girlfriend ?' – *'You've got a deal'* ('Est-ce que tu veux être ma nana?' - 'T'as un deal') *m'avait-elle répondu, un contrat à durée déterminée.*

Qui sera le prochain à la prendre dans ses bras, qui sera le prochain qu'elle aimera ? J'espère un mec bien, mâle et doux à la fois, qui fera attention à elle.

J'éprouve un pincement au cœur, un chagrin, froide écume de douce amertume à l'imaginer mariée à un autre que moi, avoir des enfants de lui, et aimer tout ce monde plus que tout au monde.

Pas de rêve mon ange, borne ta pensée et bride ton cœur ou tu crèves dans la tristesse, parce que Gabriel aussi aimera d'autres femmes.

Quel genre d'amour se développe dans un temps limité dès le départ ?

Un amour d'été, de plage, dure 1 mois ou 2 au plus.

En dix mois on a le temps de faire l'amour 300 fois, de se créer des habitudes, des codes, des jeux. On a le temps de toucher profond le cœur et l'âme, de se griffer partout de l'autre, qui rentre en vous partout. Dans les pensées, les sentiments, les joies et les soucis, les habitudes de la vie quotidienne, l'empreinte de l'autre dans son cœur, dans sa bouche, dans ses rêves !

Et la séparation laisse un immense vide.

J'espère que mes amis seront là au retour, pour remplir à toute vitesse ce vide de tout ce qu'ils pourront trouver.

La séparation sera brutale, un jour il y avait un couple, 2 amants heureux, et le lendemain c'est le vide, il n'y aura plus rien.

Elle va se coucher seule dans ce futon où nous passions nos nuits ensemble pour y faire l'amour le matin, sentir son corps seul et pleurer. Que va-t-elle faire de ces week-ends que nous passions tous ensemble ? Elle va en pleurer seule quelques-uns et puis les repeupler peu à peu. Elle va être face au désert, et devoir rebâtir une vie.

Mais eh !

Je suis un guerrier, et je me battrai pour ne pas la laisser seule.

A ses côtés je vais dresser des piliers, des hommes forts et aimants. Kezuka, son boss, je travaille à tisser des liens de plus en plus forts entre les deux, nous irons dormir sous son toit Nao et moi, nous irons boire ensemble, j'en ferai les meilleurs amis du monde. Et il la réconfortera.

Le prêtre Shunsuke, il faut que je travaille à établir une relation forte entre nous, pour qu'il la soutienne quand je serai parti.

Un ou deux autres encore je dois trouver, une fille ça serait bien.

Qu'elle ait de quoi sortir de sa solitude, et surtout avec des gens qui savent et qui comprennent.

Et puis je veux l'abreuver de lectures, des livres au moins pour un an, des livres qui font partie de moi, dans lesquels elle me retrouvera. Une pile de livres avec écrit dedans quand je les ai lus, ce que j'y ai trouvé et ce qu'ils m'ont fait. Une provision de moi pour elle.

Les livres et les amis, et puis des mails et des lettres, pour l'instant c'est tout ce que j'ai trouvé.

Et on essayera de continuer, aussi longtemps qu'on pourra, jusqu'où l'amour naturellement nous portera, et puis on verra, qu'elle vienne en France. Je veux lui apprendre le plus de français que je peux avant mon départ. Ou que je retourne au Japon, si l'amour nous porte peut-être que nous nous marierons.

Pour l'instant c'est bon de nous aimer au jour le jour. De l'amour, on en a, c'est délicieux d'être ensemble.

Oui je l'aime, je veux tout savoir d'elle, lui donner bonheur, plaisir et vérité, tout, à fond, parce que je l'aime.'

La prochaine entrée date de fin janvier. J'entrevois le défaut du récit de la relation par le biais du journal. Le journal ne relate pas le quotidien de la relation, fait de tellement de douceur et de beauté, moi chez elle de plus en plus souvent comme si nous étions un couple installé et épanoui, nos sorties magiques, les temples, les balades, les restaurants en haut des tours ou en bords de mer, les illuminations la nuit, les grandes roues, les repas sous le soleil du temple à côté de chez elle, toutes les fois où en allant y regarder la lune elle me racontait de vieilles légendes, tout ça avec tellement d'amour, de douceur, de complicité… Le journal relate principalement des faits isolés qui ont émaillé cette relation, souvent atypiques, particulièrement jouissifs ou douloureux comme ceux qui suivent :

'21-01

Hier elle m'en a parlé au téléphone, je lui avais caressé le clito pendant une quinzaine de minutes et je l'avais fait jouir comme ça.

- 'Et c'était à quel moment ?
- Quand j'ai crié.'

Et puis voilà qu'elle fait une gueule pas possible. Quand je lui en demande la raison elle m'explique que c'est parce que je n'ai cessé de regarder son visage tout ce temps – La culture de la honte ? Je lui dis qu'il n'y a rien de honteux là-dedans, que je regardais son plaisir.

Je sens mes doigts – discrètement – et m'aperçois qu'il n'y a presque aucune odeur, un très léger parfum suave, difficilement descriptible et pas désagréable.

Alors j'y vais, pour la deuxième fois, cette fois en sachant me diriger, droit au clito. Je bois un grand verre de whisky cul sec, éteint ce qui reste de lumière – je suis encore en apprentissage – et je la déshabille.

Elle se plaint du froid mais je sais que ça ne durera pas, et elle l'oublie dès que ma langue se pose sur son clitoris. Je la lèche avec application pendant près de dix minutes, et à chaque cri ou gémissement un flot de liquide s'échappe, et sur la fin c'est trop trempé et glissant, et toute ma bouche à l'intérieur, à l'extérieur, le pourtour de mes lèvres sont trempés, et j'ai des poils dans la bouche alors je m'arrête là et j'essuie ça sur d'autres parties de son corps en remontant pour l'embrasser et sentir son étreinte.

Mais je bande mou, peut-être que j'ai éjaculé dans mon caleçon, alors je lui glisse deux doigts facilement et m'astique pendant ce temps. J'obtiens en une minute une bonne érection et je la prends pour la mener à son second orgasme en lui doigtant le clito pendant que je la pénètre, il faut s'adapter à la fille.

Elle est tellement cassée qu'elle s'endort direct, à 23 heures, et 12 heures après on se réveille pour une bonne baise nerveuse du matin conjuguant 4 positions, toute en pénétration cette fois.

Maintenant, à 14h30 je me sens un peu ivre, un peu cassé, et tout ça n'y est pas pour rien. Repousser ses limites, il y a beaucoup de choses, de vérités à trouver dans le sexe.

Elle n'a pas 'confiance en elle en tant que femme,' soit, il faut que je la prenne beaucoup, qu'elle voit son reflet dans mon désir d'homme.

27-01

Larmes.

Vendredi soir.

J'ai terminé Bret Easton Ellis, je commence le week-end en achetant un bouquin de Mishima après avoir flâné avec plaisir devant les rayons.

Nao m'appelle, voix pleine de larmes, de détresse, elle vient juste de sortir du boulot.

'Rejoins-moi à Ochanomizu,' elle sait que c'est sur le pont, du côté où passe le moins de monde.

J'y arrive 10 minutes avant elle, fume des cigarettes, bois du whisky, je me prépare. Il faut que je l'écoute, la console et la remonte en une heure, je dois passer la soirée avec Katayama et Kenji.

Je peux craquer, faire n'importe quoi, être outrancier, te dire que je veux te tromper, être déprimé et te faire la gueule sans motif, mais si tu vas mal et que tu as besoin de moi je serai là, je serai même très bon. Ça a toujours été comme ça, avec mes nanas ou mes amis, rendre la vie, la rage et la joie aux affligés. Si tu viens me trouver quand tu vas mal je suis là. Peut-être que c'est un don, de mon enfance ou d'autre chose mais c'est la règle, c'est comme ça.

La voilà, elle s'approche de moi, me prend dans ses bras, met sa tête sur ma poitrine et éclate en sanglot. Elle pleure plus de cinq minutes sans rien dire et puis, entrecoupée par des averses de larmes, me raconte son histoire. La petite pute Tomizawa, la tour de contrôle, cheftaine d'une bande étendue de filles qui la craignent, la persécute. Bonne nouvelle, elle quitte la boîte, mais elle a invité toutes les filles à dîner sauf Naomi.

Je l'écoute plus de dix minutes en silence, la tiens près de moi et lui caresse la tête.

Ce n'est pas un chagrin vain, je la comprends, lui dis quelques mots. Je sais ce dont elle a besoin, de se calmer d'abords. Je traverse la rue pour acheter une canette de thé, parce qu'il fait froid et que comme elle pleure elle ne veut entrer nulle part, et pour qu'elle avale un demi-Lexomil.

Nous marchons et je lui parle, elle se calme, je lui donne mon opinion sur les événements, pousse mes phrases, hausse le ton quand il le faut, et parviens à la faire rire. Je la remonte, tranche ses ennemis, elle se sent mieux.

'Tu es venue vers moi, je passe la nuit avec toi Nao, je partirai tôt demain matin.' Je vaincs ses résistances, et j'appelle Kenji pour lui expliquer en deux mots.

Dans la gare, le Lexomil fait son plein effet, celui qu'il produit sur ceux qui ne prennent jamais rien. Elle a la tête qui flotte, l'esprit vide, anesthésié. Elle tangue et se raccroche à moi. Ses pensées s'espacent et se diversifient, 'j'ai envie de manger des nouilles au porc... Il fait chaud... Oh. Une pub pour des capotes. Un Mr Donuts... J'ai envie d'un Donuts. J'ai du brouillard dans la tête.'

1 heure plus tard en descendant du train l'effet principal s'est estompé, elle retrouve de la vivacité, comme l'esprit qui s'ébroue après s'être éveillé d'une sieste. Elle est calme, et même plutôt joyeuse, et puis franchement joyeuse. Elle mange une sucrerie à la fraise, on parle de tout et de rien, on fait des courses – ce soir, tant pis pour le régime, elle veut manger – on achète des sushis et on loue un film comique.

Il ne l'était pas, on le regarde quand même.

Elle se colle contre moi et me caresse.

Je n'ai pas envie de baiser ce soir, mais ce sera bon pour elle, pour la rassurer, la raffermir, et puis l'orgasme ne peut pas faire de mal au moral.

En me brossant les dents je m'astique en pensant à des scènes perverses pour lever une érection.

Je lui fais l'amour avec application, avec une putain de bonne gaule, et j'y prends du plaisir. 'Qu'est-ce que faisait ta famille il y a 300 ans ? – C'était des grands fermiers, et moi une princesse.'

On s'endort nus et enlacés.

Le matin elle me remercie d'être venue la veille, nue, je suis tout habillé et je sors, il y a de la neige partout.

J'aime cette fille, on est tous les deux tristes de se quitter.

Il faudra que je lui laisse du Lexomil quand je rentrerai en France.

Larmes...

30-01

Brûlées avec l'encens destiné au mort, au pied de la tombe, des cigarettes dont il ne reste que le filtre. Sûrement celles que fumait le défunt, et qui ont d'ailleurs peut-être causé sa mort.

De là cette histoire que me raconte Nao. Plusieurs jours au même endroit elle voit un gars arrêter sa caisse, descendre, allumer une cigarette et la poser sur le sol. Il reste là un petit moment et s'en va. C'est le feu qui compte. L'endroit où est mort un ami. D'autres fois il pose un petit bocal de saké, une canette de café chaud, ouverts.

Ouvertes, toutes les petites bouteilles, pleines, posées sur les tombes. Jus de fruit, bière, saké, lait. Ce que buvait le mort.

Un lien entre les tombes grises de mort et le monde des vivants qui les regarde. L'idée que ce qui est dans cette tombe était vraiment un être vivant, comme nous, parmi nous, et qu'il aimait la Kirin brune et le lait au miel.

Des chats partout, 'mais il gèle, qu'est-ce qu'ils mangent ?' s'affole Naomi, et sa grande sensibilité.

'T'en fais pas, s'il y en a tant c'est qu'il fait bon vivre ici.'

2-02

Je me sens bien et calme. Cette histoire que Nao me raconte dans le lit :

Son grand-père s'agenouillait chaque année à l'anniversaire de l'Empereur, retransmis à la radio, et pleurait abondamment de joie. Comme il l'avait fait, mais de désespoir lors de l'allocution de l'Empereur en 1945.

Et il la grondait quand elle lui rapportait que dans son manuel d'école on disait que l'Empereur n'était pas un Dieu.

4-02

La beauté de toutes ces filles.

Que faire ?

Apparences ? Suis-je prisonnier du désir que crée l'apparence ?

Mais quelque chose, cette profondeur, densité, cette

réalité submergeante de l'émotion, me dit que ce n'est pas l'apparence qui m'émeut quand je regarde le visage d'une de ces filles, que dans cette beauté quelque chose me frappe, qu'il y a quelque chose de vital, d'essentiel, qui appartient au plus profond de l'humain, au cœur du divin.

Comme si l'émotion que crée cette beauté était la renaissance des liens oubliés qui m'attachent aux Dieux.

Sentiment de joie sauvage mêlée de mélancolie, tristesse que parfois je sens me poignarder et glacer ma poitrine, sentiment de perte, toute cette beauté que je ne pourrai pas posséder et qui fuit dans le néant, hors de ma vie dans laquelle est passée une femme que je possède sans plus vraiment le vouloir, et dont l'émoi que sa beauté provoquait s'est effacé avec le temps et l'habitude.

Je ne m'étais pas trompé, il me faut une femme d'une beauté extraordinaire, comme l'était Ambre, pour que l'émoi divin soit chaque jour renouvelé.

Naomi, si elle avait une beauté plus éclatante, je serais sûrement le plus comblé des hommes maintenant, et n'aurais pas le désagrément de ces sentiments hésitants qui ont vu le jour. (...)

14-02

Saint Valentin.

2 orgasmes pendant une seule pénétration pour Nao qui, le corps tremblant, me remerciait à la fin, épuisée et heureuse. Le parquet était glissant sur 2 mètres des jus qui avaient coulé d'elle.

Putain, dans cette robe de velours noir elle est vraiment magnifique.'

Extrait de Rêves et cauchemars à Tokyo, le roman autobiographique que j'écrivis cette année là, illustrant un peu de notre bonheur quotidien, raconté le lendemain :

'Vers huit heures, je pris la route pour rejoindre Nao, samedi soir et dimanche lui étaient dédiés. J'arrivai chez elle avec des fleurs mauves, bleues et violettes, des sushis. Dans le train, bondé pour une raison qui m'échappait, j'avais ressenti des accès d'énervement et d'angoisse. Le type de gauche me bousculait plus que de normale ; après quelques poussées je lui envoyai un coup de coude. Profitant d'un remous j'expulsai à deux mètres le gars de devant, qui s'appuyait sur moi comme si j'étais une banquette... Je sortis du train en nage, épuisé. J'avalai trois de ces Lexomils qui, ces temps-ci, ne jouaient plus leur rôle qu'avec une extrême nonchalance. Je songeai avec nostalgie au premier qui, huit ans auparavant, m'avait envoyé dans les nuages. Je m'arrêtai dans un bar pour rétablir le calme, et dans un équilibre précaire que je sonnai à sa porte. Elle fut parfaite. Elle ne sourit pas, non, un feu de joie explosa sur son visage. Elle m'entoura de ses bras, de sa gaieté éblouissante, et dit qu'elle était heureuse de me voir. Elle avait mis la lumière sur la position minimum, orange, et portait sa robe de velours noir.

'- Do we watch a movie tonight, angel ?' (On regarde un film ce soir mon ange?)

- *'Sure! whatever you like... Oh ! I forgot to give those back.'* (Oui! Ce que tu veux... Oh! J'ai oublié de rendre ces cassettes.)

- *'Give them to me, I'll go.'* (Donne les moi, j'y

vais.) 'J'étais rempli d'amour.

- *I'll go with you !*" (Je t'accompagne!)

'Elle était joyeuse comme une enfant, c'était parfait de marcher main dans la main avec elle, entre les maisons de bois, sous le ciel sans étoiles. Dans la petite pièce éclairée à la bougie, nous buvions un Chablis en écoutant Astrud Gilberto. Nos regards étaient remplis de désir. Dans sa robe de velours elle était souple, fluide. Maquillage discret, ses pieds nus rendaient sa chair omniprésente. Sophistiquée, elle était presque sophistiquée, et paraissait en même temps si naturelle.

Sous le velours il n'y avait rien, rien d'autre que le velours, et sa peau. Je me retenais de m'approcher, le contact m'aurait fait succomber. Je sentais le désir monter, je le savourais, je creusais la faim. Elle m'appartenait, elle était mienne. Bientôt elle s'abandonnerait, substituerait le souffle aux mots. Une robe de velours noir...

Et puis l'actualité, comme si de rien n'était. Elle quittait cette boite dans laquelle les hommes voulaient les femmes muettes, se plaignait que Kezuka la traita mal, lui préféra d'autres filles... Les idées de Naomi, par moment, prenaient des chemins inédits, qui m'échappaient. Elle créait des problèmes, en conjuguant à sa manière des fragments de comportements, et parvenait à des conclusions si terribles qu'elle en avait les larmes aux yeux. J'aimais sa manière de parler...

Ma queue criait à la délivrance, tandis que j'exacerbais en moi les sentiments d'amour. Avant de peindre, j'arrangeais les couleurs sur la palette. Une nuance sacrée sur cette chair que j'allais prendre, religieuse, sur ce corps qui deviendrait sauvage. Il fallait que j'aille au mariage d'Harry, dit-elle. Elle jouait le jeu de la conversation. Jouer...

Ça commence doucement.

Elle est allongée sur le futon, et je trace des courbes le long de ses cuisses avec ma langue, les yeux fixés sur les fesses, les lèvres qui se dessinent. Je remonte ma langue à quelques centimètres, mordille, redescends, multiplie l'opération - d'une traction sauvage elle enfouit mon visage et expire, le corps tendu. Elle est trempée, elle brûle, je la caresse des lèvres et de la langue, j'écoute et je sens ses frissons sur ma peau, guidé par le souffle, la crispation de ses mains. Un parfum doux m'enivre, tout est tendre et brûlant et fuit sous la langue. Je bois, mort peut-être, grisé, perdu en elle. Je remonte les mains le long du velours, l'embrasse, la queue douloureuse de tension, elle jette la tête sur le côté et ses cheveux me giflent, je plonge dans son ventre. Ses ongles sont plantés dans ma chair, il n'y a plus qu'un seul corps, un quart d'heure, premier orgasme. Nao crie, son corps est secoué de spasmes. Je m'écarte, respire, entreprends de la travailler à la main. Alors qu'elle porte encore sa robe j'entre en levrette, profondément. 180 BPM, vingt minutes, j'évoque tour à tour les clochards, Jésus sur la croix, Mussolini à la tribune pour ne pas éjaculer, ahh ! Second orgasme de Nao, qui hurle, mais non, non, je ne t'abandonnerai pas là, pas encore non... Je sors d'elle. On croit qu'il y en a plus, y en a encore... Un peu fatigué par la charge, je me couche sur le dos. Elle, elle qui n'a jamais été aussi humaine, s'assoit sur moi et prend ma queue à deux mains. Gémissante, elle la glisse en elle. Détente... Je me contente de l'aider, de temps à autres, de quelques coups de reins, pour lui rappeler que je suis un étalon, mais je n'ai pas besoin de freiner, non, elle va trop vite pour m'exciter vraiment. Nao s'amuse, maintient mon érection. Quand la lassitude me gagne, je la fais descendre, enferme ses cuisses dans mes bras, et pose ses chevilles sur mes épaules 'non ! Non... Arrête... Ca suffit !' Ah ! Redoubler d'ardeur : troisième orgasme. Je travaille dur pour le quatrième. En variant les positions je multiplie les images pour ralentir l'éjaculation : mes défuntes grands-mères – mais je me vois les prendre toutes deux, un hibou – ça surprend l'image du hibou, le kinkakuji, Temple au Pavillon d'Or – mauvais choix, le caractère sacré m'excite - Hitler, un pot de chambre, ma prof de français de première... Enfin, enfin elle est prête. Je colle ses cuisses l'une contre l'autre, lui serre les poignets derrière la nuque, glisse l'autre main sous ses fesses et, pendant qu'elle se débat, enfin, explosent les secondes d'extase atomique...

Je pris une douche, et caressai gentiment ma queue. Ma technique, et mon endurance s'amélioraient, mon érection était parfaite. Après son dernier orgasme, Naomi n'avait pas eu la force de se blottir contre moi, elle avait sombré net dans le sommeil. Mais j'étais encore un apprenti, un shugyosha dans tous les domaines, il fallait progresser.

Je me rappelai en souriant la disparition des érections, en dépression, puis mon absence de vie sexuelle quand j'étais un putain de junky. Japon, terre de résurrection. Je la couvris, elle, immobile dans la même position, et j'enfilai mon jean pour fumer une clope dans la nuit. Nous fîmes l'amour au réveil, doucement, Nao fut joyeuse toute la journée. Je ressentais la fatigue accumulée, mais j'étais heureux.

Kamakura, l'ancienne capitale impériale posée entre mer et montagne, était couverte de cerisiers blancs et remplie de touristes. Nous payâmes la visite au Grand Bouddha. D'une terrasse qui surplombait la ville, vue magnifique sur la mer, je passai un coup de fil à Andrew : j'irais en Australie.'

'16-02

Vendredi soir.

Elle m'a appelé quand j'allais rentrer dans le métro. Je

savais que c'était elle. J'ai hésité un instant, et puis je suis rentré dans la rame et j'ai pressé le téléphone contre ma poitrine pour étouffer le bruit.

Un choix. Non, je vais la voir demain, après-demain, ce soir je veux une 'soirée tranquille,' rien qu'à moi, sans elle.

Si j'avais répondu elle m'aurait dit 'on va boire un café ? On dîne ensemble,' ou d'une voix triste et exigeante simplement qu'elle voulait me voir.

Si j'avais accepté, à contrecœur, j'aurais peut-être passé la soirée avec elle avec en moi une rage, un dépit, 'je n'écris pas, je ne lis pas,' et peut-être 'c'est elle qui m'en empêche,' et dans le pire des cas 'pour une conversation qui n'apporte rien de nouveau, putain qu'est-ce que je fous avec elle ?' Et je lui en aurais voulu. Et j'aurais senti notre relation peser sur moi, m'empêcher d'exister.

Si j'avais refusé, en lui mentant, en lui disant que j'avais une obligation, un dîner avec des amis je lui aurais, justement, menti. Et ce n'est pas une chose que j'aime faire. Dans le pire des cas elle l'aurait jouée triste et contrariée, je l'aurais senti possessive et exigeante – dictatrice – et je me serais raidi d'un coup. Un bref et froid argument peuplé de ses silences qui m'auraient horripilé. Et on se serait quitté fâchés et pleins de rancœur. Quelques dizaines de minutes plus tard j'aurais été envahi par la mélancolie et le regret, je me serais maudit. Triste et angoissé, j'aurais risqué de foutre une soirée en l'air et n'aurais eu de cesse que de l'avoir au téléphone pour lui dire mon amour et entendre une voix douce. Je suis comme ça.

Donc j'opte pour la fuite. Je ne prends pas le coup de fil et je me laisse emmener à Ikebukuro. De là je l'appellerai. Parce qu'avec ces merveilleux portables tu ne peux pas ne pas savoir qui t'a appelé et à quelle minute, même si la personne n'a pas *laissé de message. Donc si je ne l'appelle pas fissa ça veut dire que je ne veux pas lui parler, et ça va l'énerver.*

Je l'appelle, elle est dans le train et ne peut pas parler mais le rythme et le ton de ses monosyllabes suffisent à me faire comprendre qu'elle n'est pas contente, qu'il y a du reproche et de la tristesse. 'Je t'appellerai plus tard. Salut – salut'

Dans le train mon tel sonne une demie fois, et je ne peux réprimer un mouvement de colère. 'Putain mais elle me harcèle ! C'est pas possible. Cette fille ne veut pas comprendre que je veux être tranquille, que l'amour c'est génial mais pas s'il absorbe tout mon temps libre, que je vis d'abords seul, pour me construire moi et mon écriture, et puis qu'une part de mon temps est consacré à elle...

Dans le train je suis irrité contre elle, je sens qu'elle m'étouffe, je me révolte contre cette autorité sur moi qu'elle sent l'amour lui conférer. En descendant du train je ressens de la tristesse, comme de la culpabilité peut-être, et je me dis que c'est bien le signe que je l'aime. Mais rien d'extrême.

Dans ma chambre. Je m'allume une clope et mélange eau et whisky avant de téléphoner. Je suis un peu anxieux mais plutôt tranquille, si je suis habile je peux lui dire 'Ça va ? Je t'aime, on se voit demain. Journée fatigante ? Je peux pas parler longtemps, j'ai rendez-vous avec Kenji et Katayama, je te rappelle,' sur un ton jovial et frais, ambiance décontractée et amoureuse.

Je tombe sur son répondeur.

Une deuxième fois.

Une troisième fois.

L'angoisse monte et avec le whisky je dois prendre mon

premier Lexomil de la journée. Elle ne m'aime plus, ne veut plus me parler ! Je suis affolé, angoissé. J'en prends deux autres, qui avec le Sky me calment bien.

C'est toujours la même chose.

Puis elle m'appelle, détendue et agréable, elle 'avait oublié le portable dans le placard.'

Et je me sens bien, calme et aimant.'

Nous étions tous deux pressés par le temps. Il y avait tellement de choses à faire, à découvrir pour moi dans ce pays où j'étais revenu en homme. J'aimais les grandes balades, me perdre, m'asseoir seul dans un bar, boire, entrer dans un second bar, rêver aux filles qui me souriaient mais ne me plaisaient pas assez pour que je trompe Naomi, et repartir pour une balade la nuit.

J'écrivais, j'ai lu de nombreux et remarquables romans cette année-là, Paul Auster, tout Brett Easton Ellis, que je découvrais, la tétralogie de Mishima et d'autres auteurs Japonais moins connus ici.

J'avais des amis, Katayama, Kenji, Andrew, d'autres encore dont j'appréciais beaucoup la compagnie, et tout ça demandait du temps. Je n'en avais pas le soir, en rentrant des bars et des clubs, j'avais du mal à me réveiller et le retard était considéré comme une faute grave, aussi une fois rentré je me dépêchais de boire mes derniers verres de Whisky et de m'endormir.

Naomi aussi était pressée par le temps. Au début elle croyait que je la 'ramènerais' en France, mais face à mes réticences elle prit ce qu'elle pouvait prendre, le maximum de ma présence, car celle-ci ne devait durer qu'un certain nombre de mois. Aussi je passais la plupart de mes week-ends avec elle, et plusieurs nuits par semaine. Il fallait vivre plus parce que nous avions moins de temps.

Cela menait à des petits clashs qui ne ternissaient en rien notre bonheur. Celui du passage susmentionné je me l'attribue largement. J'avais dû avoir une semaine fatigante, être en proie à une certaine anxiété et tout à coup, en fulgurance, je la vois rogner mon temps et ça m'exaspère, un instant, une petite heure au plus avant d'en revenir à des sentiments d'amour forts. La rencontre entre deux manques de temps.

Il y avait autre chose, un autre petit clash récurrent, qui intervenait lors des coups de téléphones du soir – que l'on se soit vus ou pas, physiquement séparés on s'appelait tous les soirs. Elle restait souvent silencieuse 30 secondes, 1 ou 2 minutes, elle disait qu'elle réfléchissait je crois, mais ça me tapait sur les nerfs parce que je voyais la durée de ma nuit se raccourcir et mon réveil être en danger.

Mais c'était bien tout. Nous étions heureux. Il n'y avait jamais besoin d'explication. Elle me comprenait comme même Ambre peut-être ne m'a jamais compris, et je la comprenais, avec une évidence quasi magique. Et comme je l'ai dit, nous aimions ce que nous comprenions. Je suis sûr qu'elle aurait été – nonobstant mes idées fixes sur la beauté – une femme parfaite.

'3-03

Le nez bloqué, les oreilles comme quand tu sors de la piscine, la tête qui tourne un peu – sensation d'ivresse en étant sobre, et une tenace envie de dégueuler, j'ai dû rester au foyer hier vendredi.

Sorti tout de même me ruiner en achetant une fine chaîne

d'or blanc et un diamant rose pour l'anniversaire de Nao. Jamais acheté quelque chose d'aussi cher à une de mes nanas je crois. Je vais habiter le lieu commun du cadeau, où la fille aux yeux émerveillés ouvre la boîte à bijoux. Est-ce que ce lieu pour elles est un dû ?

38.5 de fièvre ce matin, du coup on a laissé tomber Kamakura et je dois rester vissé au futon.

Et donc voilà que Naomi va payer sa première visite au foyer, dans ma chambre. Expérience interdite mais qui semble déjà avoir été faite par bon nombre de mes colocataires.

Passer par les escaliers extérieurs, la porte de derrière, attendre qu'il n'y ait personne dans le couloir. A bien y réfléchir j'ai du mal à trouver en moi le goût du danger. (...)

Nao vient d'arriver à la gare ! Une expérience nouvelle et qui me plaît. Eviter le vieux cerbère lunatique et goguenard, après ça moins d'une chance sur dix pour qu'un de mes colocataires me balance.[1]

Je me rappelle de sa visite.

Je crois que, malgré ma maladie et mes protestations nous n'avons pu nous empêcher de nous embrasser et de nous câliner. Je me souviens d'elle à mon chevet, de son infinie tendresse et de son infinie douceur ; c'est de ça d'ailleurs dont je me rappelle en l'évoquant. Dieu qu'elle était douce, tendre et prévenante… Elle m'avait apporté des denrées, des remèdes pour que je ne dépérisse pas et que je guérisse vite. Nous étions heureux, même comme ça, l'un alité, l'autre à son chevet, nous rions, j'ai toujours beaucoup rit avec Naomi, partageant cette fois ci de surcroît une impression de collégiens enfreignant un règlement. Et puis j'étais heureux, et elle était heureuse de voir ma toute petite chambre, moi qui étais tout le temps chez elle. Elle a dû rester deux heures et puis s'en est allée, pour ne pas me fatiguer.

Comme nous passions tous nos week-ends ensemble, dormant chez elle, il aurait paru incongru que celui-ci, où j'étais malade, nous ne nous voyions pas du tout. Quelques semaines après le début de la relation, elle m'avait dit qu'elle ne voulait pas que je passe à côté du Japon à cause d'elle. Alors chaque week-end nous prenions le train pour aller en bords de mer, visiter des temples ou des sites naturels, ou nous plongions dans ce véritable pays qu'est Tokyo pour en dénicher des mines d'or de splendeur, d'étrangeté, de goût ou de sérénité. Chaque week-end était une découverte entrecoupée de moments où nous nous retrouvions chez elle, tendres et complices. Et pourtant...

'10-03

Le crépuscule d'une relation, que je pense que je redoute et désire à la fois. Rendez-vous ce soir à Ikebukuro avec Nao, vraisemblablement pour mettre un terme à notre histoire sous cette forme, après 4 mois.

Après quelques heures d'énergie formidable, j'ai le blues et la gueule de bois. (...)

C'est venu soudainement, mais pas sans qu'on s'y attende. Comme l'attaque fatale d'un mal que l'on savait couver depuis longtemps.

Avant-hier, jeudi soir, j'appelle Nao que je trouve mal à l'aise.

- *'Pourquoi tu ne me demandes pas de venir en France ? Tu ne veux pas ? Pourquoi tu ne me le demandes pas, juste* comme ça ?'

- C'est une chose que je ne peux pas demander 'juste comme ça' Nao.'

Elle souffre, elle me dit 'c'est comme des vagues,' elle ne réfléchit pas du tout à mon départ fin août et vit une relation heureuse, et puis tout à coup l'angoisse de cette idée la prend.

La séparation, la fin dans six mois, une fin inacceptable.

Impensable, tellement qu'elle se braque, se fâche, s'attriste considérablement et refuse d'en parler dès que j'aborde le sujet.

L'idée arrive, elle tremble, pendant les premières occurrences je la rassure au téléphone, 'on ne sait pas ce qui va se passer, vivons et voyons, je reviendrai peut-être vivre vite au Japon, tu peux venir en France, on verra quand viendra le temps.'

Je me bats pour que la relation continue d'exister dans le présent, car seul le présent compte, mais le présent ne peut exister sans une image d'avenir, du moins en amour.

Cette fois elle réalise tout plus profondément, et me dit des choses vraies et très désagréables à entendre, surtout venant d'elle que j'aime.

'Tu voulais une nana Japonaise pendant ton séjour au Japon, et peut-être que tu préféreras une Française quand tu seras en France. J'étais juste la fille parfaite pour ça. Si je viens en France, et même si on cesse d'être amants je dépendrai de toi pour beaucoup, je m'appuierai sur toi. Et tu te sentiras étouffé – maintenant je comprends ton refus 'd'owned et be owned' (posséder et être possédé) – ça sera trop lourd pour toi.'

Si j'avais un amour sûr, aussi parfait qu'un katana, un

amour d'une vie pour elle, je lui dirais 'viens, je suis là, je veux vivre avec toi.' Je pourrais la rassurer, lui donner de la chaleur dans la force de cet amour, et dans un bain de lumière nous marcherions main dans la main vers le mariage et la vie, toute la vie à 2.

Je l'aime, mais je n'ai pas cet amour-là, cet amour ferme et qui tranche comme une lame, après 4 mois de relation. Quand j'y pense je doute, je ne sais pas, je suis même plutôt négatif. Est-ce que je ne me lasserai pas d'elle, qu'est-ce qu'elle sera dans 10, 20 ans ? Est-ce qu'elle saura m'accepter, encourager ma vraie nature à éclore, est-ce qu'elle pourra m'accepter peut-être galérant pour devenir écrivain ? Est-ce que moi, je pourrais honnêtement me satisfaire, et plus, m'exalter d'elle ? Tout ce temps qu'elle passe devant la télévision ne m'encourage pas.

Je doute, ne sais pas, ne peux pas répondre maintenant. Et je ne peux pas prendre ce genre de risque, pour elle et pour moi.

Et puis, je connais un être avec qui j'ai pu apporter une réponse positive à toutes ces questions, un être d'exception avec qui j'ai pu m'imaginer devenir vieux. Un être avec qui j'ai voulu me marier, et pour lequel mes sentiments, loin de s'effacer, se sont renforcés avec la certitude du temps qui balaie les illusions : Ambre. (...)

'Viens en France, j'aimerais que tu viennes en France,' voilà la phrase clef de tout.

La phrase que je ne peux pas lui dire, parce que la responsabilité que j'endosserais alors serait hors de proportion. Parce que cela équivaudrait à m'engager dans la voie du mariage avec Nao, et que je ne sais absolument pas si je le veux, ce qui veut dire que je ne le veux pas.

Parce qu'en le faisant je prends le risque de la blesser à

mort, et qu'à ce jour j'ai blessé suffisamment de filles. (...)

Ne pas la blesser par culpabilité, et d'ailleurs ne plus blesser aucune fille. Quoi qu'il arrive ce soir, je n'aurai plus après elle de relation amoureuse que si elle est dès le début sincèrement orientée, et que si elle progresse vers le mariage, vers l'amour d'une vie.

Je me suis suffisamment amusé, et j'ai fait suffisamment de mal en m'amusant comme ça. Je ne veux plus causer de peine au cœur d'aucune fille. Et puis j'ai appris ce qu'il y avait à apprendre de ces relations, de ces amours la. (...)

Si la relation continue ça ne peut être cette fois qu'en considérant clairement le 27 août comme sa fin. Il y a bien sur 5% de chances pour que la séparation révèle notre vrai et pur amour et que nous finissions par nous marier, mais il faut écarter cette proposition de la discussion. On ne peut pas tirer des plans sur 5%, et pour elle c'est un risque trop grand. 28 ans, c'est grave, au Japon les femmes qui dépassent les 30 ans seules sont considérées comme des vieilles filles perdues à jamais. Est-ce que je veux faire ça à Nao ?

Si la relation continue, la conscience qu'on en a doit être limitée au présent, à un présent qui se termine dans cinq mois et demi. Cette notion de fin doit être consciente et intégrée.

Elle doit malgré ça procurer de la joie, du bien-être. Il faut pour cela renoncer à un aspect très important de l'amour ; sa projection dans l'avenir.

Nao n'a pas le tempérament qui va avec de telles idées. Hypersensible, honnête, elle cherche à construire un bonheur. Elle a besoin de l'avenir.

Cette relation lui apporterait plus de peine que de joie, et une peine plus profonde à mesure que le temps s'écoulera. Plus elle sera amoureuse et plus on s'approchera de la séparation. Cette relation n'est pas bonne pour elle.

Il faut y mettre un terme, ce soir.

'Arrêter pendant que les blessures sont encore peu profondes' m'a dit Kezuka.

Et ça fait mal. J'ai peur d'avoir mal mais je ne le prendrai pas en considération dans mon attitude avec elle.

Ça fait mal au cœur aussi, de trancher une relation saine et heureuse – mais qui profondément, ne peut pas l'être pour elle.

Après une discussion avec Kenji, il apparaît que j'étais encore trop égoïste et ne pensait pas assez à elle, ayant négligé un point : une séparation en août lui serait beaucoup plus douloureuse qu'une séparation aujourd'hui. Parce que ses sentiments seraient plus profonds et également parce que du jour au lendemain je ne serai physiquement plus là du tout.'

J'ai deux images très nettes de la soirée qui suivit.

La première est celle d'une discussion, elle et moi, à une table d'angle dans un bar à la lumière orange tamisée. Je lui ai exposé les raisons pour lesquelles je pensais qu'il vaudrait peut-être mieux mettre un terme à la relation maintenant, et elle pleura, je crois, et s'y opposa farouchement, bec et ongles. Elle accepta tout, de considérer le 27 août comme la fin de la relation, que progressivement on se voit moins pour préparer la séparation, et qu'on parle de cette séparation.

La deuxième image me vient des toilettes, où je m'étais rendu, et où je fus frappé d'un éclair qui fit tout vaciller, comme un éclair de lucidité dans un égarement où je me serais installé, et qui me fit voir comme un geste de pure folie celui de mettre un terme à une relation heureuse et épanouie. Comme une soudaine prise de conscience, accompagnée d'un rush d'adrénaline et d'une accélération du rythme cardiaque – non, je n'allais quand même pas faire ça !?

Et la relation, cette relation qui nous apportait tant de bonheur, et promettait pourtant tant de malheurs, continua.

'15-03

Pourquoi je suis encore avec Naomi ?

Parce que nous nous aimons, et en dernier ressort, quoi que je dise, je pense que c'est la seule raison qui tient. L'amour a sa raison, sa cohérence, étrangères à la raison et aux calculs de l'intelligence.

Assis au Bottle House, elle a pleuré abondamment. Le lendemain aussi. 3 jours après elle me dira 'tu es la seule personne à qui j'ai montré mes véritables émotions, tu m'as sauvée, tu m'as appris à être vraie avec moi-même.'

Je lui ai dit que j'avais réfléchi et que c'était mieux de se séparer maintenant, de devenir amis. Elle m'a dit qu'il lui faudrait combattre ses sentiments chaque fois qu'elle me verrait, et penserait qu'alors qu'on s'aime et que rien ne nous en empêche, c'est absurde de ne pas être ensemble.

Je lui ai expliqué que je ne voulais pas me marier avec elle (en ajoutant peut-être 'dans le futur, je ne sais pas) et que question mariage il y avait toujours Ambre on my mind, que par conséquent ça serait fini en août. Elle m'a répondu qu'elle avait réfléchi, compris tout ça, et qu'elle voulait être avec moi tant qu'elle le pouvait.

Elle m'a proposé d'être en amoureux jusqu'en juillet, et de se séparer là tout en continuant à se voir pour atténuer le choc de l'avion et l'absence. Malgré l'infaisabilité de la chose, mais en appréciant le fait qu'elle ait compris, j'ai accepté.

1 raison majeure à cela.

Pendant une pause, alors que j'étais aux toilettes, j'ai vu passer un très net éclair de folie. 'Fais attention, tu es en train de trancher à froid une relation heureuse avec une fille qui t'aimes et que tu aimes... Fais gaffe.' Et je me suis demandé si je n'étais pas en train de me trancher la gorge, par pur besoin de tristesse et de destruction.

Les paroles de Harry : 'I don't see why you should cut the relation, she just has to understand your position...' (Je ne vois pas pourquoi tu devrais rompre, elle doit juste comprendre ta position.)

'On ne joue pas avec ces impressions-là, si tu les ignores et qu'elles sont vraies, alors elles te tuent.

Le constructif, c'est qu'elle a compris la fin dans 5 mois, et qu'on a décidé de s'y préparer. Espacer nos rencontres et en parler chaque fois que l'on se voie.

Maintenant c'est moi qui ai peur de la perdre.

(...)

Je songe qu'elle a un grand vide affectif qui sera toujours à combler. Elle est triste maintenant que le chat du square ne l'accueille pas en miaulant, et se laisse juste caresser.

Je songe que de ce manque vient son besoin d'amour, et puis il m'apparaît que tout amour émane d'un manque, quel qu'il soit, et que l'amour pour l'amour, 'pur,' n'existe pas.

Il prend sa racine dans les terres tristes de telle ou telle facette de la personnalité, et s'accroche justement à un autre qui peut y faire germer et fleurir.

18-03

Suis allé à Mita (mon ancien lycée) avec Nao.

Hier soir party excellente chez David.'

Extrait de rêves et cauchemars à Tokyo qui évoque cette soirée extraordinaire organisée par la bande d'amis étrangers de Naomi, chez David, où se mêlaient Japonais et gaïjins tous plus joyeux et humains les uns que les autres :

'Nous finîmes la journée dans l'appart de Raymond, légèrement euphoriques, détendus. Asiatiques, noirs, Indiens, blancs, Iraniens et Arabes s'y mêlaient sans mauvaise vibration. Samedi. Je raffolais de ces soirées mixtes.

Lucas, le noir d'Alabama qui portait un haut de forme, ferait ses tours de magie un peu plus tard... Il y avait la petite Anglaise, qui ne parlait pas un mot de japonais après trois ans, Hiro, l'entraîneur de chevaux de courses, avec son bandana vert qui ferait triper Greg, l'Irlandais, qui finirait ivre mort par chanter des chansons dehors, le jeune Tsuriyama que j'avais d'abords pris pour un Hawaïen, le businessman écossais au Stetson et sa poule, qui parlait de l'éveil de la conscience humaine... Une quinzaine de Japonaises - moyenne d'âge 27 ans, des mecs en costume, d'autres en short, des étrangers que j'avais déjà vu et puis Raymond, un Canadien intello coincé, au Japon depuis sept ans... De vieux amis de Naomi. La moitié des gaïjins enseignaient l'anglais, sans se fouler, aspirant mollement à autre chose. Raymond montait sa boite.

Peu d'alcool fort, beaucoup de bières et du mauvais vin, je n'en avais pas apporté. Punch, taboulé, tacos et sandwichs... Une escale agréable. Raymond fumait, mais interdisait la clope pendant les soirées. Alors on allait dehors, sur le perron où étaient posées deux chaises. Un tonneau faisait office de table, une cinquantaine de paires de chaussures attendaient la fin de la soirée, entassées, un antique brasero grésillait en haut de la volée d'escalier, la vue sur la ville était imprenable. On se retrouvait là, à fumer, heureux de prendre le frais à quatre ou cinq, et des conversations naissaient.

Nao criait avec ses amies, je tapais dans des mains, restais un moment à l'intérieur, riant avec des inconnus comme s'ils étaient de vieux potes, flottant au milieu de gens sympathiques, souriant, descendant tranquillement une bière, distribuant des clins d'œil à celles qui me souriaient... On se donnait des nouvelles, on se congratulait, on s'exclamait, on se tapait sur l'épaule, dans le dos... Une, deux autres bières. J'expérimentais le plaisir nocturne sans être stone. Quatre fillettes, qui me regardaient causer avec des danois blasés, s'avérèrent être plus vieilles que moi. J'étais si tranquille que je n'eus pas même de pincement au cœur en refusant leurs avances. Nao était somptueuse. On badinait gentiment, on se séduisait sans forcer quand un jeune Ecossais excité déboula, et entreprit une compétition fatigante - qui parlait le mieux japonais, qui était le plus beau, faisait le plus rire ces filles au dépend de l'autre... Je n'avais pas envie de ça, mon karma s'assombrit et je sortis, Lucky aux lèvres.

Il y avait dehors un garçon et une fille, séduisants. Blonde, le visage énergique, les yeux bleus et doux, son vieux cuir contrastait avec la finesse de ses traits. Patricia, new-yorkaise, était assise et ne fumait pas. Le mec habillé en noir, cheveux noirs, avait de l'allure adossé à la balustrade, cigarette aux lèvres. Il avait le regard sombre et perçant - Simon, new-yorkais. Présentations rapides dans une ambiance très groove, "on s'est pas vus dans une autre vie ?" Deux profs d'anglais. Elle pratiquait le Kyokushin, karaté extrême, je voulais faire des bouquins, lui des films... Il n'aimait pas les Français, je n'aimais pas les Américains, et Patricia riait.

Raymond passa la tête dehors, curieux de l'identité des fumeurs. La porte s'ouvrit, avec un large sourire il avança vers nous. Il était pétillant, fit quelques remarques comiques sur un ton hystérique, en rigolant, puis demanda : "une petite fumette ? Une fumette rigolote ? Non ? Une petite fumette ?" Patricia déclina. Je n'avais pas fumé depuis si longtemps ! Je le suivis en remerciant, expliquant combien j'avais été privé depuis mon arrivée - Raymond, tout à coup, c'était Jésus ! Mon sauveur... J'étais nostalgique.

Parano et survolté, Raymond lança alentours des regards inquiets avant d'ouvrir la porte du garage. Une faible lumière tombait sur bureau en fer. Raymond en tira un sachet d'herbe sombre, et une pipe qu'il bourra de trois pincées généreuses. Il entrouvrit la porte pour jeter un dernier coup d'œil, alluma et tira une longue bouffée. Le sachet dans la main, je regardais la colombienne un peu sèche comme un trésor. Raymond me tendit la pipe. Je la bourrai au maximum, en essayant d'avoir l'air cool tandis qu'il m'expliquait qu'il la touchait d'un marin esquimau mormon. J'inspirai comme un rescapé de la noyade, par goulées avides et répétées, à pleins poumons. Raymond se tapait une seconde pipe, je sentais le THC monter, m'emporter dans sa balade ouatée... Je riais, je riais et je le remerciais. Avant il aurait fallu dix pipes pour me lever, mais l'abstinence m'avait purifié et je me sentais vif, tranquille, à l'aise, euphorique, en contrôle, prêt à tout.

Raymond sortit du garage et ferma la porte pour dire au revoir à un couple. J'en profitai pour fumer à la hâte deux autres pipes, et glisser un peu d'herbe dans une poche. De retour en haut des marches j'étais mellow, il y avait plein de monde, des gens qui partaient... Je tapai dans des mains, embrassai des filles, fis des promesses que je ne tiendrais jamais à des inconnus, puis je m'assis et fermai les yeux, à côté du brasero. Je tirais sur une Lucky, moment de bonheur. Nao sortit un instant mais il faisait froid, elle rentra et je refermai les yeux. Le businessman au Stetson sortit s'en griller une, et devant ma béatitude évoqua sa jeunesse. Deux mots sur le voyage, les affaires du monde, et quelqu'un nous appela - Lucas commençait ses tours de magie.

J'hallucinais, comme un gosse, en regardant les cartes voler et les morceaux de papier se changer en billets, je nageais dans la félicité. Simon, ivre, me dit que s'il publiait un livre, il y glisserait des messages personnels : "je donnerais le nom, et... Euh... L'adresse et, la description complète hein, t'entends ? De ce fils de pute de Philadelphie qui m'a tant cassé les couilles, pour que la foule le lynche... Et puis... Et puis un message du genre : si vous êtes belle comme une déesse et que votre corps est à la hauteur et, euh... Que vous voulez baiser le personnage principal du bouquin, envoyez une photo à mon éditeur... Hey ! J'adore la beauté... Et j'ai pas encore reçu mon dû, de... De sexe, et de tendresse tu vois ? Mon amour pour les femmes a été, jusqu'à présent, euh... Largement sous exploité."

Nous n'étions plus qu'une dizaine, à causer dans la cuisine. Une bouteille de sky tournait. Raymond passait des vieux titres des Stones et des Doors, Nao causait avec Emi et une autre fille, la lumière était douce. Ça plaisantait tranquillement. Un taxi nous ramena. Je me sentais bien, samedi soir... J'adorais cette ambiance.

Dimanche, jour béni. Réveil tardif. Nao tapait un mail sur son portable, elle me demanda la permission d'ouvrir les stores. Grand soleil, déjeuner au temple tout proche. Assis sur les marches du Grand Bouddha, devant les cerisiers...'

'09-04

Hanami le soir avec Naomi, Yutaka et sa nana, à Sumidagawa. Excellent. Un peu froid. Rentre en train chez Nao, complètement ivre, racontant à voix haute des tas d'histoires. Je lui fais l'amour assez violemment avant de prendre une douche dans un dernier effort et de m'écrouler.'

Je me rappelle bien de cette soirée de hanami, fête de printemps où l'on mange dehors en contemplant les fleurs de cerisier. Naomi, Yutaka, le grand frère de ma famille Japonaise et moi avions, comme des dizaines de milliers d'autres Tokyoïtes, étendu une vaste nappe à la sortie du boulot, sur le trottoir sous un cerisier, et y avions disposées de quoi dîner, et surtout de quoi boire. C'était magnifique, il y avait des explosions florales roses et blanches tout le long de la rue, et plein de cadres ayant défait la cravate, un verre à la main assis en dessous pour les admirer.

Au moment de partir, complètement ivre, j'insistais pour rentrer en taxi, c'était – connaissant la taille de l'agglomération de Tokyo – une folie, mais je venais d'être payé et n'avais plus aucun sens des réalités, et je me rappellerai toujours de l'attitude de Naomi. Heureuse, elle riait et me répétait en me parlant un peu comme à un enfant sans toutefois casser mon délire : 'mais oui, on va rentrer dans le grand taxi très long avec des tas de gens dedans,' et je riais, et nous finîmes par prendre le train.

Le temps passe entre les entrées du journal, qui ne recueille pas le meilleur, c'est à dire notre quotidien.

En règle générale je rentrais après elle, une canette de whisky que je buvais en chemin dans une main et un bouquet de fleurs dans l'autre, et nous nous retrouvions comme des amoureux heureux à leur deuxième rendez-vous. Elle faisait la cuisine, souvent un riz au curry dont je raffolais, ou nous achetions des sushis, nous sortions louer un film, et après le film parfois, si la lune était belle, nous nous rendions dans la cour du temple à côté de chez elle. C'était tendre et doux, harmonieux, amoureux. Ce quotidien n'apparaît pas dans le journal, qui ne relève trop souvent que l'exceptionnel.

Le week-end, nous visitions des endroits magnifiques et savourions des festins dans des cadres somptueux. Toutefois, dès que le printemps se fut installé, je me rappelle m'être occupé de son petit jardin, qu'elle avait laissé en friche et où les mauvaises herbes atteignaient le mètre. Ces samedis, ou ces dimanches là, tandis que je jardinais en picolant et qu'elle faisait la cuisine ou s'occupait autrement à l'intérieur, c'était tellement doux, calme et harmonieux que j'avais la sensation que nous étions déjà mariés.

Elle ne m'a jamais reproché mon alcoolisme, qui il est vrai ne me portait jamais à être de mauvaise humeur ou agressif, elle constatait juste : 'Gabriel aime le saké,' comme le fait que j'ai les yeux verts, et j'ai apprécié – comme tout alcoolique – qu'elle ne critique jamais ma grande consommation.

Un autre fait met en lumière son intelligence et sa grande compassion. Elle savait que je prenais un traitement, et ne serait-ce que pour en avoir reçu de ma main, connaissait les propriétés du Lexomil. Je recevais mes médicaments par la poste tous les deux mois. Cette fois là, depuis plusieurs jours j'attendais le colis en vain. Il arriva enfin un jour de semaine où je dormais chez elle, et je le lui dis. Le lendemain matin j'étais éclaté, je comatais dans le métro en sa compagnie, et quand je voulus lui expliquer elle m'interrompit, avec douceur et compassion – 'je comprends, tu as attendu longtemps alors quand c'est arrivé tu en as pris beaucoup.' Et j'ai été scotché par son intelligence et sa tendresse.

'Le lendemain j'éprouvai un mal terrible à me réveiller, à enfiler mes fringues, à me tenir dans le train. J'avais la tête lourde et l'esprit embrumé, pas de douleur, mais comme une étrange gueule de bois. Zombie, incapable de marcher droit, de parler toute une phrase. L'état pitoyable se dissipa après deux cafés, me laissant fatigué et lourd, mais éveillé.

Une chose étrange me trottait dans la tête, sorte d'hallucination. Il me semblait avoir entendu Nao dire d'une voix douce et exempte de reproche : "C'est à cause de toutes ces pilules que tu as prises, parce que tu savais que de nouvelles étaient arrivées." Ça me sembla tellement fou qu'une personne put comprendre et dire ça, que je penchai pour le rêve. C'était en rêve que je l'avais entendue... Mais je lui écrivis un mail, pour lui demander "est-ce que tu m'as dit ce matin..." Elle répondit oui, et je fus frappé de stupeur.

Cette consommation outrancière de Lexomil c'était mon affaire, mon jeu secret, et personne n'était censé être au courant. Surtout pas au courant des mécanismes ! Je ne lui en voulais pas, au contraire, j'étais en extase devant ce qui m'apparut comme une faculté de compréhension surnaturelle, doublée d'une douceur sans égale. Des choses que je voulais chez ma femme. Ma femme...'

Une bonne part des drogués est sûre de ne pas se faire

griller. Doués pour le cache-cache, ils tiennent au visage de citoyen modèle. Seul le regard de l'autre peut objectiver l'addiction, donner au drogué cette conscience qu'il fuit. Alors il fuit le regard. Je n'étais pas comme ça, pas vraiment... J'avais parlé à Naomi de ma double addiction, mais il y avait un pas entre en parler, et être pris en flagrant délit ! Je n'étais pas honteux. Un peu vexé peut-être, qu'on m'ait percé à jour, mais j'étais surtout en extase, en extase devant ma nana. Elle avait entendu que le colis était arrivé, m'avait vu prendre les Lexomil, puis constatant mon état le matin elle avait fait la relation. Elle ne m'en voulait pas, ne me jugeait pas. Elle m'écrivit seulement : "C'est comme quand tu es au régime – c'est quand tu ne peux pas manger que tu en as le plus envie."

Je fus troublé, et très amoureux.

'Samedi. (...) Des fleurs bleues, du vin blanc pour Nao. Great talk and dinner, grat sex & then sleep.' (Super discussion et dîner, super sexe et au lit.)

'Dimanche, tout en douceur, réveil tardif. Temple paré de fleurs de cerisiers, douches de pétales. Taxi 2. Balade nocturne au temple. Tendresse. Je considère avec douceur l'idée de me marier avec Nao.'

Le journal ne met pas assez en lumière non plus à quel point nous étions 'compatibles,' comment nous pouvions parler des heures sans nous lasser, ou rester silencieux sans éprouver de gêne. Naomi était une interlocutrice géniale, vive, curieuse, pétillante, drôle. Et ce temple... Le jour, la nuit, au fil des saisons nous nous y sommes rendus, pour bruncher le dimanche assis sur les marches qui menaient à une statue de Bouddha, pour regarder le ciel la nuit, faire brûler de l'encens et boire une canette de thé le jour, sans raison, parce qu'il était beau, parce qu'on s'y sentait bien, harmonieux.

'13-04

Arrivée chez les Yamaguchi à 19h30. Talk' (discussion) 'jusqu'à l'aube, à la fin, près de l'aube, en solo avec Tomoko. Mariko est déjà exceptionnellement belle mais sa grande sœur dépasse toujours tous mes standards. Elle est tout simplement éblouissante, il ne lui manque rien, elle n'a rien en trop. Et après que les autres sont allés se coucher et que nous restons là, tous les deux dans la pénombre, accoudés à une table à nous faire des confidences, avec pour seul bruit celui de la cafetière, putain, qu'est-ce que j'ai envie de l'épouser. Vraiment. Je suis sur le point de lui avouer, mais elle me dit qu'elle est avec un homme depuis 5 ans et qu'elle va l'épouser. Ça me frappe comme un coup de poignard. 5 ans... Un projet de mariage... Je pourrais essayer de la 'déloger' mais non, son histoire a l'air solide et bonne pour elle et je renonce, douloureusement, à mon désir de me marier avec cet ange.

15-04

Kasai Rinkai Koen avec Nao, cerfs-volants, repos sous le soleil, perte du Zippo sous les rochers repêché par la jambe nue de Nao, grande roue, puis fondue au fromage devant un film comique.'

Récit de cette après-midi dans le parc et du reste dans Rêves et cauchemars à Tokyo :

'Il y avait un parc merveilleux, plein d'arbres fleuris et de palmiers qui donnait sur la baie de Tokyo. Vers 13h, j'avais les pieds dans le sable, le regard fixé haut dans le ciel sur un cerf-volant. Il y avait du vent, la voile volait avec force et furie. Des rires, entre les rires des baisers, c'était comme si nous planions nous aussi dans les vents. Et puis le cerf-volant piquait du nez, abattu par des courants contraires, et tandis que Nao lançait des cris désespérés, il s'écrasait au sol. Quand c'était mon tour je défaisais toute la bobine, et il devenait tout petit, se perdait dans le ciel avant de retomber. Puis le vent fut trop violent, l'animal fit une mauvaise chute et mourut, désarticulé, une aile arrachée. Après l'avoir remercié, nous le jetâmes à la poubelle, les cerfs-volants à cinq euros meurent jeunes.

Privés de notre jouet, mais heureux sous le soleil, évitant de nous tenir la main de peur de croiser un collègue, nous arpentâmes la digue. Au bout, sur des rochers en forme de sofas nous prîmes un bain de soleil. La mer étincelait. De l'autre côté de la baie on apercevait les gratte-ciels, et la grande roue de Yokohama. Des gens jouaient sur la plage. Des couples se promenaient, marchaient pieds nus dans la mer. Un vent frais atténuait la chaleur. Le moment était parfait. Nous lézardions, engourdis de plaisir. Parfois silencieux, d'autres fois bavards, j'étais bien avec elle, bien avec le monde. La conversation flottait, la place des femmes au Japon, les mâles arriérés, les gens du bureau, Kezuka, qui l'insupportait, le sexe tout en douceur, on était bien...

Mon Zippo tomba entre deux rochers. Celui qu'elle m'avait offert à Noël, avec Jésus en croix et le nom des disciples... Elle avait pensé que le design m'irait bien. Nos bras étaient trop courts, elle glissa la jambe jusqu'à mi-cuisse, et ramena le briquet entre les orteils. J'enlevai les griffures de boue de sa peau blanche en riant, doucement excité. Nous nous allongeâmes à nouveau, jusqu'à l'approche du crépuscule.

A la tombée de la nuit, du haut de la grande roue, nous battîmes des mains devant les lumières hypnotiques de l'océan urbain, et nos regards plongèrent à l'infini dans la masse obscure de l'eau. Dans un game center, elle flingua sans pitié des armées de monstres. Le ciel s'illumina du feu d'artifice de Disneyland. Elle regardait avec des yeux d'enfant, subjuguée, en silence. Devant une comédie nous accompagnâmes la fondue savoyarde d'une bouteille de Sauternes. Ma nana... Je lui fis l'amour lentement, doucement.

Lundi matin. Ce devait être la dixième fois que Nao m'appelait, d'une voix si douce que je l'embrassai avant même de dire bonjour. Elle se séchait les cheveux, agenouillée devant son miroir. Je l'embrassai, caressai son visage encore vierge de maquillage. En cinq minutes je passai mes fringues, nouai ma cravate. A la porte, avec ce sourire qui me donnaient envie de l'épouser, elle me dit au revoir, et à tout à l'heure, avant de m'embrasser. Je partis en songeant au privilège de pouvoir dire deux fois le même matin bonjour à celle que j'aimais.

Grand soleil, je descendis la colline entre les petites maisons. Je saluai le temple, et m'engageai dans la rue principale du village.'

'19-04

Réveil à 8h30. Invente 1 histoire d'intoxication alimentaire et ne viens que l'après-midi. Dîner très agréable avec Nao dans un Asian restaurant à Shibuya. Boissons à volonté pour 1500 Yens, 2 verres de vin & 6 doubles whiskies. Je suis au bord du vomissement tout le retour. Great sex. Sleep late.' (Super sexe. Dormi tard)

'21-04

Réveil à 6h avec Naomi pour aller assister – fait rarissime – à un entraînement de sumos, avec Kenji qui par ses connections nous a ouvert ses portes. Puis déjeuner à 10 heures avec eux de leur bouillon extra-gras au lard accompagné de bières servies par un énorme lutteur de 17 ans qui restera debout pendant tout le repas. Nao avait été émerveillée d'être invitée – 'c'est l'occasion d'une vie' – et elle resta émerveillée tout le temps.

Quelques pas ensuite tous les deux dans le parc de Kiba, sous la pluie, il est si tôt, même pas midi.

Le charmant cimetière d'Aoyama sous une pluie légère, fleurs magnifiques aux couleurs explosives, mais Naomi n'aime pas trop les cimetières.

Marche jusqu'à Aoyama, café dans l'endroit indiqué par Jiro' (le petit frère de ma famille d'accueil Japonaise.) *'Je lui explique pourquoi elle devrait écrire.*

On loue et on mate Taxi Driver & Terminator. Bonne baise pendant la 2nde moitié de Terminator.

Dimanche. Baise le matin, tard, petit déjeuner au temple où elle me raconte l'histoire de sa famille.

26-04

Sala, bar mixte où on retrouve tout le groupe de Japonais et de gaïjins amis de Naomi. OK pendant 1h ou 2 mais après, tout le retour et chez elle elle est en colère, cassée, pleure. Problèmes au boulot, elle et Nanbu, la jalousie, elle a toujours occulté le côté triste et dépressif d'elle-même et le voit juste apparaître. Je la rassure, la calme, lui parle... Elle est si belle avec son visage désolé et sa détresse à nue, j'ai envie de me marier avec elle.'

Puis ce furent les vacances, une semaine, dix jours peut-être, que je partageais entre la maison d'enfance de Naomi et la maison de campagne de ma famille Japonaise. Mais ce fut surtout, dès le premier jour, la rencontre explosive avec l'improbable bombe Mickaella qui me retourna tout entier. C'est pourquoi, deux jours après, j'étais anxieux à l'idée de retrouver Nao, anxieux à l'idée qu'avec Micky en tête et sur mes lèvres, une réaction de rejet se produirait peut-être...

Extrait de Rêves et cauchemars à Tokyo :

'Naomi tiendrait-elle ? Il le fallait. Sur le chemin de la gare de Tokyo je priais. Mickaella avait provoqué un choc profond et dangereux. Et si le visage de Nao m'indifférait ? Si elle avait ses nerfs, justement à ce moment-là ? Si elle était froide, si... Si elle me déplaisait ? Si le passé se répétait elle s'en prendrait plein la gueule.

Ce fut dans un état d'anxiété avancée que je la retrouvai ; belle, fraîche et souriante, toute habillée de blanc. Soulagement. Je fus le plus agréable possible – et j'avalai 12 mg de Lexomil pour effacer cette anxiété exaspérante – afin qu'elle donne le meilleur d'elle-même, efface Mickaella. Nao tint sans le savoir son rôle à merveille, dans le train nous rîmes en buvant du saké. Je me sentais proche d'elle, de plus en plus rassuré.

A la gare de Chiba vint nous chercher un de ses amis d'enfance, play-boy et prêtre bouddhiste. Voiture de sport rouge, détendu, intelligent et ouvert. Il nous conduisit à un izakaya' (sorte de brasserie où l'on sert de tout) 'tout en bois au milieu des rizières. Le patron, épais, était un ancien boxeur, il y avait là sa femme et deux familiers assis sur des chaises, dans l'entrée, un comptoir et trois pièces de 7 ou 8 tatamis vides. Nous prîmes place dans celle du milieu. Accompagnée de sushis, de bière et de saké, la conversation fut animée, drôle, intéressante, Nao naturelle et séduisante. J'oubliais Mickaella. Shunsuke se mariait bientôt, j'avais l'impression que nous étions frères et j'étais heureux. Le monde fonctionnait en harmonie.

Nous échouâmes sur une plage à deux heures du matin. Seules les lumières de la lune et de la côte perçaient dans la nuit. Impossible de voir les visages à dix pas. Complètement ivre, je courus le long de la ligne mouvante de l'écume en riant, enivré par le vent, les embruns, la tête tour à tour dans le ciel et dans l'obscurité bruissant de la mer, de l'eau dans mes chaussures... Shunsuke enleva les siennes, retourna son pantalon et avança droit dans la mer, aussi extatique que moi. Naomi, immobile, criait "faites attention ! C'est dangereux !" et riait. Nous courûmes vers la caisse stationnée devant un distributeur. Trois cafés. Nao s'effondra à l'arrière, ivre morte. Assis sur le capot, ayant soif encore de cette ivresse de vent et de mer, de nuit, j'allumai la clope de shunsuke, la mienne et nous trinquâmes à la santé de Dieu.

Il nous ramenait, à quarante à l'heure, route de nuit en bord de mer. Naomi dormait à l'arrière, ma nana... Des images de Mickaella revenaient, douces, excitantes. Elles avaient perdu leur caractère inquiétant. Je voulais des photos d'elle ; sa beauté avec moi à tout moment, une preuve, une trace, une prise de guerre. Route de bord de mer. Des ombres bleutées dans l'obscurité, la ligne blanche de l'écume. Le film de la veille, arrêts sur image. Son visage, son corps, la douceur de sa peau, ses baisers. Combien de jours encore avant samedi ? Qui était-elle ? Je dégustais le souvenir. Si elle créait un problème je la dégagerais, j'y tenais pas. J'avais le contrôle, mais je bandais…

Des jours tranquilles, agréables.

Shunsuke, Naomi et moi courant et jouant avec une canette vide sur une immense digue, photos, souvenirs heureux. Le soir je rencontrai le père de Shunsuke, le patron du temple, un vieillard qui revenait tout bourré d'un enterrement. Il ne cessa de rire en me regardant. Nous dînâmes de sushis en famille avant de partir, Nao et moi, vers un date spot. Trois bambinos d'une quinzaine d'années étaient assis dehors à écouter du hip hop. Ils se masquèrent le visage quand nous descendîmes de voiture ; Nao fut terrifiée. Pour ma part je me trouvais un peu excité à la perspective d'un combat de rue et lui dis de marcher normalement, heureux de jouer le protecteur à moindre frais. Mais malgré mes efforts je ne parvins pas à la rassurer ; après cinq minutes de panorama nous rebroussâmes chemin, passant de nouveau à côté des terreurs. Elle priait pour les éviter tandis que je les fixais. Pour ma nana j'aurais abattu une légion, mais leur regard fuyait. Elle se gara plus loin, en haut de la colline. Vue sur le port et la baie.

Le lendemain, sous un ciel gris, déjeuner dans la caisse devant une mer agitée et remplie de surfeurs. Le soir, à la gare, crise de larmes ; c'avait été si court, cette séparation lui faisait penser à mon retour… Je la remontai et je réussis à la calmer, mais je ne devais pas me laisser atteindre. Le retour serait brutal, inhumain. Du jour au lendemain plus personne, une mort. Du jour au lendemain plus de Nao, l'absence et, à l'autre bout du monde savoir qu'elle pleurait. Je n'avais pas assez de courage, de confiance pour envisager ça autrement que d'un œil froid, clinique. Me laisser aller à ces sentiments qui s'échappaient d'elle en larmes c'était risquer la noyade. Pourtant, je savais bien qu'ils se renforçaient là où je les muselais, m'attendraient en embuscade, il faudrait avoir l'œil vif et les armes appropriées au moment du retour. Le cœur gros je dis au revoir à Nao et me jetai dans la lecture du début de mon manuscrit.'

'05-05'

Je me trouve dans l'adorable maison de campagne de ma famille Japonaise avec comme interlocuteur privilégié pour les affaires sentimentales mon grand frère, Yutaka. J'avais reçu un coup de téléphone extrêmement sensuel de Mickaella, avec qui un rendez-vous était fixé à mon retour quelques jours plus tard. Et voici ce que j'écris pour faire le point.

'Mika m'a donné un bliss de passion prête à emporter l'âme et à faire trembler toutes les fondations.

Mais Nao me donne l'amour solide et lent avec lequel on construit les familles. Il y a beaucoup de confort dans ma relation avec elle.

Le temps passé avec Nao et ses larmes m'ont rappelé l'importance de notre relation. Décidé à prendre du plaisir avec Mickaella, je la virerais au moindre problème.

07-05

Coup de panique à la sortie du boulot, vrai coup de panique à Shimousa-Nakayama' (la gare de Naomi) 'Je résiste. Pas d'alcool, 6mg avec 1 thé au Mc Do en attendant Nao.

Elle est parfaite. Nous ressortons pour marcher 40

minutes sous la pleine lune. Les Visiteurs, qui ne la font pas rire. Son riz au curry... Pas de sexe, j'ai mal depuis le matin au testicule gauche.'

Naomi était si douce et intuitive qu'elle pouvait en effet faire cesser une crise de panique, et me rendre au calme, je me fondais dans sa douceur. Elle était un joyau à cet égard là aussi.

11-05

Nao s'est occupée de tout pour mon 25ème anniversaire, elle a loué une salle privée dans un restaurant, réservé des plats et des boissons à volonté et averti tout le monde. Il y avait 25 personnes, mes plus proches amis parmi les collègues, Yutaka, les deux sœurs Yamashita et quelques filles que je ne connaissais pas. Ce fut l'euphorie, la liesse complète.

12-05

Soirée avec Mickaella

'15-05

Chez Kay après le boulot. Great talk,' (discussion géniale) *'fondue, elle pleure à chaudes larmes pendant Gladiator.'*

Naomi avait cette double facette ; en société elle s'était construit depuis toute petite un personnage de garçon manqué blaguant à tout bout de champ, avec un franc parler qui détonnait. Mais dès qu'elle voyait un animal blessé, quelque chose de triste dans un film, elle fondait en larme. Je crois qu'elle avait écrasé sa sensibilité sous son masque social, mais que dès que celui-ci lui était ôté, elle s'exprimait en sanglot à la moindre occasion. Un personnage profondément ambivalent, drôle et presque indestructible en public, une personnalité forte qui a pu mener par la suite des missions internationales difficiles, et dans le même temps une femme extrêmement fragile dans son intimité.

19-05

Extrait de Rêves et cauchemars à Tokyo :

'En 2001, aucune loi n'interdisait le LSD et les champignons hallucinogènes au Japon. Ainsi voyait-on fleurir dans certains quartiers, en plus du commerce de trottoir, de véritables boutiques genre joailleries, où des hôtesses tirées à 4 épingles vous renseignait sur les différents champignons présentés dans des cubes de verre. C'est dans une de ces boutiques luxueuses que Nao et moi achetâmes moins d'1 gramme de champignons hawaïens. Comme il était conseillé d'avoir le ventre vide pour le trip, nous prîmes juste deux petits kebabs – extrêmement exotiques à Tokyo – que nous mangeâmes pendant une de ces longues marches nocturnes dans la ville que nous affectionnions. La balade se finit sur un toit, où, enlacés, nous nous repûmes de la vue, avant de prendre le train pour rentrer chez elle.

Autour d'1 heure du matin nous prenons les champignons, 0,5g pour moi, 0,3 pour elle. Après 15 minutes elle me dit que sa tête tourne un peu, je ne ressens rien qu'un léger flottement. Je l'invite à dessiner, je dessine aussi, 45 minutes se passent sans rien. Elle se sent un peu mal, tout tourne, elle s'allonge. 'C'est comme si j'étais ivre sans rien avoir bu,' quand elle ferme les yeux elle voit des jeux agressifs de formes et de couleurs et ça la panique un peu. Elle est stone, 'je suis inutile, j'ai envie de tout jeter, de me jeter' dit-elle.

Je scotche sur son corps, la caresse, la déshabille et on fait l'amour. Une bonne séance de baise, un peu sauvage mais régulière pour moi. Pour elle, le pied total, la meilleure baise de sa vie. Ça dure un certain temps, et – première hallu – je contemple les gouttes de sueur tomber au ralenti depuis mon visage, très clairement, et les vois éclater, également au ralenti, sur sa poitrine. L'effet est du tonnerre.

Je suis allongé à côté d'elle, elle est dans mes bras et je regarde son visage. C'est alors qu'a lieu la perturbation majeure qui enclenche tout le reste. Son visage se transforme.

Il s'allonge, s'affine, ses dents s'allongent et se terminent en pointe, ses yeux se remplissent de moquerie et de cruauté, je vois le démon.

Elle prend 5 ou 6 visages successifs de succube, et je suis terrifié. Le haut de son visage change peu, c'est le bas qui se transforme. Elle est fatalement belle et séductrice, et dans le même temps porteuse de souffrance et de mort. Je regarde, halluciné, le démon. Même si je sais que c'est un trip je ne peux qu'y croire, je l'ai devant les yeux et brutalement je fuis dans la cuisine fumer une clope.

En état d'alerte maximum, aux wc je vois les poils de mes bras bouger, onduler, et je crève de peur à l'idée de ce que je pourrais voir d'autre. J'ouvre la porte, prendre l'air, peut-être que... Les arbres aux silhouettes terrifiantes s'approchent de moi en chantant un chant funèbre. Je claque la porte.

Je mets un film comique de Kitano, espérant qu'il le soit vraiment. Allongés nus, elle me donne son bras qui me glace le sang, c'est celui d'un cadavre, froid, inerte et lourd que je prends et rejette avec horreur. Quelques minutes plus tard sa main glisse sur moi, touche mon sexe, elle hurle d'horreur et se lève d'un bond. Je la rassure avec toute l'énergie et la santé mentale qu'il me reste encore.

1h30 de terreur, à essayer de toutes mes forces de rester cool alors que les personnages sortent de l'écran, que son Winnie l'ourson me fixe d'un regard meurtrier, parce que si je cède à la panique, elle y cédera elle aussi et je risque de la tuer, de me tuer ou de courir nu dans la rue en hurlant.

Indescriptible horreur de ces minutes. Je dois lutter de toutes mes forces pour me convaincre qu'on ne va pas me trancher la queue, que je n'ai pas le corps plein d'hameçons, que Winnie ne me regarde pas, que je ne vais pas mourir de mort violente.

Je me concentre sur l'écran, les visages sont verts ou transparents, des tas de choses pas normales se passent mais ça va puisque c'est un film.

Nao fut extrêmement cool et c'est grâce à ça, en plus de ma lutte incessante, que je ne pétai pas les plombs. Allongé à côté d'elle, alors que Dieu merci elle est sauvée et dort, je ne trouve pas le sommeil, rongé de peur et d'inquiétude.

Un œil plein de sang tombe sur moi dans un bruit claquant, je me retiens de crier.

Puis ma vie m'apparaît en un flash, tous les choix que j'ai fait, études, Japon, Naomi, et tout m'apparaît faux, parti d'une même erreur fondamentale et je grince des dents en me disant : 'bien sûr...' Et puis : 'arrête ! Arrête de penser à ça !' Je suis paniqué, j'essaie de prier, je repousse toutes les pensées de mort qui ne cessent de venir – 'Dieu ! Sors-moi de là ! Tout plutôt que ça !' L'enfer de la drogue m'apparaît et je me dis 'plus jamais ça ! Plus de H, plus de champis ! Et si je restais tout le *temps comme ça !? 'Dieu sors moi de là !!!' La sobriété m'apparaît pour la première fois comme un rêve délicieux.*

Le lendemain, achevé d'être calmé par un Lexomil, je goûte une félicité de sobriété dans le temple. A vrai dire, je n'ai jamais été aussi heureux d'être moi-même, en harmonie avec le monde – que l'arbre que je regarde reste un arbre. Nous parlons des trips de la veille. Nao me dit qu'elle a voulu me dire : 'tue moi,' mais qu'elle s'est retenue. Heureusement, parce qu'il y aurait eu des chances pour que je la tue vraiment, ou que je pète un câble de quelque manière que ce soit. Elle me dit qu'elle m'a trouvé extrêmement calme tout le long.

Le soleil était grand mais déjà désarmé, il était seize heures quand nous nous assîmes sur les marches du temple. Brise légère, remous des arbres au vert encore tendre. Derrière, le cimetière, joyeux. Une étendue de graviers blancs. Je goûte avec délice à la réalité, délivré. Qui aurait cru que c'était si bon... Le vent, le soleil, une cigarette. Que c'était bon d'être soi... Calme, et fatigué. Naomi dort, blottie contre moi. Je peux penser à tout sans être terrifié, libre, capable de rêvasser, de raisonner, de faire ce que je veux... Aucune drogue ne battra jamais ça.

Soirée tranquille, même les plus petites choses m'apparurent comme des dons de Dieu.'

21-05

Extrait de Rêves et cauchemars à Tokyo :

'Lundi matin nous partîmes au boulot main dans la main. Dans la rame bondée à écraser les corps je formai pour elle une alcôve protectrice, arc bouté les bras tendus, muscles tremblants.

Personne ne l'oppresserait tant que je serai là. On se dit au revoir à Akihabara pour prendre la ligne Yamanote à deux endroits différents, et ne pas être vu ensemble. Quinze minutes plus tard nous nous dîmes bonjour à nouveau. En uniforme elle allumait son PC, je consultais mes mails en mangeant un sandwich.'

26-05

Extrait de Rêves et cauchemars à Tokyo :

'L'architecture évoquait la Grèce, comme dans un rêve étrange, lumières douces, couleurs tendres et chaudes, bougainvilliers. Et Naomi, étonnée et joyeuse, qui découvrait avec des yeux pétillants d'enfant le complexe d'Ekspiari. Apaisement. Parfois je me disais que j'aimerais rester avec elle toute ma vie. Une terrasse orangée donnait sur un patio au troisième étage, coupoles blanches et fontaines dorées en contrebas. Sauternes, assortiment de fromages. Ambiance détendue, rires, causeries, puis le silence se fit. Son visage s'obscurcit, une bruine s'installa dans ses yeux.

'J'ai réfléchi...' Sa voix, résolue, était pleine de larmes. 'Et... Je pense qu'on doit se séparer... Se séparer à ton départ...' Une larme se détacha, une autre, les pleurs roulaient sur son visage digne, immobile. Sa voix était déterminée, d'une détermination acquise de haute lutte, elle luttait pour résister à cette tristesse infinie qui s'échappait de ses yeux. 'On ne pourra pas... Parler de ça, régler ça au téléphone. Le téléphone... Après ton retour... Je ne veux pas entendre au téléphone que tu as trouvé quelqu'un d'autre, que c'est fini... Pas comme ça...' La tristesse rebondit sur mon armure. Garder le contrôle, assurer pour l'aider... Puis, ses mots n'étaient que la redite de ce que

nous avions conclu trois mois avant. Elle commençait à réaliser, à accepter, et son amour se révoltait.

J'avais planté mes crocs dans Nao. Nous nous étions embrassés. Elle m'avait aimé, de plus en plus. Je ne pouvais la ramener, la mettre à ce point en danger. Après sept mois de relation j'étais incapable de dire si je voulais me marier. Et pour elle, partir en France à 28 ans c'était la voie du mariage. Et si je me lassais d'elle, si je cessais de l'aimer ? Elle rentrerait au Japon brisée, foutue parce qu'ici personne ne veut d'une femme de trente ans. Elle ne devait pas non plus m'attendre, passer à côté d'autres amours. Fin février, nous avions décidé de rester ensemble sous des conditions surréalistes : Parler du retour, y réfléchir ensemble, se voir moins et se séparer en juillet, pour entamer à Tokyo une relation amicale.

Assis en terrasse je m'aperçus qu'elle avait tout oublié...

Que moi aussi j'avais oublié.

Nous nous voyions moins souvent, certes, mais parce que mon emploi du temps avait explosé. Nous avions peu parlé du retour, je pensais qu'elle avait enregistré... Et l'idée de nous séparer en juillet était morte. Ma tristesse, à ce point, n'était pas causée par l'idée de la séparation mais par ces larmes dont je me jugeais responsable. Son désespoir m'accablait, je ne pouvais me le pardonner. Les mots ne changeraient rien. Aussi longtemps qu'elle verrait le départ comme une mort, sa tristesse resterait entière. Les faits étaient nus et brutaux, pas de ceux qui sont à débattre. Un jour je cesserais d'être là. Elle se retrouverait seule. Plus de voix, plus de corps, l'absence. Je lui dis que je lui écrirais tous les jours, que je voulais qu'elle m'écrivît aussi, que je l'appellerais souvent, que nous ne connaissions rien de l'avenir, peut-être nous nous retrouverions... Elle reprit le contrôle et les heures suivantes furent joyeuses.

Mais de retour chez elle, assis à la suite d'une inspiration soudaine – peut-être avions nous de la répugnance à laisser le jour se finir, à laisser quoi que ce soit se finir ce jour là – sur les marches du grand bouddha, elle révéla un désespoir plus noir que tous ceux que j'avais pu deviner en elle.

'Je ne me suiciderais pas... Parce que c'est douloureux, et... Je n'ai pas envie de mourir à ce point... Mais... Mais j'aimerais tant que, par hasard, un tremblement de terre me tue. Tout est si fatigant... Tellement dénué de sens... Une fois que tu seras parti, plus rien ne me retiendra...' Elle parlait d'une voix calme et claire, écrasante. Elle disait là une part profonde de sa vérité.

Naomi, si enjouée en public, trop, occultait une tristesse profonde, un désespoir trop grand. Je le sentais, elle me l'avait dit, une fois. Mais ce qu'elle exprimait là, avec une telle assurance, je ne l'avais jamais entendu auparavant. Était-ce une dépression ? Je lui parlais, mais mes contre-attaques furent laminées par sa lassitude morbide. 'Mais Nao... Ça a commencé quand ? Ce désespoir... Cette lassitude dont tu parles ? - avec les champignons' répondit elle sans hésiter.

Saloperies !

On ne joue pas avec le cerveau impunément.

J'étais retourné par la force de ces psychotropes, et en miroir par l'équilibre exquis de l'esprit humain. Moins d'un gramme et l'ordre explose, les perceptions externe et interne s'affolent et ouvrent des portes invisibles sur des perspectives vertigineuses, ce qui travaille en nous se révèle... La quête mystique par les drogues, le shaman et sa vision... Les hommes qui s'y étaient livrés avaient dû être purs et suivre un rituel pour ne pas sombrer dans la folie.

Mon ange et moi avions rencontré des démons. Nao

avait poussé une porte et découvert son mal, un mal qu'elle n'avait jamais vu. Elle l'avait regardé en face, il l'avait pétrifié. Elle s'en était toujours sortie en le cachant. A présent elle semblait y être abandonnée. Une lassitude terrible ; 'à quoi bon vivre, c'est si fatigant...' J'étais accablé, les larmes aux yeux... Mon amour chutait et voulait mourir et me le disait alors que j'étais là, à côté d'elle, impuissant. Je tombais avec elle... Pas de plus grande horreur...

- 'Tout te fatigue, rien ne t'intéresse ni ne te retiens ?

- Non. Tout est si vide... Vide et fatigant...

- Mais le vide... Pourquoi tu ne le remplis pas, avec des choses que tu aimes ? Ta vie... C'est vrai... Tout ce temps que tu passes devant la télévision, c'est un temps mort Nao... Un temps dont il ne reste rien, qui ne te retiens pas... Si tu veux l'aimer, la vie, remplis-la de choses que tu aimes... Le dessin, la lecture, l'écriture, la cuisine, le sport, la musique et les films, les amis, tout ce que tu veux... Mais quelque chose... Si tu veux tenir à ton corps façonne le... Donne lui la force et la beauté, ton corps ou ton esprit... C'est ce que tu mets dans la vie qui t'y retient.

- Et ça pourrait marcher ?' Une lueur passa dans les yeux.

- 'Bien sûr que ça marche ! Et si ça ne marche pas tu vas voir un médecin. Marche mieux que la télévision en tout cas, c'est garanti. Une des pires choses que l'homme a fait pour l'homme la télévision...'

Nao était une créature étrange, qui grimpait à mes propos parfois comme à des lianes, elle sortit du noir pour retrouver sa douce nonchalance, cette chaleur qui me réchauffait. Au retour, comme aux abords de la mort, le rite du sexe brûla dans la nuit pour célébrer les forces de la vie.'

31-05

Extrait de Rêves et cauchemars à Tokyo :

'Le lendemain, dernier jour où je serais le collègue de Naomi... Nous allions perdre ce lien quotidien, étrange, à passer tout le jour ensemble sans pouvoir être nous-même. Apres quelques mois j'avais même fini par oublier, pendant les heures de travail, qu'elle était ma nana. Mais il restait ce lien doux et diffus, de temps à autre un sourire, cette sensation parfois proche de la complétude parce qu'elle était là.'

01-06

Extrait du journal :

'Soirée d'adieu pour Nao, qui change de boîte, bon restau, karaoke. Dernier jour de Naomi au boulot. Je la regarde avec attention toute la journée en pensant 'il faut que je la regarde, c'est la dernière fois, après elle ne sera plus là,' je me sens bizarre, mais pas franchement triste.'

02-06

Extrait de Rêves et cauchemars à Tokyo :

'Première crise grave de tristesse, proche du désespoir, en pensant à Nao et au retour. Mon réveil cassé et hébété de cette

après-midi me semble proche de l'hébétude qui sera la mienne après la première nuit passée en France, plein de vide et d'angoisses. Et ça me fait une peur atroce... Et pour Nao ce sera sûrement pire... Ca me rend fou.

Kenji, Tomoko, Kitahara... Ils continueront, sans moi, et rien ne changera. C'est comme toucher la mort. Je m'éveillerai, et resterai longtemps assis sur le lit, hébété. Ma douleur me fait peur, mais l'idée de celle de Nao me rend fou. Elle ne parlera pas, ne cherchera pas la consolation, non... Elle ira au travail, et le reste du temps restera terrée, pliée sur sa douleur. Télévision, immobilité, pas traînants et tête basse. La mort qui rode. Les larmes... Tout ce désespoir qui sortira par ses yeux. Gonflés, rougis. Elle devra boire beaucoup pour pleurer toutes ces larmes. Solitude. Impression de mort. Pas seulement être seul ; la sensation qu'une part de soi manque. Le vertige de découvrir tant de vide en soi. Que fera-t-elle, samedi soir, dimanche ? L'idée d'une Nao sanglotant toute seule est insoutenable... Nao, Nao... Naomi ! Je trépigne... Je voudrais l'embrasser, la serrer dans mes bras...

De la musique.

Les accords de la guitare se fondent à ceux de ma tristesse, la mÉlodie emplit mon cœur et j'en épouse les mouvements. Peu à peu je perçois de l'espoir. Une énergie bouillante emplit mon corps, la rage de l'homme qui se redresse. Envie de lutter. Et très vite, la force brûlante et impérieuse de l'amour. Nao ! Il faut que je la voie, que je l'embrasse ! L'envie impérieuse de la prendre dans mes bras se transforme en joie... A toute allure je prends une douche, fixe un rendez-vous à Shibuya pour dîner en terrasse, rassemble mes affaires pour le week-end et glisse une cravate dans le sac, m'habille en noir et me parfume...

La nuit était tombée, j'attendais le bus, galvanisé par

l'amour. La fatigue avait disparu. Mais parvenu au Hachiko mon euphorie se gangrena... La fatigue nerveuse réapparut. Le spectacle des imbéciles qui m'entouraient m'épuisait davantage à chaque minute, Nao était en retard...'

Extrait du journal :

'On s'attend 40 minutes au Hachiko avant de se retrouver. Paradoxalement, la première heure du rendez-vous se passe mal, elle n'a pas l'air joyeuse de me voir et je suis de mauvaise humeur. Marche éreintante pour trouver un restaurant. Restau, on parle de tout & de rien... Je bois 1 cocktail & 2 cocas. L'ambiance s'améliore, je l'aime et suis heureux d'être avec elle.

Retour à 1 heure passée, par le dernier train. Cassé, fatigué comme jamais de la marche qu'on a faite, des crampes monstrueuses dans les quadriceps, je m'endors tandis qu'elle me fait un massage.

03-06

Extrait de Rêves et cauchemars à Tokyo :

'Le lendemain, après m'être levé pour pisser à huit heures, je résistai à l'appel du sommeil et fis bouillir de l'eau, restant debout à fumer une cigarette pour ne pas me rendormir. Le soleil perçait à travers l'épais verre dépoli de la petite fenêtre, dorant les cheveux noirs de Naomi. Si peu de temps encore ici, si peu de temps avec elle. Vivre.

Les jardins du Rikugien, autour d'un étang, d'une île couverte de mousse et de saules, magnifiques. Le soleil créait des *jeux de lumière, transformait telle pierre ou telle portion de mousse en trésor, jouait avec les feuilles qui nous abritaient. Pavillons de thé, rivière, carpes et tortues, les arbres cachaient la ville alentours et semblaient en masquer jusqu'au bruit. Une forêt enchantée au milieu de Tokyo.*

Pourtant, et bien que mon esprit fût sensible à la beauté, je ne parvins pas à m'en réjouir. J'éprouvais une sorte de nostalgie par anticipation. Nao était mélancolique, triste. Elle ne le disait pas, je le voyais dans ses yeux. Et comme elle n'avait pas l'air 'trop triste' et que j'étais fatigué, je ne fis rien pour crever l'abcès. Je n'abordai pas le sujet du retour. Je n'avais pas le cœur à livrer un combat. Si un jour je retourne dans ces jardins, c'est certainement ce parfum de tristesse douce que j'y retrouverais.

Sur le futon je la pris dans mes bras, tendrement, et une onde de panique glacée me traversa ; c'était une des dernières fois que je la tenais dans mes bras. Suivit une baise magnifique, comme un sursaut de vie avant le sommeil, baiser la mort.'

04-06

Extrait de Rêves et cauchemars à Tokyo :

'Le lendemain, lundi fut un jour de tristesse. Au boulot son absence m'obséda. Sa présence en creux. Je songeais à la séparation. L'appeler depuis le square me fit du bien, comme le soleil qui tapait sans que l'air fût encore gonflé d'humidité. L'après-midi je replongeai dans la tristesse ; elle n'était plus là. Une tristesse aiguë et persistante – persistance du lieu que je l'avais vu habiter tous les jours pendant des mois. Mélancolie.'

Extrait du journal :

'Je rentre tôt pour récupérer les photos de Mickaella. J'hallucine. Je l'appelle pour déplacer à dimanche. Japon-Brésil dans la chambre de Kenji qui hallucine en regardant les photos.

J'appelle Nao avec bonheur (je l'avais déjà appelée à midi.)'

05-06

Extrait de Rêves et cauchemars à Tokyo :

'Mardi, la tristesse me travailla au corps. Nao partie de ce bureau, l'image de la séparation, de l'impuissance face au contexte me donna tout le jour un échantillonnage terrifiant de ce que je ressentirais peut-être quand l'heure de l'adieu sonnerait. Le soir je retrouvai Yutaka, vis qu'il était défait. Après la troisième pinte de Guinness enfin je le questionnai au sujet de Yumi. Il ne lui en avait pas parlé, mais sa décision était prise. La réflexion avait été longue, difficile, mais il n'avait pu s'imaginer vivre toujours avec elle. Il la quittait, et avait peur de le lui parler à présent. Peur qu'elle se tue.

- *'Et toi, que vas-tu faire avec Naomi ?' Heureusement, j'étais ivre.*
- *'Je vais la quitter, eh, quoi d'autre ? Je l'aime Aniki... Elle est douce, sensible, intelligente, assez compliquée pour mobiliser mon attention et mon intelligence, longtemps, ouaih... Mais je ne sais pas si, si c'est... Elle !*

Je veux dire, euh... La femme avec qui je veux partager ma vie... Et elle a le même âge que Yumi tu sais, je peux pas la faire attendre... Tu sais de quoi je parle... J'ai fait une erreur en entamant une relation avec elle sachant que je ne resterais qu'un an... En un an tu t'amuses, OK, mais tu t'enfonces pas dans le cœur de quelqu'un... C'est pas propre...

- Enfin, je vois pas où est le problème dans ta situation ! T'es venu pour un an, elle le savait et ça se termine normalement... Toi, pour le coup, t'as pas de responsabilités...

- Ce qui est difficile, Aniki... T'imagines les larmes de Yumi ? J'imagine celles de Nao... Oui, la douleur... Et quant aux responsabilités, euh... Au début, je crois que j'ai été très amoureux, passionné... Je me rappelle lui avoir dit qu'elle pourrait facilement venir en France, en avoir discuté avec elle... Ça n'a pas duré longtemps, mais en quelque sorte je lui ai promis quelque chose...'

06-06

Extrait de Rêves et cauchemars à Tokyo :

'Le lendemain fut l'acmé de ce temps de tristesse, ou de conscience.

Un taxi nous menait, Kezuka et moi, à l'usine de Yoshi. Il pleuvait. Nous avions tout de même entrouvert les fenêtres pour fumer. Nous nous mîmes à causer de Naomi, les boites entre lesquelles elle hésitait... 'Tu sais, hier, au téléphone, ça avait l'air être dur pour elle me dit-il. Elle pleurait... Ton départ...'

Ce fut un électrochoc. Panique et fièvre. Dans l'usine j'essuyai un coup de blues en pensant à elle, quelque chose criait à l'intérieur. L'idée de sa douleur m'était insupportable. Assis dans la salle de réunion je restai immobile, absorbant un demi Lexomil toutes les dix minutes... Pendant deux heures. La tristesse semblait être sans fin...

Nao. Elle était toute petite... Qui avait permis pour elle une si grande douleur ? Percé comme par des pointes d'acier à la pensée de sa tristesse. Nao, my Nao... Il fallait que je trouve quelque chose. Je saluais des gars, malheureux d'être en costume face à leur gris de travail. La tristesse était là, aiguë, mais le Lexomil m'avait rendu le contrôle, je pouvais bouger et parler. Dans le taxi, au retour, j'étais presque calme. La tension était là, mais la drogue m'aidait à la repousser, comme quelque chose dont on s'occupera le lendemain. Seule subsistait en moi une légère, mais continue ligne de tristesse.

- 'Peut-être vous feriez mieux de vous séparer maintenant, Gabriel" me dit Kezuka. Je réfléchis brièvement une nouvelle fois à l'idée, puis hochai la tête.

- 'Non, ça n'apporterait rien de bon... Je lui ai proposé de nous séparer il y a quelques mois tu sais... Elle m'a dit que la souffrance serait encore plus grande si nous n'étions pas ensemble alors que nous pourrions l'être. Ça serait plus absurde, et douloureux de changer d'avis maintenant. Non... Il faut qu'on travaille, elle et moi, ensemble, à enlever le plus de douleur possible à cette séparation.'

Dans le Shinkansen, tout à coup, une idée me submergea de joie : J'allais me marier avec elle. Je pouvais le faire, j'en avais envie... Ce fut comme si un ange m'apparaissait. Une lumière rayonnait dans mon esprit, je flottais près du bonheur. Tout était simple et merveilleux. Mon imagination plancha à toute vitesse. Marié à Nao. Dans dix ans, trente ans... Toutes les questions trouvaient des réponses positives... Sourire extatique.

Un coup de portable pour annuler ma participation à un dîner, un autre à Nao pour lui annoncer que j'arrivais. Je ne lui parlerais pas de mes idées de mariage, je savais qu'il y avait de grandes chances qu'elles aient disparu le lendemain. Mais il fallait que je la voie, je ne pouvais pas la laisser pleurer comme ça. Si elle devait verser des larmes, au moins je voulais que ce soit sur mon épaule, pas toute seule.

Assis sur un parapet mouillé, à un carrefour qu'elle empruntait au retour, je l'attendais. J'avais acheté des fleurs, des sushis, et comme je n'avais plus d'argent je m'étais assis dehors. La pluie avait cessé. Je notais rapidement dans mon cahier ce qui s'était passé les dix derniers jours, quelques impressions, ce qui nous arrivait à Nao et moi. J'écrivais et je l'attendais, heureux de la voir, chaleur dans la poitrine, mais j'avais le cœur gros. Il fallait parler de la séparation... Que je lui donne le plus de paix et de douceur possible. Mais ce soir-là j'avais l'envie de me livrer tout entier à la joie, d'oublier, de me laisser aller à l'amour, à la chaleur. J'en appelai à Dieu et commençai une prière.

Elle arriva. Je courus. Nous nous serrâmes longtemps l'un contre l'autre, elle disait mon nom et je disais le sien. Le bonheur de tenir sa main. Elle était joyeuse, si joyeuse que je ne savais plus quoi faire de ces larmes dont Kezuka m'avait parlé. Sa joie était sincère, joie née de la détresse.

'Chroniques d'une mort annoncée,' mort d'un amour. J'avais ruminé ces mots pendant des jours au commencement. Mais alors j'avais songé seulement à ma tristesse, choqué par cette exécution programmée, mais d'une manière poétique. 'Un amour sans futur...' J'avais multiplié les formulations pour faire briller le drame, le pathétique. Conscient dès les premières heures... Mais seulement du romanesque de la situation.

Et puis l'amour avait créé Naomi, relié nos cœurs, et à présent je contemplais mon œuvre de destruction. J'aurais aimé, ce soir-là, profiter encore de sa douceur et oublier qu'elle pleurerait, seule, dès le lendemain. Mais j'entrai dans la lutte. A peine arrivés chez elle je lui demandai si elle pleurait souvent. Le sourire disparut de son visage, la joie de ses yeux.

Elle fondit en larmes. Je la pris dans mes bras et la laissai pleurer, sans rien dire, quelques minutes. Ses mains étaient crispées, elle sanglotait, au bord de l'asphyxie. Les mots partirent à l'assaut par groupes de quatre ou cinq. Premières escouades emportées par le flot de ses larmes. Comment lutter ? Sa tristesse était motivée, je la partageais, mon cœur ouvert par les mêmes lames. Comment la consoler ? Quelque chose allait mourir, un amour, une exécution allait avoir lieu. Un avion, des dizaines de milliers de kilomètres, l'absence... Mais qu'est-ce qui allait mourir ? Tout à coup une idée, une prise où accrocher la main me vînt.

- 'C'est vrai, quelque chose va finir Nao, mais quoi ? Qu'est ce qui va finir, et qu'est-ce qui va rester ? Essayons de séparer...' Ses larmes coulaient encore en cascade mais je sentis qu'elle écoutait. Elle regardait la main tendue sans savoir encore si elle pourrait la saisir. 'La présence physique va disparaître. On ne se verra plus, on ne se touchera plus... C'est vrai. Mais nos sentiments ne cesseront pas comme ça.' Elle écoutait, retranchée dans ses larmes, les mains crispées.

- 'Une fois séparés,' sa voix était ferme, sans gémissement, 'je ne pourrais plus attendre... Ni même espérer que tu me dises 'je t'aime.'

- Hey... Nao, rien ne nous empêchera de nous dire qu'on s'aime... Il faut rester souple, calme, naturel... On reste en vie, en vie l'un pour l'autre... Beaucoup de choses ne finiront pas, nos sentiments ne changeront pas comme ça...*

- *De toute ma vie... De toute ma vie tu es celui qui m'a le mieux comprise... J'ai pu m'ouvrir, m'abandonner en confiance... Quand tu seras parti ça sera la solitude, tu comprends ? Tu m'as habituée à l'amour Gabriel, après toi je serai seule comme jamais...' Sa voix n'implorait rien, elle énonçait juste des faits.*

- *Nao... Je comprends Naomi, mais... Je serai toujours là pour toi... C'est à nous de construire ce que nous deviendrons... Si nous nous écrivons nous serons toujours là l'un pour l'autre. Je serai là pour t'écouter et te parler...'*

L'échange se poursuivit dix minutes. Peu après, soit que des portes nouvelles se fussent ouvertes, soit qu'elle ait refoulé et repris le contrôle, elle se leva pour mettre les fleurs dans un vase. La tristesse sur ses joues, mes joues, ma chemise, des mouchoirs, le futon... Une gaieté d'après larmes, comme la nature calme après l'orage. Douce et merveilleuse fin de soirée. Très amoureux.'

-

Extrait de Rêves et cauchemars à Tokyo :

'Les deux semaines qui me séparaient du départ en Australie (où je me rendais quelques jours en tant que témoin au mariage d'un ami) *passèrent comme un mirage. Ce fut la mousson. Des jours de pluie ininterrompue, d'autres de plein*

soleil. Tout le temps une chaleur étouffante. Sous la pluie, l'air était épais comme de la vapeur, les corps enveloppés d'un vêtement humide et chaud. Chaque soirée apportait ses éclats de rire, ses visages et ses décors, un peu plus de fatigue le lendemain. Je n'abordai plus le sujet du départ avec Nao, devenue tout à coup tranquille et légère. Dans l'avion pour Cairns je me demandai si elle ne m'avait pas caché ses sentiments. Il faudrait la provoquer encore, mais son apparente insouciance me donnait tellement de bonheur.'

-

12-06

Extrait du journal :

'Dîner avec Furukawa dans un petit restaurant de poisson de Kanda, au comptoir. Après 1 bière & 5 ou 6 verres de saké seulement je suis ivre et j'ai mal au cœur, reste aussi de la bouteille de sky descendu la veille au soir. Très pro, sans rien montrer je vais vomir aux toilettes & reviens clean.

Dans la rue je me perds, marche 20 minutes, cassé, mais de fatigue, l'ivresse est partie. Ginza sen, Kanda, Nao au tel, il est tard, je décide de rentrer chez elle, 'ta femme est un port où revenir' avait dit Kenji, il avait raison. Elle est parfaite, adorable comme toujours quand je suis ivre, m'accompagnant comme un enfant. Eclaté de fatigue, heureux de la voir, douche, baise straight forte, sommeil.'

16-06

Extraits de Rêves et cauchemars à Tokyo :

'Samedi soir, après l'avoir attendue une heure à la gare de Yoyogi, insupporté par cette foule vêtue et coiffée comme pour un carnaval en l'honneur du ridicule, je retrouvai Nao. A ses côtés, rêveur, je songeai que j'avais pris de l'âge, que j'étais devenu intolérant. A 17 ans j'étais cool dans cet environnement. Nao sourit : 'c'est le mouvement de la vie.'

La nuit précédente elle avait rêvé que je me mariais avec une de ses meilleures amies. Mais elle était calme, marquée juste d'une légère expression de mélancolie. Puis elle avait rêvé qu'elle même se mariait, avec un homme dont elle n'avait pu voir le visage. Promenade douce dans le vaste réseau de ruelles d'Harajuku puis d'Aoyama, main dans la main. J'allais, émerveillé. Vastitude et diversité de cette ville...

17-06

Le lendemain, assis à la terrasse d'un café d'une vieille rue de Narita, je me laissais bercer par un état âme nouveau et surprenant. Nous avions passé l'après-midi dans le parc qui s'étend à l'arrière du temple. Mélancolie calme et agréable. Nous partagions la tristesse de cette séparation proche, qui était devenue familière. Rien de violent, pas de douleur aiguë.

Puis peu à peu, au fil de notre balade, nous avions été bercés par la splendeur tranquille du lieu. Un étang, une pagode, grand soleil, des enfants qui donnaient à manger aux carpes et aux tortues en riant. Sous un pont, deux canards nous regardèrent longtemps. Des fleurs mauves, de grands arbres, des cascades. Un temple immense, au sommet de gigantesques escaliers, évoquait la Thaïlande, une forêt où se perdre, main dans la main. Qu'est-ce que je me sentais bien avec elle. Assis à la terrasse, tandis que le jour disparaissait, j'eus l'impression d'être en Grèce, je flottais.

Un peu nerveux, j'avais pris du Lexomil pour la première fois du week-end, et mon esprit glissait agréablement. Je buvais un expresso, Nao un cappuccino, nous étions silencieux. Un point médian, en équilibre. A mi-distance de la joie et de la tristesse. Jamais je n'avais ressenti cela. Mon cœur flottait, agréablement. Peut-être la seule fois de ma vie où je me sentis complet ; tout était là. Je ne cachais rien. Émerveillé par la richesse du cœur humain. Une douce et grande tristesse, un grand besoin de Nao, une fois encore le chemin du mariage se présentait à mes yeux.

18-06

Lundi soir Naomi m'accompagna au temple' (Zen, dans lequel j'avais pratiqué sept ans plus tôt,) *'terrifiée à l'idée d'être battue par un moine. 'Nao, le moine te donnera un coup sur le centre nerveux situé entre le cou et l'épaule si ta position s'affaisse, si tu t'endors par exemple, pour réveiller tes nerfs, et t'aider à rétablir ta posture... Et ça n'est absolument pas douloureux.'*

Elle en fut enchantée, scotchée que ce fut un étranger qui l'initie à l'un des fondamentaux de sa culture, je l'attendis sur le toit où je me rendais après la pratique à l'époque, puisqu'elle avait une heure d'initiation en plus et là, sur une chaise longue, tout en écrivant je contemplais le spectacle somptueux de la ville la nuit. J'aurais aimé qu'elle accroche à la pratique, pour l'aider dans sa tristesse propre, et celle de la séparation, mais, malgré son impression positive, la greffe ne prit pas.

2?-06

Extraits de Rêves et cauchemars à Tokyo :

Je venais de passer quatre jours en Australie, à Cairns, à profiter de la grande barrière de corail, du soleil et de l'euphorie du mariage. Je débarquais de l'avion, et sur le quai de métro à Tokyo où tout était grisâtre, mais pas désagréable, c'était chez moi, je sentis monter une irrépressible envie, une véritable faim de Naomi. Après ce mariage, ce séjour dans l'espace de l'amour, je ne pouvais rentrer seul.

- *Hello, Naomi ?*
- *Gaby ! Tu es revenu ?*
- *Comment va ma Naomi ? Ma tendre et douce Naomi...*
- *Je... Je suis si heureuse de t'entendre Gaby ! Ca s'est bien passé ? T'es fatigué du vol ? C'était beau ?*
- *Oui, très beau... Je te raconterai. Tu vas bien ? Tu fais quoi en ce moment ?*
- *La lessive...*
- *Tu regardes la télévision ?*
- *Euh... Un peu oui...*
- *Et tu es habillée comment ?*
- *Pyjama. Tu es où Gaby ? A l'aéroport ? Déjà au foyer ?*

- *Je suis devant ta porte Naomi.*
- *Quoi !? C'est pas vrai ?' Bruit de course vers la porte.*

Elle garda une demi-heure des yeux écarquillés d'enfant stupéfait par un cadeau, qui me réjouissaient. Mon apparition soudaine, après l'absence, portait la même charge émotionnelle que mon prochain départ. J'essayai de lui faire partager cette beauté, ce paradis que j'avais vus, en lui caressant les cheveux doucement... Je ressentais une infinie tendresse, et, Dieu, qu'est-ce que j'étais bien avec elle.

08-07

Je me réveillai après avoir dormi quinze heures, samedi. L'air conditionné m'avait donné mal à la gorge, dehors un plein soleil, certainement une chaleur écrasante. Je la sentis en approchant ma main de la fenêtre.

Vertige soudain. Stupéfaction. Abattement.

Deux semaines déjà depuis mon retour ! Je ne parvenais pas à y croire. Un défilement rapide d'explosions, de couleurs et de sons. Des semaines, il n'en restait que sept avant le départ. Si je laissais ce genre d'ellipse se reproduire l'avion ça serait demain... Et je serais là, tout benêt la tête collée au hublot, à me dire "euh... Non... Alors si je suis rentré de Cairns il y a une semaine comment ça se fait... Deux mois ? Et il est passé où tout ce temps ?' Je résistai au Lexomil. Les réveils tardifs ne me réussissaient pas. Peut-être l'impact affectif de ce séjour en Australie avait été si fort qu'il avait englouti, comme un trou noir, le temps qui l'avait suivi... De quoi pouvais-je seulement me souvenir ? Je me mis en devoir de me rappeler de chaque jour...'

27-06

Extraits du journal :

'Dîner de brochettes avec Takahashi et Otani. Très déchiré par l'alcool je me rapatrie chez Nao.

29-06

Dîner avec Nao, Yuki & Nanbu, suvi d'un karaoke. Je finis chez Nao encore bien dégradé par l'alcool.

01-07

D'autres shots encore, le jour d'après, de la bière et des cocktails avec le nakama étranger de Naomi. Fraternisation bruyante avec un Espagnol, David n'a plus d'herbe, le marin qui le fournissait est mort où quelque chose comme ça. Gerbe dans les chiottes et retour en taxi... Chaque instant disparaît dans la seconde, pour ne laisser que du mouvement, des couleurs.

02-07

Après-midi agréable avec Nao. Je me sens comme un roi avec le short et les sandales qu'elle m'a faits acheter. Nous cherchons un stade de foot où il doit se passer quelque chose mais ne le trouvons pas. Retour au temple. Larmes en parlant du retour, bonnes larmes, je l'amène à l'idée de m'en parler, de me parler, de tout dire pour que l'on puisse construire et livrer bataille ensemble.

05-07

Nous retrouvons Raï (l'oncle peintre de Kenji) dans une galerie de Ginza qui expose une vingtaine de ses toiles, puis nous buvons des litres de bière et dégustons des brochettes à une table posée dans une petite rue type Black Rain du côté de Yurakusho. C'est alors que Kenji nous invite, Naomi et moi – il a vraiment fallu que je sois pété pour accepter, avec elle – dans un de ces minuscules établissement hors de prix dont il a le secret et dont les entraîneuses, dans la quarantaine, me versent whisky sur whisky. Je déteste ces femmes, leur attitude de mère - amante, et bois pour les oublier. Ambiance très désagréable, surtout pour Nao. Dans le train du retour j'essaie de la caresser, des dizaines d'yeux braqués sur nous, elle se fâche... Au souvenir de cette soirée un irrépressible dégoût me monte à la gorge.

Toutefois, au retour, séance de baise sauvage. Pas le temps de lire les histoires que Nao m'a écrites.¹ En effet, Naomi écrivait, de manière sporadique, et par curiosité, et comme nouvelle thérapeutique de préparation au départ, je lui avais demandé de m'écrire des histoires.

07-07

Extrait de Rêves et cauchemars à Tokyo :

'Malgré mes quinze heures de sommeil j'étais fatigué, fatigué mais heureux à la perspective du week-end avec Naomi.

Nao.... Avec elle les choses simples me remplissaient de joie. Elle m'attendait à la gare, nous fîmes les courses. L'argent d'un bon restau fut consacré à l'achat de nourritures admirables. Brie, bleu, camembert, sushis, gyozas, chips de maïs et guacamole, Hagen Das caramel et vanille, fruits, Sauternes... Quatre bouteilles d'eau de deux litres ; elle n'aurait pu en porter qu'une à la fois. Nous arpentions les rayons en riant, causant de choses simples. C'était bon d'être avec elle... Nao était d'excellente humeur. Nous savourions tout. Remonter la rue principale en évoquant légèrement la semaine, entrer dans le vidéo club. Je lui demandai de prendre Dead Man, les bras chargés de sacs. Heureux... Près de chez elle, entre les petites maisons cachant leurs jardins, le chat qu'elle appelait 'le chat' miaula à notre approche, et nous lui rendîmes son bonsoir. Infinie tendresse, joie simple. Ah Dieu ! Si ces moments pouvaient durer toujours... Si l'on pouvait y revenir après !

Après le film et le festin nous sortîmes voir les étoiles, c'était Tanabata. Et allongés sur un rocher devant le temple, ciel nuageux éclairé par la lune, Naomi me conta la légende de Tanabata.

Un ange s'était posé sur terre. Un ange fille. Engourdie par le vol, pleine de poussière d'étoile, elle se baignait au clair de lune quand un homme l'aperçut. La plus radieuse créature qu'il eut jamais vue. Elle avait laissé ses ailes sur le rivage, les anges ne gardent pas leurs ailes quand ils se baignent. L'homme s'en empara et les dissimula, pour qu'elle reste là. Elle sortit de l'eau, et le bougre lui plut. Ils vécurent ensemble trois ans, heureux chaque jour. L'homme allait aux champs, elle était devenue sa femme... Et puis, en mettant de l'ordre dans la cabane, un jour l'ange retrouva ses ailes, et s'envola.

Au retour l'homme appela, cria, courut... Il n'avait jamais éprouvé pareille tristesse. Il ne travaillait plus. A la porte de la chaumière, assis, il regardait le ciel. Un soir, enfin, elle parut. S'il fabriquait, et enterrait mille sandales en paille, alors il pourrait la rejoindre au paradis. Il travailla, tressa la paille, mais dans sa précipitation omit d'enterrer la dernière sandale. 999

sandales, des sandales en paille pour aller au ciel. Une plante poussa alors, plus haute que le soleil, et longtemps il grimpa, s'éloignant de la terre, plongeant dans l'obscurité incrustée d'étoiles. Ca y est, il vit le paradis, mais la dernière sandale manquait, il tendit la main dans l'espace... Une main se referma. Il entra au paradis. Un Dieu marchait à cloche pieds.

Ils furent heureux, un moment, mais l'homme provoqua un jour la colère d'un Dieu. Et ils furent condamnés à vivre de part et d'autre d'un large fleuve qu'ils ne pourraient traverser qu'une nuit chaque année, la nuit de Tanabata. La voie lactée...

Tanabata. Des millions d'yeux dans l'archipel scrutant le ciel pour apercevoir ces deux petites étoiles de légende, séparées par la voie lactée. Des scientifiques avaient conclu récemment que étoiles se trouvaient en fait à l'intérieur de la voie lactée, Naomi aimait les fins heureuses.

Naomi...

Dimanche, onze heures, nous fîmes l'amour deux fois et eûmes grand faim. Fromages et toasts beurrés, céréales, jus de fruit, oranges et bananes, chocolat. Le soleil remplissait la chambre, glorieux, un festin de bonheur. Partis chercher le calme du parc, nous trouvâmes la ville de Narita en fête. Une rue bondée. Dans une chaleur étouffante nous avancions au ralenti. Des centaines d'hommes et de femmes tiraient d'immenses chars coiffés de musiciens en costumes traditionnels, de danseurs à éventail. Des centaines de baraques de bois et de toile abritaient des vendeurs de riz, poissons grillés, nouilles, poulet frit, bière... Des jeux pour les enfants, des articles en bois ou en soie, des tonneaux de saké. Une foule considérable, hétéroclite. Des familles, des jeunes filles habillées en yukata, des étrangers, des vieux, des jeunes aux cheveux blonds... Une foule sympathique.

Le parc, lui, était toujours aussi calme et merveilleux. De la beauté tout autour. Nous saluâmes deux canards et nous assîmes au bord de l'étang, moi au soleil, elle à l'ombre. Dans la pagode en bois un couple, en tenue traditionnelle, se faisait prendre en photo. Des enfants nourrissaient les carpes et les tortues. Le lac était entouré de rochers, de petits arbres et de chutes d'eau. Au-delà, l'image d'une forêt. J'exposai mon visage au soleil et restai immobile un moment, tranquille, silencieux, short et sandales en caoutchouc.

Naomi me tendit un petit cahier à spirale, pincement de bonheur dans la poitrine. Je lui avais demandé, en guise de cadeau d'anniversaire, de me donner quelques pages manuscrites, trois ou quatre histoires... J'aimais sa manière de raconter. Elle était spontanée, non affectée. Nao avait une manière unique de raconter, qui faisait mouche à chaque fois. Sensibilité profonde, masque de rire et de légèreté. Elle savait extraire et dire les plus petites choses d'une façon qui les faisait vibrer. Et elle contenait un trésor d'histoires.

'Pourquoi tu n'écris pas ?' Elle tenait un journal par intermittence, pas de fiction. L'écriture était comme une immense montagne, impossible à escalader, mais elle sembla rêver en m'écoutant. Deux mois avant elle avait commencé à dire que sa vie était vide, et mon anniversaire fut l'occasion pour elle de passer du temps à écrire. Je préférais ses lignes à un polo de marque. Elle n'avait rien écrit, trop fortes résistances... Puis, dix jours avant, alors qu'elle disait une nouvelle fois que sa vie était vide, je lui avais répondu : 'bon, allez, tu m'écris quatre histoires pour jeudi, ça va déjà la remplir un peu.' Je cherchais le déclic, quelque chose qui la sortirait de ce désespoir rampant.

Je pris le cahier avec émotion, m'essuyai les mains et allumai une Lucky. Dans la première histoire elle avait cinq ans... Et j'entendis la voix d'une enfant ! L'écriture était spontanée, simple, essentielle, tendre et par moment drôle...

Éclats de rire. Naomi me regardait avec attention, avec une pointe de gêne. Une voix pure, à la fois détachée et proche de l'événement. J'étais heureux.

Nous grignotâmes çà et là en remontant la rue quelque peu désemplie, souriants.

Mais de retour à Chiba, les démons du crépuscule vinrent la chercher. Les types de notre équipe semblaient l'avoir moins invitée que les autres filles, est-ce que ça voulait dire qu'elle était repoussante, que quelque chose n'allait pas dans sa personnalité ? Pourquoi est-ce que tout lui semblait si vide, fatigant et d'ennuyeux ? Est-ce que c'était le stress ? Pourquoi fallait-il qu'elle remplisse sa vie ? Tout était toujours question d'obligation... Il y avait si peu de chances qu'elle parvint au bonheur... Non, on ne se retrouverait pas, pas de miracles dans cette vie...

Je me battais, suivais le démon à la trace pour en frapper les failles. Je relativisais, ramenais au bon sens, proposais, j'insufflais de l'énergie, j'entraînais dans une réflexion... Mais ce soir-là le démon fut trop fort, et je ne gagnai la bataille que quand elle eut le souffle coupé devant Mission Impossible 2. Tom et John firent beaucoup pour ma nana ce soir-là.

La fin de soirée fut agréable, mais je ne pus m'endormir qu'à deux heures passées, nerveux, pour me réveiller en sueur à quatre heures. Un cauchemar étouffant, qui ne cessa que dix minutes après mon réveil quand les 12 mg de Lexomil – il était hors de question que je reste dans cet état – firent effet.

C'était la nuit, je revenais avec Naomi vers notre appartement. Et il y avait des tueurs, des tueurs cachés partout. Le temps, le pays avaient changé, ils étaient partout, tapis dans la nuit et les cages d'escalier, on ne pourrait leur échapper. Ils utilisaient le couteau. Nous montions des marches, je demandais à Naomi de rester en arrière, bondissant à chaque coin pour surprendre l'agresseur. Présence maléfique, étouffante comme la chaleur tropicale. Mais tout à coup Naomi courut en avant – et le tueur surgit.'

15-07

Extrait du journal :

'*Naomi pensait me voir seulement un soir ou deux, que j'aurai des engagements dans tous les sens.*

Mickaella m'a appelé hier & je lui ai proposé de nous voir jeudi soir. Elle a accepté, ce qui signifie avec elle qu'il y a 1 chance sur 3 pour qu'elle vienne.

Mais ouaih, il me reste ici peu de temps... J'ai mis dans la balance un hypothétique rendez-vous avec Mickaella suivi de trois jours à Tokyo, et trois nuits à Chiba (dans la maison de sa mère à la campagne) avec Naomi. Et j'ai décidé de partir jeudi soir avec elle.

Précieux, un voyage avec elle à la mer.

Surtout depuis jeudi soir.

A Disneyland, pendant que nous faisions la queue je passai un coup de fil aux Yamada et j'acceptai de passer un week-end à la maison de campagne. Nao s'assombrit. J'eus d'abords un mouvement d'agacement – 'oui, j'ai beaucoup de gens à voir parce que oui, j'ai une vie en dehors de toi au Japon, est-ce que c'est ma faute ?' *– parce qu'elle semblait m'en vouloir.* 'Et oui, il ne reste que peu de temps avant mon retour, mais ça *n'est pas arrivé tout à coup' –parce qu'il semblait que ça lui tombait dessus tout à coup comme une révélation.*

'On ne va plus se voir beaucoup, hein... Il y a des tas de gens...' Elle pleurait et j'étais exaspéré qu'elle ne comprenne pas, qu'elle m'use le moral en geignant à propos de choses sans réponses, ou dont les réponses avaient été déjà apportées. Ça n'était pas de ma faute ! Et je ne pouvais rien faire ! Alors pourquoi ne faisait-elle pas un travail sur elle-même...

Plus tard, assis sur un banc elle me dit d'une voix lointaine, calme et un peu brisée 'Tu pourrais me faire un emploi du temps ? Que je sache quand je te voie... Parce que sinon je vais passer mon temps à espérer te voir... Et à être déçue..." Il ne s'agissait plus de savoir comment ça allait se passer après le retour, d'être philosophe et optimiste – la tristesse à l'idée qu'on allait se voir moins, et très vite plus du tout me submergea enfin et je pleurai avec elle, première fois qu'elle voyait mes larmes. La tristesse était simple, massive, inaccessible au traitement des mots. J'allais cesser de la voir. Je la regardais et je pleurais, et nous pleurions en même temps.

Depuis qu'Ambre m'a quitté à cause de cette tentative de suicide je crois que je me cache de ma tristesse. Ça vaut pour la séparation d'avec Nao. Je refoule, mais ce jeudi soir-là les larmes sont enfin sorties.

Même si mon énergie sexuelle est aussi forte et vive que d'habitude, je n'aurai fait l'amour à Nao que deux fois en cette moitié de mois... Est-ce son corps ? Ouaih, j'aimerais qu'elle perde 6 ou 7 kilos peut-être & fasse de l'exercice. Possible en plus que je me sois lassé, mais ça ça revient... Dans le futur, si je me marie avec elle, je la veux avec 6-7 kilos en moins / elle est censée me faire renoncer à toute autre femme !'

18-07

Extrait de Rêves et cauchemars à Tokyo :

'Megu me dit que généralement les femmes savent mieux que les hommes trancher la tristesse qui suit une séparation, et passer à une nouvelle relation... Cette conversation me fit grand bien, et ce fut d'humeur excellente que je retrouvai Naomi à Ichikawa.

Ces quatre nuits que j'allais passer avec elle seraient un test à l'approche du retour. Je craignais des scènes de larmes, démonstrations d'une douleur sur laquelle je n'aurais aucune prise. Mais elle semblait joyeuse, toute petite et plus charmante encore qu'à l'habitude. Le voyage en train fut agréable, nous causions tranquillement, elle buvait du thé tandis que je me saoulais gentiment.

Elle refusait obstinément l'idée d'un bain de minuit. Suractivité des requins, leurs heures de chasse – mais il n'y a pas de requins à Chiba. Elle refusait, parce que la nuit 'les fantômes des hommes morts en mer agrippent les jambes des baigneurs et les entraînent au large.' Putain... Elle y croyait, dur comme fer. Mais elle était si mignonne en disant ça... Culture du bord de mer. Une île avec ses millions d'histoires d'eau. Mais, tandis que je me moquais d'elle, je pris peur de ces fantômes et me demandai si j'entrerais dans l'eau...

De temps à autres je m'enfermais aux chiottes pour fumer. La tension avait baissé. Je me sentais presque en vacances. Loin des tours, vers l'eau, le sable. Mais je ne pus me défaire de cet état de tension minimal, qui aussi loin que portait ma mémoire n'avait disparu qu'un temps, en Australie. Enfin, selon mes standards j'étais bien, détendu.

Nous arrivâmes tard dans la petite gare de campagne. La mère de Nao nous attendait et la simplicité, la chaleur de son accueil m'émurent – comme si je faisais partie de la famille. Elle nous laissa sa chambre pour dormir dans le salon. Il faisait moins humide qu'à Tokyo, le vent marin donnait même une impression de fraîcheur...

Naomi ne fit du séjour aucune référence à mon retour, ne montra pas de tristesse. Ce fut comme si dans ces terres de Chiba le temps avait été suspendu, et nous nous amusâmes beaucoup.

Et toutes ces couleurs... Le bleu pâle du ciel, le bleu sombre des flots. L'or brûlant du soleil. Le rouge cramoisi de ma peau. Jeux de ballon dans l'eau, les vagues et les poissons argentés, l'écume blanche. Sur le sable beige nous nous reposions, causant, lisant, riant les yeux plissés. Le rouge des tranches de bœuf tournant au gris sur la grille, le jaune doré des bières... Viande grillée. Le vert du tapis de billard, toutes les couleurs des billes, je donnai des conseils à Nao qui me battit trois à un. Puis vers minuit la plage, l'obscurité percée par le blanc de l'écume, quelques lumières sur la côte et les étoiles, les feux d'artifice dorés, rouges, mauves, de toutes les couleurs, illuminant les joyeux yeux d'enfant de mon amour. Les tout petits feux, les plus vieux du Japon, qu'il fallait tenir la tête en bas et qui étaient si émouvants... Une minuscule boule qu'on eut dit faite de lave, partagée entre l'or et le rouge, autour d'elle une corolle de filaments dorés électriques.

Le vert enivrant des rizières où nous nous perdîmes et que le vent faisait onduler comme la mer. Le pourpre, l'or et l'argent du Mikoshi, temple portatif que baladeraient des dizaines d'hommes vêtus de noir à la fête du lendemain... Et cette mélodie entêtante, flûtes stridentes et tambours de l'ancien Japon. Nous les avions entendus plusieurs fois en circulant, toutes vitres baissées, marches divines dans la campagne nocturne. Les flûtes perçaient l'âme, les hommes dansaient en portant d'énormes tambours de cuir et de bois, ivres d'une ivresse sans alcool.

Dernier soir, dîner avec Ono, ami d'enfance de Naomi, dans le restaurant préféré de celle-ci, peuplé uniquement de vieillards. Sashimis, poissons grillés, beignets, bouillons, bière en abondance. La première fois que j'avais bu avec un jeune prêtre bouddhiste, Shunsuke, je l'avais assailli de questions sur la spiritualité... Malgré son look de rappeur, ces lunettes de soleil qu'il portait la nuit, et alors qu'il tchatchait une fille pour la serrer le soir même... J'avais été déçu. Il ne semblait pas en savoir plus que moi, il m'était même apparu que je pourrais lui donner des conseils. Il n'aimait pas ce genre de discussion, et il y eut comme une tension entre nous... Maintenant je savais.

Ono, comme Shunsuke, était devenu prêtre par absence d'autre vocation, et parce que son père était patron d'un temple qui constituait un business rentable. Ainsi je ne lui parlai pas plus de son boulot que s'il avait été banquier, et ne me rappelai que de temps à autre, avec un étonnement léger, qu'il était prêtre. Préoccupé par l'arrangement de son mariage prochain, il conduisait lui aussi une voiture de sport et jouait au billard en professionnel. Je refusai de miser de l'argent.

Atterrissage en douceur dimanche après-midi dans l'appartement de Naomi. Nous avions fait les courses, le jour finissait, j'avais les pieds dans son minuscule jardin. J'écrivais en écoutant Ben Harper, détendu tandis que derrière moi elle faisait la cuisine. Putain... Qu'est-ce que j'étais détendu, et je me disais que c'était naturel, malgré les dix mg de Lexomil. Nao ne parla pas du retour ce soir-là, comme elle n'en avait pas parlé des trois jours, elle semblait d'humeur légère.'

22-07

Extrait du journal :

'Les pieds dans le petit jardin d'herbes folles de Nao, je vis un moment de grand contentement. A part la musique, de la dance-house qu'elle écoutait en club en Angleterre – il y avait précédemment Ben Harper. Et puis je suis sorti acheter de l'alcool – parce que c'est un puissant anxiolytique et que je suis accroc aux anxiolytiques quels qu'ils soient depuis des années – et la musique a changé.

Naomi fait la cuisine, son curry rice somptueux. Je vais bientôt rentrer parce que dehors il fait nuit maintenant.

J'ai été si heureux pendant ces heures-là, à écrire au soleil les pieds dans le jardin tandis qu'elle cuisinait derrière moi. C'était silencieux, doux, harmonieux. Pendant ces heures-là elle était ma femme, et moi son mari.

Extrait de Rêves et cauchemars à Tokyo :

'Des cercles dans la douleur.

Jour d'orage. Je me réveillai trempé par les larmes de Nao et ne pus me sécher qu'à sept heures en retrouvant Kenji. Toute la journée, je fis des cercles dans cette mélancolie étouffante. Des torrents d'eau s'abattaient sur Marunouchi. Le ciel était noir, c'était la nuit en plein jour. Quelques silhouettes de tours, proches, paraissaient lointaine. Un typhon traçait sa route vers Tokyo.

Échange de mails avec Naomi. Je lui demandai si elle

avait beaucoup pleuré la veille. Elle écrivit qu'elle avait juste du mal à gérer ce peu de temps qu'il nous restait. Je lui dis qu'on ne pouvait rien changer, juste essayer de traverser la crise. Elle me demanda si je voulais aller voir un feu d'artifice... Je la dérangeais, à venir la chercher dans sa douleur. Les heures des mots d'amour étaient comptées.

C'était la pensée de sa douleur qui causait ma tristesse, mon abattement. L'idée de la mienne perça vaguement, mais je refusai de la voir. A peine Kenji fut-il arrivé que je me lançai dans la fuite. Livré tout entier à la joie de le voir, d'aller nager, de prendre une cuite sans avoir à me lever le lendemain. Depuis des années j'avais pris l'habitude de fuir la douleur. Haschich, alcool, tranquillisants, fêtes, sexe... Tout était bon, tout pour ne pas me retrouver face à elle. Après la tentative de suicide je l'avais bannie.

(...)

Une heure de l'après-midi. Naomi, le départ... La tristesse de Naomi. Bon... Quinze mg de Lexomil et on aviserait après... Je tendis la main vers la boîte – non ! Résister... Rassembler des affaires pour la douche, tout défait. Je luttais. Non, je ne fuirais pas, pas à la première crainte. Respirer à fond, calme... Nettoyer et l'esprit et le corps sous la douche. Machine à laver. Rangements. C'est fou le bordel qui peut s'accumuler dans sept mètres carrés.

Retrouver mon billet d'avion. Faire des choses simples. Dehors un soleil teinté de nuages. Je pensais à Nao, à du whisky - le Seven Eleven est à deux pas. Le retour, la séparation, sa peine... La boîte de Lexomil - je me retins au dernier moment. Ne pas céder, baisser les bras une nouvelle fois... Me tenir droit devant la réalité. Mais la mélancolie, la tristesse, l'angoisse entraient en moi.

Irais-je chez elle ce soir ? J'en avais envie, pour elle ou pour moi ? Cette tristesse dont je me sentais être la cause... Je n'en avais pas envie. Pourquoi ? Parce qu'il faudrait passer deux heures dans les trains ? N'était-ce pas une raison pitoyable ? Parce que j'avais envie d'être seul ? Cette hésitation m'affola – qu'est-ce que je dois faire ? Elle était si triste... Et moi ? Putain 10 mg de Lexomil, qu'est-ce que c'est ? Non, assure...

Première fuite, la chambre de Kenji. Si j'étais avec quelqu'un j'oublierais. Ambiance lourde, lumière blafarde, hideuse, il n'ouvrait presque jamais ses rideaux. L'air fut vite enfumé. Kenji avait la gueule de bois, mal au crâne, envie de vomir... J'aurais préféré être dans son état. Il ne se rappelait rien de la veille. Je lui dis qu'il avait embrassé un mec.

'Tu devrais peut-être moins voir Naomi avant le départ...' Il avait décidé pour moi, je n'irais pas chez elle. Il partit vers 16 heures voir des clients, reviendrait encore mort au milieu de la nuit. Le jour était clair malgré les nuages, je résistai au Lexomil et fuis vers ce bonheur que j'avais fabriqué ; lecture sur les escaliers de secours. Je me sentais bien, tranquille, mais une femme sortit de l'immeuble de l'entreprise qui faisait face et je me redressai brutalement – j'aurais dû être au bureau. La vivacité du mouvement révéla la tension amassée en moi. Mais je passai encore un moment, un bon moment à faire entrer des lignes de mots dans ma tête.

Dans la chambre je fus pris par une grande mélancolie, Naomi, sa douleur, Naomi, sa... Quatre mg de Lexomil. Pas beaucoup... Beaucoup moins que ma prescription... Je passai l'aspirateur, concentré, triste. Triste ? 6 autres milligrammes suivirent, c'était encore peu, je ne baissais pas les bras. Je me donnais juste les moyens de lutter. L'aspirateur passé je m'assis sur le futon, mis la musique de Kikujiro. Claque immense. Abattement gigantesque. Les notes ouvraient les portes de ma tristesse. Pas celle de Nao, la mienne. J'allais cesser de la voir. Fin.

Une larme, une seule, coula sur mon visage. Un aveu, une reconnaissance de ma douleur. Ma douleur, mêlée à celle de Nao. Une larme qui me rendait ma vérité.

Mais point trop n'en faut. Je sentis la panique liée à cette tristesse aller crescendo, crescendo... La chambre était petite, des murs partout, la nuit tombait. Attends un peu, bitch ! Je vais te fumer moi, panique de merde... Un type avait posé une caisse d'affreux vins allemands et écrit 'servez-vous.' Je pris deux bouteilles. J'éclusai la première en un temps record pour redescendre. Mais je ne voulais pas seulement tuer la douleur, je voulais me venger, voler, planer, survoler tout, partir...

Naomi au téléphone, joyeuse, je me lançai dans une description de mon emploi du temps, de la manière dont nous pourrions nous voir et... Elle se mit à pleurer. Je changeai de sujet et son humeur changea. Je parvins à la faire rire, nous discutions de petites choses – qu'est-ce que je l'aimais ! La douleur avait fondu dans le mauvais vin et la drogue, je flottais, il n'en restait qu'une légère trace, intellectuelle. Fuir, oui fuir, tandis que Nao restait debout.'

02-08

Extrait du journal :

'Jeudi. Assis au même endroit que la dernière fois que j'ai écrit dans ce cahier. Les pieds dans son jardin. Cette fois Nao dort derrière moi. Elle ressemble à un ange. Il y a tant de beauté dans le sommeil, dans cet oubli de soi, sur son visage. Tant de

grâce dans son corps à la fois étendu et replié.

Nous avons tous deux dit que nous étions malades, et pris notre journée. Envie de passer du temps ensemble. Alors à 9h nous sommes partis manger ce Mc Morning dont elle rêvait depuis des années, nous avons acheté des fleurs, des bacs et de la terre. Puis nous avons planté les fleurs. J'ai descendu une canette de soda alcoolisé avant midi. Et après, quelques décilitres de sky. Nous avons fait l'amour dans la chaleur, pris une douche ensemble, parlé. Nous avons lu, elle dedans, moi dehors, pris des photos, parlé encore et elle s'est endormie.

Je m'aperçois aujourd'hui que si je devais me marier, plus qu'Ambre, c'est elle que je choisirai.

Le roman se mêle à la vie. Un journal un peu romancé ? Toutes les entrées qui manquent dans ce cahier s'y trouvent. Alors que le retour approche j'y pense beaucoup, ces jours m'apparaissent comme 'les dernières pages du roman.' Peut-être est-ce ma manière de vivre au mieux l'événement.'

L'extrait suivant, de Rêves et cauchemars à Tokyo, reprend la dernière entrée tout en la dépassant, et débute le week-end précédent, extatique, avec des amis, sur un parcours de golf :

'Un coup de fil de Naomi fit exploser le décor. Elle appelait mais n'avait rien à dire. Elle était triste, mais ne semblait pas vouloir que je l'aide.

Des gens poussaient derrière, on me pressait de couper la communication... J'eus un éclair de colère. Elle savait que j'étais sur un putain de parcours, que je ne pouvais pas parler !

Et elle appelait pour rien, pour dire des choses incompréhensibles, et me faire partager son mal alors que j'étais bien ! Pouvait pas me laisser jouer tranquille ?

C'était gagné. Je devins exécrable, tout juste poli. Le jeu ne me plaisait plus ; j'avais perdu ma confiance, ma fluidité et enchaînais les fausses balles. Je pris huit mg de Lexomil, surpris d'un si soudain changement d'humeur. Elle avait transformé mon paradis en enfer ! Je détestais quand elle était comme ça, je la détestais... L'angoisse avait repris le dessus, toujours la même chose. Plus haut on monte et plus dure est la chute.

Mais, très vite, ma haine s'évanouit et laissa place à la tristesse. Qu'est-ce qu'elle devait être triste... Ma nana... Et c'était moi, moi qui l'avais mis dans cet état. Que faire ? Le départ... J'étais triste. Triste, et je jouais au golf pendant qu'elle sanglotait dans sa chambre ! Je repris un semblant de contrôle, mais la fin du parcours fut douloureuse.

Dans les vestiaires je l'appelai. Je fus aussi doux et prévenant que possible. Elle n'était pas en pleurs, pas franchement gaie non plus, préoccupée seulement de savoir si j'arriverais vite. Elle faisait la cuisine, écrivait la suite des histoires comme je le lui avais demandé. Mon amoureuse... La femme que j'aimais. Kenji me déposa à la gare.

Mais avant de prendre le train je partis à la recherche d'alcool et je bus, assis sur le quai. 'Une situation douloureuse, de la tristesse, des larmes, alors tu bois... Et ouaih, je fuis ! C'est comme ça. Mais j'y vais quand même. Je prends juste des forces... Je fuis mais j'y vais quand même !' Ivre, la soirée fut agréable.

Des jours qui suivirent, alors que le retour approchait, je garde le souvenir de moments heureux.

Alors qu'un mois avant, Nao était à fleur de peau, que sa

douleur éclatait en larmes et en désir de mort, samedi je ne trouvai en elle aucune trace de cette tristesse que j'avais perçue au téléphone. Elle semblait joyeuse, légère. Nous allâmes main dans la main louer des cassettes, elle finit de cuisiner tandis que je me mettais à l'aise en buvant du chu-hi.

Du week-end, puis du jeudi où nous nous fîmes porter pâles tous deux, nous ne sortîmes que pour aller faire des courses. C'était si rare, quand nous avions pris l'habitude de partir toujours en excursions - être juste tous les deux, sans rien d'autre que nous. Welcome to the cruel World... Le CD de Ban Harper tourna beaucoup dimanche et jeudi, cristallisant l'humeur du moment.

Oui, ce temps qui coulait comme les eaux d'un fleuve était cruel. Cruelles ces heures qui chacune nous rapprochaient de la séparation, cruel aussi l'arrière fond silencieux de nos pensées. Mais nous étions sur une île, dans un nid fait de tendresse et d'amour...

Des trois jours nous n'évoquâmes qu'une seule fois le retour. Assis, au crépuscule, devant son petit jardin hirsute d'herbes sauvages, elle demanda : - - 'Et, tu seras OK si j'ai un nouveau mec ?' Ses yeux étaient sérieux et tendres, son visage détendu. Qu'est-ce qu'elle me demandait ? Qu'est-ce que j'en pensais ?

- 'Oui... Oui je serais OK. Tu sais, comme je ne peux pas te promettre que...

- Je sais.' Sa voix était calme, elle souriait.

- 'Tu sais je t'aime, je veux que tu sois heureuse... Si tu rencontres un mec bien, je ne veux pas que tu passes à côté pour...

- Je vois.' Elle sembla satisfaite de l'échange, mais qu'en

était-il vraiment ? A quelle question avais-je répondu ? Nous nous embrassâmes. J'étais stupéfait par sa force. Comme si elle avait trouvé la paix... Mais je n'y croyais qu'à moitié.

A l'ombre de la séparation nous voulions nous rapprocher plus encore. Samedi, un dessin animé et Karaté Kid, les premiers films qu'enfants, nous avions aimés. Tandis que je golfais elle avait passé la journée à faire la cuisine, à fabriquer ce qui deviendrait mon corps. Ma nana...

Dimanche j'arrachai les mauvaises herbes du petit jardin en buvant du chu-hi, le jour baissait déjà – nous nous étions levés tard. Je vis dans ses yeux qu'elle était heureuse. Il y avait trois autres enclos, semblables au sien, alignés le long des appartements. Jusqu'à présent, seul celui du mec tout au bout était nu et propre, mauvaises herbes arrachées. Les trois enclos féminins étaient poétiquement livrés à la végétation sauvage. Elle me semblait préférable au vide, mais Naomi s'en voulait... Et se réjouissait à présent en regardant son lopin de mauvaise terre.

Jeudi nous achetâmes deux bacs pour y planter des fleurs, six fleurs qui firent de l'enclos le roi de la rangée. De la vie, travail de nos mains, une vie qui avait besoin d'eau tous les soirs, et des couleurs qui la feraient sourire. De l'espoir. Nous convînmes de planter quatre bacs de plus. Je voulais qu'elle ait une hallucination florale chaque fois qu'elle ouvrirait son store.

Nous passâmes des heures à lire, elle dedans, moi dehors, deux romans du même auteur. Un disque en boucle. Nous nous arrêtions pour parler. Jeudi la journée fut chaude, nous fîmes trois fois l'amour et prîmes ensemble autant de douches fraîches.

Une sieste. Une pizza... Soudain un frisson de terreur : le prochain week-end serait peut-être le dernier que nous passerions ensemble. Terreur, horreur, un vertige me souleva l'estomac. La vision disparut rapidement. Naomi était si calme. Je consulterais mon agenda au bureau.

Enlacé avec une Nao douce et fragile, un autre frisson de terreur, de moindre intensité, me parcourut ; j'allais tout perdre. Habitudes, lieux, amis.

J'écrivais. Naomi était abandonnée au sommeil. Les cigales chantaient tandis que sur les fleurs les rayons du soleil viraient à l'orange. A la fin de chaque ligne je la regardais par dessus mon épaule.'

04-08

Extrait du journal :

'25 jours du départ. Il n'y a pas de retour, que des départs. J'écris dans le train qui me mène chez Nao. (...)

Deuil de ma relation avec Ambre. Me laisser tout entier face à Nao. Lâcher la bride de mes sentiments pour qu'ils s'enroulent autour d'elle et voir où ça mène.

(...)

Vendredi matin mes craintes se confirment ; ce sera le dernier week-end avec Naomi... J'ai de la fièvre et des frissons, je me rends compte que je ne la verrai que deux fois dans les deux prochaines semaines. Autre coup d'œil sur mon emploi du temps. Deux ou trois soirées, voilà tout ce qui nous restera après ce week-end, Naomi... La séparation a commencé.

Quelques heures plus tard, je décide tout simplement de m'installer chez elle la première semaine. Ainsi je la retrouverai chaque nuit jusqu'au matin. Être le plus possible avec elle avant de la quitter... Est-ce que c'est même une bonne idée ? Je suis mes sentiments. C'est une bataille... On va me l'enlever, la guerre est perdue mais je me bats quand même. (...)

Samedi, je lui détaille mon emploi du temps de la semaine, lui demande si je peux dormir chez elle, sa voix est soudain étouffée par des sanglots, elle pleure. Je ne relève pas, la fait rire une fois et termine la conversation.

Sur les escaliers de secours, je songe que je me suis laissé berner par sa bonne mine ces dernières semaines. C'est une putain de bataille qui se livre !

Chaque jour contre ses larmes, contre sa tristesse.

Comment négocier au mieux ? Rendre coup pour coup ?

Comment la soulager, la protéger au mieux ?

Sans aucune promesse d'avenir. Avec un avenir si ténu pour notre amour.

Quelle quantité de larmes verse-t-elle en se cachant de moi ? Quelle misère en elle ?'

Extraits de Rêves et cauchemars à Tokyo :

'Nao m'appela vers midi, nous échangeâmes quelques propos sans importance et je lui appris que mon vol avait été retardé de deux jours ; nous pourrions nous voir une partie du dernier week-end, je repousserais ci, j'annulerais ça et... Elle s'était mise à pleurer, doucement, étouffant des sanglots à chaque parole. Des pleurs discrets, qu'elle ne voulait pas que j'entende. Attaquer dans le vif, au téléphone, aurait mené à plus de confusion, une heure de communication entrecoupée de blancs...

Je changeai de sujet, parvins à la faire rire et les sanglots s'évaporèrent.

Assis sur les escaliers de secours je ne me sentais pas au mieux, je venais de me rappeler de la bataille. Je m'étais laissé bercer par son sourire, comme si mon départ n'était plus un souci, ses larmes me rappelèrent à l'acier. Une guerre contre sa douleur, sa détresse, je devais me battre et ne pas oublier. Je fus encore surpris par l'absence de ma propre douleur, puis je me rappelai comme elle s'était manifestée les semaines précédentes. Peut-être fallait-il refuser d'y céder pour pouvoir être à ses côtés, l'entourer de mes bras et lui prêter mon épaule. N'était-ce pas là le rôle d'un homme ?

Dans le train qui nous menait au feu d'artifices d'Ichikawa, plein de jeunes filles en yukata colorés, l'un de nous aborda le sujet de l'aéroport.

Elle y pensait, à cet aéroport, et déjà elle pleurait. Calmement, elle essuyait ses larmes. Elle voulait venir. Je n'y tenais pas. 'Nao... Tu es libre... Mais si c'est pour vivre un moment de tristesse, de larmes... Est-ce que ce ne serait pas mieux de l'éviter ? Qu'est-ce que ça apportera ? En plus... Je serai là avec ma famille d'accueil, des amis, on ne pourra pas être... Pourquoi tu veux venir ?' Au milieu des larmes elle répondit : 'Parce que ce sera le dernier moment.' Elle n'irait pas bosser de toutes façons, pas en mesure, et elle ne voulait pas être seule chez elle.

- 'De toutes façons tu serais seule même si tu venais à l'aéroport...

- Non, une amie m'accompagnerait...

- Et si t'y vas pas ? Elle pourra pas être là ?

- ...'

Elle replongea dans ses larmes. Silence. Nous marchions main dans la main. 'Je ne viendrai pas,' dit-elle. Silence.

Une douce et silencieuse mélancolie avait pris place quand nous arrivâmes sur les berges du fleuve Edo. La nuit était tombée, des milliers d'ombres étaient assises. Rumeur de conversations, rires, des enfants couraient. Tous ces gens assemblés pacifiquement, les uns contre les autres pour regarder des couleurs dans le ciel, juste parce que c'était beau... Un visage trop silencieux de l'humanité. Comme les attroupements sous les cerisiers en fleur ou les feuilles rouges...

Le premier rendez-vous, à la tombée de la nuit. Sous un arbre nous avions joué à attraper des feuilles au vol... Des images revenaient, ces moments que nous avions passé ensemble. Assis l'un contre l'autre, dans la chaleur douce d'une joie d'après larmes, le ciel explosa. Du rouge, du violet et du bleu envahirent les eaux noires du fleuve, une clameur s'éleva de la foule, et Naomi crispa sa main sur mon bras.

Du week-end nous n'évoquâmes plus la séparation. Vers 23h nous plantâmes deux nouveaux bacs de fleurs. Elles bourgeonnaient déjà, et leurs feuilles abondantes étaient d'un vert sombre. Nous restâmes un moment dehors, à minuit, dans son petit jardin de terre, devant les fleurs. Elles me réjouissaient tellement, me donnaient tant d'espoir. La vie dans une forme simple et belle. Après avoir regardé un film, nous nous endormîmes sans avoir fait l'amour ; j'étais fatigué, nous devions nous lever tôt. Une journée sans Lexomil.

Le lendemain, excursion à Hakone avec un couple d'amis. Shin nous raconta l'enfer d'être facteur en été. Chaque grand-mère lui apportait une glace et une boisson fraîche, pour sa peine, et il devait souvent s'en taper une douzaine pendant la tournée. L'immense lac entre les montagnes boisées, les deux navires antiques... Dans notre pédalo en forme de coccinelle Nao riait quand nous jouions avec les vagues créées par leur sillage. Glace pilée, ramens, crêpes, un homme en costume traditionnel et chapeau de paille jouant du shamisen... Marche main dans la main, nous rîmes et furetâmes dans les boutiques exposant la folle marqueterie du lieu. Une journée douce, tranquille, dernier week-end avec elle, 8 mg seulement... What a perfect day, you made me forget myself...' (Paroles de Lou Reed : 'Quel journée parfaite, tu m'as fait m'oublier...') *'Dans le train du retour elle dormit, la tête sur mon épaule. Mon magnifique amour.'*

Nous avions formé avec des collègues un groupe de rock, et outre deux compositions, nous reprenions les Beatles.

'Beaucoup de sueur encore sur She loves you, quatre fois, puis nous travaillâmes Hey Jude, et If I fell avant de nous séparer ; quatre heures et demi de répétition. Masa était en colère, nous n'étions 'pas assez concentrés...' Je m'éloignai de lui. J'étais crevé, mais putain, qu'est-ce que c'était bon !

- 'Tiens, tu n'es pas ivre ? Une répétition suivie d'un pot...' Naomi était tendre et amusée.

- 'Et non... Je savais que tu t'attendrais à ça, alors, well... J'ai pris le contre-pied et je me suis dit que j'allais arriver sobre et frais, et puant la sueur chez ma petite Naomi, mon amoureuse... Je t'aime !

- Je t'aime aussi...

- Alors c'est le bonheur ! Comment vont les fleurs ?'

Je sortis dans le petit jardin. Dans un des nouveaux bacs de la blancheur perçait depuis certains bourgeons. Je rajoutai de l'eau.

On se raconta nos journées, calmement, en amoureux, causant tranquillement peut-être une heure. J'étais en pénurie de Lexomil, réduit au rationnement, mais un coup de fil m'apprit qu'un colis était arrivé, Kenji me l'apporterait le lendemain. Nouvelle provision voulait dire profusion, et joyeux j'avalai 24 mg. Avant de dormir, dans la quasi obscurité, Naomi, la tête sur ma poitrine me dit : 'Tu sais, ça m'est venu pendant le feu d'artifice... Je me suis mis à ta place... Tu as passé un an au Japon, tu rentres bientôt... Et je me suis dit que je voulais te laisser un bon souvenir, pas geindre quand je suis avec toi. Puis le temps qu'il nous reste est si petit... Je veux être un bon souvenir...'

Un concert avait été organisé à l'occasion de mon départ, suivi d'un apéro dans une salle souterraine bleue et mauve. J'avais chanté devant une soixantaine de collègues, d'amis, et surtout devant Naomi.

'Je pris le train atrocement déchiré, pitoyable, tenant tout juste debout, le Boatman's call de Nick Cave dans mon discman parce que je voulais écouter de la vraie musique. Naomi, qui était partie avant moi pour éviter les soupçons, m'attendait sur le quai. Je marchais en zigzaguant, m'aidant de tous les poteaux et des murs disponibles. Elle m'accompagna en bas des escaliers avec sa prévention douce, et cette légère inquiétude – je pourrais tomber et mourir – qu'elle avait toujours quand j'étais ivre. Dans quelques minutes je retrouverais le contrôle, pour une fin de soirée tendre et tranquille...

Mais cette fille se trouva là. Une gaïjin qui attendait, avec un vélo. Et je me sentais bien, alors quand elle me fit un sourire et un signe de la main, je lui répondis, et sentis un bon feeling entre nous. Après avoir marché dix mètres, par jeu, je me retournai et lui fis à nouveau signe, elle répondit... Et Nao dit : 'Arrête, je n'aime pas ça.'

Ça ne lui ressemblait pas. Je n'ai jamais accepté de me soumettre aux interdictions touchant ce qui est inoffensif et appartient à ma liberté... Et puis, eh, elle allait pas me casser les couilles parce que je faisais des signes de la main à une fille ! Je me retournai une nouvelle fois et recommençai. Nao traça, le visage plus sombre qu'une nuit de campagne.

L'orage éclata. Des éclairs titanesques, dispute terrible parce que j'avais salué une fille à 22 jours de la séparation. Que je fusse fin bourré n'aidait pas, j'oubliais tout ce que je disais. Sans être agressif dans le ton – mec calme, insupportable – je fus intraitable. Elle était choquée et très emportée.

- 'Et pourquoi tu le fais si tu sais que j'aime pas ? Pour quelles raisons ?

- La question, baby, c'est euh... Pourquoi ça t'insupporte autant, quelque chose d'aussi anodin... Tu sais quoi ? T'as un, un terrible manque de confiance en toi, a low self-esteem... Alors...

- Alors c'est moi qui ai tort ? C'est trop fort ça ! C'est pas toi qui fait le galant alors même que je t'ai dit que ça me déplaisait ?

- Comme je commençais à te le dire baby, euh, tu te sens agressée, menacée dès qu'une fille échange un sourire avec moi... Regarde... Un simple échange de courtoisie, deux gaïjins, et regarde dans quel état ça te met...

- Mais je t'ai dit d'arrêter !

- Et moi j'ai aucune raison d'arrêter... Il faut que tu

résolves ce problème de confiance en toi tu sais, euh... Parce que...

- Mais arrête de dire que c'est moi ! C'est toujours moi ! C'est quand même simple... Je te dis que...

- Et moi je te dis que tu me donnes pas d'ordre, jamais. Il y a des choses qui appartiennent à ma liberté, et, euh, que tu prendras jamais même si tu deviens ma femme. Ouaih, je souris à d'autres filles, et oui, il peut même m'arriver de les embrasser... Et je vais te dire un truc baby... Si on doit être un jour engagé dans une longue, très longue relation, you simply have to get used to it...' ('il faudra juste que tu t'y habitues...')

- 'Get used to ! So it's always me who have to get used to !' ('m'y habituer ! Alors c'est toujours moi qui doit m'y faire !')

- 'Fucking get...' (Putain t'y...') *Attends... Qu'est ce que, euh, tu viens de dire là ?*

- I always try to be nice to you...' ('Je m'efforce toujours de t'être agréable...')

- 'I don't want you to do that ! (Mais je ne veux pas que tu fasses ça !')

- 'Comment ça ? Ça fait des mois que j'essaie d'être agréable, de ne pas dire ou faire de choses qui t'importunent...

- Mais arrête ça tout de suite ! Je ne veux pas que tu 'essaies' de me faire me sentir bien... Je veux que tu sois, euh, naturelle, et que je sois bien...

- Alors tu...'

Tempête dans l'appartement. Larmes. Silence. Terriblement bourré j'accomplis les actes quotidiens dans une hostilité froide, avant de me coucher sur le côté, face au mur...

L'ambiance, le lendemain matin dans le train fut totalement glaciale. Pressés l'un contre l'autre, contrairement à l'habitude nous ne nous touchions pas. J'évitais son regard, nous ne disions rien. Encore bourré, à demi-endormi je regardais douloureusement les stations s'égrener avec lenteur.

A neuf heures j'attendais qu'un mail d'excuses me parvint. A dix, le poids devint trop lourd et mon cœur se mit à battre à grands coups pour appeler à la réconciliation. C'était ma femme, ma nana. Je ne redoutai rien plus que de la perdre. J'envoyai une série de mails mais ne reçut aucune réponse.'

Je venais de dîner et de poursuivre la soirée, très alcoolisée, avec deux collègues devenus amis, et je frappai à la porte de Nao un peu avant minuit.

'Elle me fit entrer sans parler, sans m'embrasser, l'œil sombre. Je respectai son silence. Pendant cinq minutes ce fut comme l'immobilité des chats qui s'observent avant la mêlée. Je posai mon sac, défis ma cravate, enlevai ma chemise et la passai à un cintre. Je bus un verre d'eau. J'enlevai mes chaussettes, pris mes médicaments.

'Tu as lu mes mails ?'

Tout à coup elle se mit en mouvement, ramassa et brandit quelques feuilles. 'Et je les ai même imprimés !' Elle semblait très perturbée. Je me couchai sur le futon, et d'une voix calme l'invitai à venir. Un instant elle refusa, puis se rapprocha. Je l'appelai à nouveau et lui tendis la main. Elle hésita, la prit enfin et se coucha à côté de moi. 'Plus près,' dis-je d'une voix douce. Elle se relâcha et posa sa tête sur ma poitrine. J'étais calme, cassé, je planais. J'avais l'impression d'être Bouddha. En moins de dix minutes je fis tomber sa rancœur et sa tristesse, et nous nous endormîmes enlacés, très amoureux. Mon calme s'était propagé.

Je lui parlai d'une voix qui était comme une mer calme, presque monocorde : 'Écoute, on est à trois semaines du départ. Je t'aime, et tu m'aimes... Et il y a cette tension, toute cette tension en nous qu'on essaie de cacher de toutes nos forces alors... De temps à autres elle sort, cette rage à l'idée de se séparer, tu sais... Des larmes et des disputes... Mais on se dispute pour rien, je t'aime... Tu m'aime... C'est juste cette tension qui sort...' Après que j'eus parlé il ne sembla plus rester de peine. Plus que la tendresse et l'amour.

En arrivant au bureau je m'aperçus que je venais de passer cinq nuits chez elle sans lui faire l'amour. L'alcool avait dû aider, la fatigue aussi, mais il n'y avait pas que ça. Je pouvais admettre que ma libido fut dans une phase basse, mais ça ne suffisait pas. M'étais-je lassé de son corps ? Je me souvins de la manière dont je m'étais lassé du corps parfait, ambré d'Ambre... J'étais en dépression alors. Mais là je n'étais pas en dépression, non, je connaissais les symptômes. J'allais bien, à part l'alcool, le Lexomil, la tension, le surmenage et la fatigue... Peut-être qu'à l'approche de la séparation une tendresse infinie avait remplacé la passion. Peut-être qu'elle me paralysait, cette séparation.'

Les jours défilaient, parfois sans que je puisse la voir tant mon emploi du temps était rempli, puis je passais le week-end dans la maison de campagne familiale et au retour...

'Une nouvelle dispute éclata. Cette fois-ci j'étais sobre. J'avais retrouvé Nao à la gare, nous avions loué un film et elle me racontait des tas d'histoires quand elle parla, sur un ton ingénu de Yuki. '...et son mec est à Hong Kong, tu te rends compte ? Il habite là-bas... Ça fait trois ans qu'ils sont ensemble et ils vont peut-être se marier, l'année prochaine ! Ils se sont rencontrés au Canada... Tout ça grâce à une relation à longue distance !' Je sentis le désastre. 'Naomi... Je ne suis pas capable de, euh, de m'engager dans une 'relation à longue distance' tu sais ?'

J'avais appuyé sur le détonateur ; une heure et demi de larmes, d'explications douloureuses. Tout ce qu'on avait revu ensemble, que je lui avais expliqué et réexpliqué, elle l'avait mis à la trappe parce que la dernière fois j'avais parlé d'une 'longue, très longue relation...' Montée sur un nuage, elle tombait en averse. Comme souvent, elle passait tout au noir.

Quand je disais : 'Peut-être après un certain temps nous réaliserons que nous devons être ensemble, peut-être que je reviendrai ici, il y a des tas de chances pour que nous nous retrouvions' elle entendait : 'Nous ne nous retrouverons jamais, jamais, les miracles n'existent pas...' Elle ne m'écoutait pas, elle s'enfermait dans sa douleur, là où tout était désespéré.

Bien sûr, je parvins à la sortir de là, parce que nous nous aimions.

Elle pleurait dans mes bras, je la rassurais en la caressant doucement. Je l'allongeai sur le futon. Ses larmes cessèrent de couler. Elle était si belle. Quelques caresses et bientôt nous nous embrassions à pleine bouche. Qui a trouvé mieux ? Elle me prit en bouche, et puis elle fut sur moi, faisant entrer et sortir mon chibre en criant. Cette fois il n'y avait pas de pitié. Chasser la douleur par le sexe, chasser la peur. Baiser la mort. Et je la voulais dans cette position. Je voulais qu'elle ait le contrôle. M'offrir à elle, être sienne pour une chevauchée sauvage. Brûler les démons.

Une heure et deux orgasmes plus tard, séance de baise extraordinaire, allongée contre moi, elle avait un sourire doux sur le visage. L'amour était revenu, l'avait emporté sur cette douleur qui pouvait nous dresser l'un contre l'autre.'

A la sortie d'un énième dîner d'adieu, cette fois avec les Yamaguchi et leurs deux filles ravissantes, beaucoup d'alcool comme toujours, je rentre me coucher au foyer.

'J'étais cassé. J'avais envie de voir Nao, de parler à Nao, j'appelai Nao.

Elle était si douce, tendre, de la joie et du rêve dans la voix. Je l'aimais, ma nana. Je m'endormis en pensant à elle, serrant le petit ourson qu'elle m'avait offert. Lorsque je me réveillai j'avais toujours l'ourson dans la main.'

Je partis ensuite pour un voyage de cinq jours entre Kyoto, Nara et Iga, chez Kenji, voyage merveilleux à l'issue duquel il ne restait plus que 8 jours avant mon départ. Un typhon approchait de Tokyo, et déjà des pluies torrentielles se déversaient. Le 21 août je retrouvai mes tatamis en partie trempés et commençai à faire mes cartons, dans un état d'esprit triste, tellement triste que très tôt dans la journée je bus pour le dissiper. L'ambiance était lourde. Je songeais que j'allais tout quitter, je regrettais toutes les séparations qui avaient déjà eu lieu, je souffrais en pensant à elle. Et le soir je mis le cap sur son appartement.

Extraits du journal :

'22-08

Le typhon arrive, second jour de pluie, plus grosse aujourd'hui, torrentielle ce matin tandis que j'accompagnais Nao à son boulot.

Assis, immobile. Je ressens les symptômes de la dépression. Abattement abasourdi. Tristesse profonde, fatigante et enveloppante.

Alors je me suis mis à boire, alcool de patates, en me sentant malade dans cette chambre aux tatamis trempés, en désordre, le futon dressé contre le mur, un énorme carton à envoyer par bateau posé au milieu.

Je n'arrive pas à trouver de CD matchant mon humeur. Tout est trop triste ou trop gai. Oui je laisse Nao ici, c'est elle qui est abandonnée.

Et cette question lancinante ; est-ce que je l'aime vraiment, au point de faire d'elle ma femme ? Elle regarde trop la télévision. Mais je l'aime.

Elle nous a rejoint au studio hier, j'avais déjà eu le temps de massacrer Orphée. Il ne restait qu'une seule prise. Il fallait la chanter comme une balade, doucement, presque dans un murmure ; Kezuka me demanda au contraire pour compenser sa mélodie douce de chanter 'swing,' avec beaucoup d'énergie. Et quand je commençai à psalmodier la mort d'Orphée, il sauta en prétendant jouer de la guitare électrique devant moi.

Nao est arrivée, heureusement, après ça.

Dans la rue, je vis une émotion apparaître chez lui. Il parla du départ, posa la main sur mon épaule, et répéta trois fois mon nom, profondément ému. Je pouvais voir les larmes dans ses yeux. Il évoqua sa fille, qui me réclamait, et demanda si je pourrais prendre un café avec lui jeudi.

Le salaud, bien sûr qu'il entraîna Nao avec lui dans

cette région des sentiments.

Seuls, nous restâmes muets. Dans le train elle me regarda longtemps les yeux grands, grands ouverts. Comme si elle essayait de me retenir, de m'emporter tout entier en elle. J'ai les larmes aux yeux en écrivant. Je pleurerais probablement si je n'avais pas bu. Un moment triste, très triste.

Marcher de la gare à chez elle, trajet si familier, pour une des dernières fois. Dans son petit appart je lui raconte le voyage en Kansaï avec détail et invention, toute la soirée sans m'arrêter, pour la faire rire et oublier. Elle s'est endormie en m'écoutant, la tête posée sur ma poitrine.

Elle dit : 'Quand je suis comme ça avec toi il me semble que rien ne va nous arriver, que tout va continuer... Et puis l'idée insensée que tu vas disparaître vient, me panique et s'en va, et tout semble à nouveau normal...'

Il y a toujours un prix.

Dommage qu'elle doive le payer, quand moi j'ai tant reçu... Dieu l'aide et la bénisse.

25-08

Réveil vers 11h, petit déjeuner au milieu des fleurs dans le jardin, joyeux, mais voilà qu'elle pleure sur mon épaule, je ne dis rien, je lui caresse doucement la tête.

On regarde Tin Cup, film idéal parce que c'est tout mignon et tendre, et puis on sort faire les courses, prendre un autre film, on rentre.

Pendant qu'elle cuisine j'écris. Ben Harper tourne, les cigales chantent, le jour n'en a plus pour longtemps. C'est une des images qui me font me la représenter comme ma femme. J'ai déjà pas mal bu.

Nous dînons. Sa cuisine est simple et excellente. Nous regardons 'the color of money.'

Bonne et longue séance de baise après laquelle je m'écroule.

J'efface le numéro de Mickaella de mon répertoire.

L'ambiance est si tranquille ici que c'en est surprenant. Hier et aujourd'hui elle a pleuré un quart d'heure, presque silencieusement, et ce fut tout.

25-08

Après une nuit agitée, nous prenons deux douches et Nao m'accompagne jusqu'à Ikebukuro. Trajet agréable, on parle beaucoup, de tout et rien. A un moment elle me dit 'je ne réalise pas, je ne réalise pas vraiment pour l'instant.'

Au moment de la séparation elle a les larmes aux yeux, je m'en vais.

Sieste au milieu du chantier de ma chambre et réveil douloureux, cauchemar traumatisant ; Naomi était morte. Affolement complet. Jamais l'idée de la mort n'a été aussi terrible. Morte alors que je n'ai pas fait... Que je ne lui ai pas dit... Je suis bouleversé. J'appelle. Sa voix me calme rapidement.

Packing. Énième soirée d'adieu, avec les collègues du siège cette fois-ci. Dix personnes. Au fil des verres de bière, de vin, d'alcool de riz et de patate, de whisky je sombre dans une ivresse profonde. Dans les chiottes, devant mon reflet je me demande qui est ce mec qui me regarde fixement. Je décline la *seconde partie de soirée, retrouve Naomi qui revient d'un dîner, contact parfait, tendre et amoureux. Mais je suis tellement cassé... Juste la force de lui faire l'amour avant de m'endormir.*

26-08

Yutaka est venu en fin d'après-midi, avec sa caisse, m'aider à déménager mes affaires dans l'appartement familial où j'emménage deux ou trois jours avant mon départ. Ce sont eux qui me conduiront à l'aéroport. Le soir, sur le balcon, je téléphone à Nao.

Plus que trois jours. Plus qu'un rendez-vous. La conversation est dramatique. A chaque phrase je l'entends qui se retient de toutes ses forces pour ne pas pleurer. Elle se bat si fort. Mais je sens une tristesse infinie, et sans échappatoire. Les mots ne peuvent rien. Elle est chez elle. Elle se saoule, elle qui ne boit jamais, au mauvais vin japonais, et chante en écoutant Patricia Kaas.

Il faut continuer.

27-08

Dernier rendez-vous avec Naomi.

J'avale un Lex devant la gare du parc où nous avions joué au cerf volant.

Elle est tendue, les larmes prêtes à jaillir. Elle dit : 'Today I came to thank you...' ('Aujourd'hui, je suis venue te remercier...') *et puis s'arrête. Elle pleurerait si elle ouvrait encore la bouche. Alors elle se tait, et tente de sourire...*

En haut de la grande roue elle craque et pleure,

parcourue de spasmes. Je lui donne un demi Lexomil. 'Pourquoi ça ne fait rien !' trépigne-t-elle juste après. Mais ça marche. Une demi-heure plus tard elle est tranquille. Et dans une ambiance douce nous enchaînons une balade, un déjeuner royal et deux heures de billard. Puis nous rentrons chez elle, pour la dernière fois.

Dernière fois. Gare. Chemin. Là où je m'asseyais pour enlever mes chaussures. Son appart. Ses fleurs. Elle.

J'achète une bouteille de Médoc, et deux verres à la main nous nous rendons au temple. Dans la cour de gravier, la nuit, assis sur un rocher. Je pleure, elle pleure. Nous pleurons longtemps tous les deux. En buvant notre vin, en parlant. Des larmes calmes qui coulent, sans s'arrêter, dans la cour du temple, tandis que nous buvons du sang.

Au retour nous dînons, elle craque à nouveau ; crise de larmes, sanglots, hoquets. 'Comme tu ne seras plus là, je n'ai acheté qu'un demi beurre...'

Je lui donne un nouveau demi Lexomil. Elle titube tandis que nous marchons pour rendre une cassette, mais c'est peut-être mieux comme ça. Ou alors c'est ma douleur que je fuis en empoisonnant son sang.

De retour, oh, la tristesse est trop grande, je veux dormir, c'est notre dernière nuit. 'Je veux rester éveillée le plus longtemps possible' dit-elle. 'Je ne veux pas dormir, je vais te regarder toute la nuit...'

Elle me donne des cartes de téléphone, pour le Japon depuis la France. 'Quand tu seras parti je serais un peu... Choquée... Alors, appelle moi...'

Et je n'en peux plus, je n'en peux plus de cette tristesse, de son amour si bon et généreux, brisé. Elle pleure silencieusement sur ma poitrine avant de s'endormir.

Le matin arrive inéluctablement. Je suis encore allongé. Elle est déjà debout, habillée, me regarde et étouffe un sanglot. Elle est au bord des larmes. Nous marchons jusqu'à la gare, j'ai le cœur gros. Elle pleure quand les portes du train se ferment.

Il faut que je me marie avec elle.

28-08

Il y avait beaucoup de monde pour moi à l'aéroport, quinze personnes peut-être, et Nao. Avant d'y arriver, peu après m'être levé je me suis avalé une bonne dose de whisky, et j'ai continué à l'aéroport à enchaîner les double-whiskies tandis qu'ils buvaient des cafés et mangeaient des glaces.

Je ne voulais pas faire face aux sentiments qui m'auraient assailli si j'avais été sobre. Naomi tremblait, les larmes aux yeux. J'ai voulu éviter notre séparation, notre déchirure, et dès que je l'ai vue je lui ai donné un Lexomil. Pour elle, mais aussi pour moi, éviter d'être face à des sentiments extrêmes. Parfois je regrette ce geste. Pourtant, grâce à l'anxiolytique elle resta calme, et même détendue de bout en bout. Notre séparation passa presque inaperçue. On s'est serré dans les bras, on s'est embrassé et je suis parti.'

Épilogue

15-10-2008 - Aujourd'hui.

C'est pour elle que la séparation fut la plus dure. Elle restait, moi je partais. Elle a vu tout à coup son quotidien se défaire, se vider de ma présence. Les trajets que nous faisions ensemble, elle se mit à les faire toute seule, le lit où nous dormions, et tous ces week-ends que nous passions à deux, soudain seule, même lieu, même temps, mais seule. Elle a pris l'absence, le creux, la déchirure de plein fouet, tandis que moi je changeai de décor, de langue, de famille, d'amis - et retrouvais beaucoup de présence…

Et de mauvaises habitudes. Je fêtais mes retrouvailles avec le cannabis, pour planer toujours plus, ou plus exactement fuir, et je retrouvai le contexte stimulant d'une année d'école de commerce ; c'est à dire défonce, sexe et écriture. Pour elle rien n'avait changé, j'avais juste disparu du tableau ; c'est à dire justement que tout avait changé, la similitude du contexte faisait hurler l'absence, alors que moi j'avais tout changé, il n'y avait rien dans ma nouvelle vie qui me la rappela.

Je me rappelle du premier réveil en France, hébété, avec Nao au téléphone, en larmes. Mais l'hébétude ne dura pas. Nao vécut seule au Japon un drame de plusieurs mois, de plusieurs années peut-être. Moi non. Le déclic amoureux qui m'aurait décidé à me marier avec elle ne se produisit pas. Très vite je ne ressentis plus de la peine que pour elle, étant quant à moi passé tout entier à ma nouvelle vie.

Nous nous écrivîmes régulièrement, presque quotidiennement pendant plus d'un an. J'avais, et j'ai gardé une tendresse et un amour infini pour elle. Dans les premiers mois, mes messages répondaient souvent à des appels au secours, reflets de la crise qu'elle traversait, mais si nous nous écrivions beaucoup, et souvent, c'était par habitude de cette proximité si grande que nous avions eue.

L'hiver suivant elle vint me retrouver une semaine. Elle

était venue en amie, nous avions dû négocier une certaine distance, mais au premier silence le soir de son arrivée nous fondîmes l'un sur l'autre, fîmes l'amour chaque nuit et arpentâmes les rues main dans la main. Je ne garde que très peu de souvenirs de cette semaine hivernale, d'abords à Paris, puis à Lyon, je sais qu'elle fut douce, complices comme avant, heureuse bien que teintée de nostalgie. Elle repartit. Il y avait, et il y a toujours quelque chose de très fort entre nous. Un amour solide.

J'avais un portrait d'elle chez moi. Quelques mois après son départ, je plaquai un plan cul extraordinaire qui me demandait juste de lui dire que je l'aimais plus que la fille sur la photo.

Année après année, le fil de notre correspondance se déchira, par ma faute. Mais je n'ai jamais cessé de la porter dans mon cœur avec une immense tendresse, et aussi une culpabilité diffuse, en forme de question. Ne m'étais-je pas montré monstrueusement égoïste en prenant, comme elle me l'avait reproché une fois, 'une copine par intérim' pendant mon année au Japon?

Est-ce que j'avais pensé à elle ? A ses attentes ? A son bonheur plus qu'immédiat ? Non. Je n'avais pensé qu'à moi. Je voulais une copine au Japon, je l'ai observée, puis choisie comme ma compagne le temps que je serais au Japon. Me suis-je demandé comment j'allais bouleverser sa vie en y entrant profondément pour en sortir tout à fait peu de temps après ? Non.

Je l'ai blessée, et parfois la conscience m'en venait, comme quelque chose d'inhumain. Au-delà, à 28 ans, quand je l'ai connue elle avait déjà presque atteint la 'date de péremption' du vieux Japon pour le mariage, et je m'en voulais de ça aussi. Est-ce qu'entre notre relation et le temps de son deuil elle ne passerait pas, à cause de moi, à côté du mariage ? J'eus parfois l'impression de lui avoir joué un mauvais tour, de l'avoir dupée et fait souffrir par inconscience et égoïsme.

Il y a un an, je l'ai appelée et elle m'a annoncé qu'elle se mariait. Nous avons beaucoup rit, comme toujours, avec la tendresse en ligne de basse, et la nouvelle me remplit de joie. Pour elle, bien sûr, mais pour moi aussi qui voyais une partie de ma culpabilité s'effacer.

Et elle vint en voyage de noce à Paris, ou je rencontrai son mari au cours d'un dîner. Revoir son ex au cours de son voyage de noce… Dîner étrange s'il en fut, suivi d'un verre dans un bar d'hôtel, avec Nao entourée de son nouveau mari et de son ancien amant. Au début je me sentis mal à l'aise de berner ainsi un homme qui avait l'air bon, puis nous nous sentîmes à l'aise tous trois. Elle avait l'air heureuse, épanouie, son mari lui allait bien. Elle était guérie de la maladie que je lui avais inoculée. J'en fus soulagé, délivré du poids de ma mauvaise conscience parce que l'histoire finissait bien.

Elle profita d'un moment où son mari s'était absenté pour me glisser : 'c'est grâce à toi. C'est toi qui m'as appris à aimer.'

J'aurais pu me marier avec elle. J'aurais été heureux. Je serais heureux, tous les éléments que j'ai en ma possession l'indiquent. J'aurais peut-être dû passer outre juste cette chose que j'ai connue et que j'attends encore ; le coup de foudre, l'âme subjuguée au premier regard comme devant Ambre, Ako, Élodie ou Mickaella… Cette idée que j'avais formulée avant de rencontrer Ambre : 'être avec une femme qui m'émeuve et me subjugue à chaque instant et fasse pâlir la beauté de toutes les autres…' La Passion.

Je n'ai pas eu de passion pour Nao, un amour, extraordinaire, mais pas de passion, et pas de coup de foudre non plus, sa beauté m'est venue peu à peu. Aurais-je du passer outre ? Je le saurai peut-être sur mon lit de mort.

J'ai pensé qu'il y avait mieux.

J'ai peut-être eu tort.

11. Mickaella

On dit qu'en amour il ne faut pas chercher, mais parfois qui cherche trouve.

Je m'étais préparé, habillé, coiffé, parfumé pour draguer, et une des plus belles rencontres qui m'a été donné de vivre s'est déroulée dans un bar où j'étais parti chasser.

Peut-être la plus belle femme de toutes.

C'était l'été. J'allais rejoindre mon ami Andrew que je n'avais pas vu depuis des années. Rien de précis, nous allions nous balader dans Tokyo, manger un morceau et visiter quelques bars pour causer, boire et draguer les filles en évoquant, ivres, de vieux souvenirs savoureux.

Alors pourquoi m'étais-je préparé comme pour aller au bal ? Souvent je me suis demandé, rasé de près, exfolié, cheveux passés au gel, ongles limés, costume gris et T. shirt noir, pourquoi ce fut ce soir-là justement, alors que je ne pouvais pas être plus séduisant, qu'elle se présenta.

Sans le savoir, je m'étais préparé pour elle. Coup de chance, destin ? Je me sentais bien, fluide comme de l'eau, épanoui, et j'avais laissé mon apparence refléter mon état intérieur. Comme si Dieu avait préparé cette rencontre dont Il avait décidé de se délecter.

D'ailleurs Il était là, sur le chemin ; sitôt arrivés dans le lycée où nous avions fait connaissance sept ans plus tôt, pèlerinage sentimental, Andrew me conduisit à ce qu'il appelait le 'jardin sacré,' un bosquet d'arbres sur une butte où nous nous retrouvions à l'époque, cachés, pour nous ressourcer et observer la cour.

Il faisait nuit, mais le ciel rose de pollution évoquait un crépuscule.

Nous nous rendîmes à Roppongi, quartier de plaisirs des étrangers.

Je me rappelle la volée d'escaliers, en haut les videurs qui n'avaient qu'à vous pousser, et 'Gaz Panic' écrit au néon rouge. On a monté les marches comme à Cannes, comme les stars que nous étions sept ans plus tôt quand il n'y avait pas de blancs à Tokyo et que les filles criaient en nous voyant. Nous allions déjà au Gaz Panic. Nous avions déjà bu quelques verres, et dans l'air doux de cette nuit d'été, nous nous sentions cools et puissants comme des squales. Suaves, en pleine confiance.

Le comptoir était désert, nous nous sommes installés à droite et avons commandé deux whiskies doubles. Je me souviens du bois ocre patiné, de la lumière orange tamisée, de la fraîcheur des néons bleus derrière les bouteilles.

Penchés l'un vers l'autre dans la pénombre comme deux conspirateurs, parce que la musique était forte, j'écoutais Andrew, doué pour raconter les histoires, jusqu'à ce que j'aperçoive une femme à ma gauche, accoudée au comptoir à dix mètres de moi.

Pantalon et haut noir, longs cheveux noirs, belle. Très belle.

Elle riait avec les barmen, en habituée, et découpait des photos...

Et voilà, soudain, elle me regarde.

Nos regards se posent l'un dans l'autre.

Mon Dieu elle est magnifique. Métisse peut-être, le

visage très blanc. J'ai le souffle coupé. Andrew parle toujours en regardant son verre, perdu dans ses souvenirs... Mais, impossible... Elle tourne régulièrement la tête vers moi ! Mon Dieu ! C'est vraiment moi qu'elle regarde !

Elle me sourit. D'un air innocent et pétillant. Et la rencontre avec cette beauté hallucinante fait naître en moi un sentiment d'extase sacré, fasciné et effrayé en même temps, comme lors d'une rencontre surnaturelle. Je regarde mon verre, balaie à droite sur Andy qui ne s'est aperçu de rien et parle toujours, donne des coups d'œil à la fois ravis et apeurés à gauche. J'ai le ventre noué. C'est trop beau. Trop irréel pour être vrai cet ange qui pose les yeux sur moi. Ça me fait peur. C'est du trop gros calibre. J'ai envie de partir, de partir et d'emporter avec moi l'image de cette beauté qui m'a souri.

Je donne un coup de coude à Andy qui cause toujours mais s'aperçoit tout de suite de mon excitation :

- 'Quoi ?
- Andy... Regarde cette fille.
- La bombe là-bas ?
- Oui.
- Elle te plait ?
- Elle me regarde... Regarde ! Elle vient encore de me regarder.
- Va la voir...
- Je peux pas !
- Pourquoi ?
- Je sais pas. Elle m'impressionne. Il faut qu'on se casse Andrew. Viens on se barre.
- Pourquoi !?
- Ça va pas marcher... Je veux emporter le souvenir de sa beauté et de son regard tu comprends ? Putain... Tiens ! Je vais lui laisser un mot sur une de mes cartes et je lui donnerai en partant, voilà. Qu'est-ce que tu penses de :

'Fancy me ? Call me.' ('Je te plais? Appelle-moi.')
- 'Gabriel tu débloques.
- Mais…
- Attends. Je t'en fais cadeau. 'I give her to you.'

Et sur ces mots, me laissant dans un état de décomposition avancée, Andrew se lève et va tout naturellement rejoindre la fille, comme si ça n'était pas une extraterrestre. Il se penche sur elle et voilà qu'ils discutent, comme ça. Je laisse passer une minute puis, me trouvant con assis dans mon coin, je les rejoins. Comme elle découpait des photos, Andrew lui a simplement demandé si elle était mannequin, et maintenant on se présente, la conversation roule malgré la musique forte. Nos trois têtes se touchent presque.

On se retrouve assis à une table, sur des tabourets hauts, Mickaella en face de moi et Andrew à mon côté. Mais très vite elle me demande où est passé mon ami et je m'aperçois qu'il s'est éclipsé. Et je me rends compte que mon ami m'a véritablement 'donné' cette femme, il l'a faite passer du comptoir à cette table, en tête à tête avec moi. Et maintenant qu'elle est en face de moi, je réalise que Mickaella est la plus belle femme que j'ai jamais rencontrée.

Dans ses yeux, nulle trace d'orgueil, de vice, dans ses grands yeux pétillants je vois de l'intelligence, une très grande douceur et de la pureté comme j'en ai rarement vue. Et dans ses yeux, je vois aussi - c'est fou ! - un désir insensé pour moi.

Nous parlons, maladroitement, elle peint, j'écris, elle sort souvent à Roppongi. Elle est la fille d'un diplomate Philippin. Mais nos mots ne servent à rien, nous le savons tous les deux, car il y a une intense conversation entre nos yeux. Plus je la regarde et plus je vois son désir, et la force, la netteté de celui-ci m'impressionne.

Je propose de lui chercher un cocktail, pour mettre mes idées au clair, elle prend un White Russian et lorsque je reviens, je sais que je ne suis plus en train de draguer cette fille, je l'ai déjà. Je me sens fort, en pleine confiance, je n'ai même pas peur de la perdre, et c'est cette posture aussi qui me l'attachera.

Je m'assois à la table. Je souris. Je la veux. Je lui dis. Tout mon corps, toute mon âme la veulent. Et je l'aurai. Elle ne peut m'échapper. Je lui dis même que j'ai une nana. Elle dit : 'Oh non ! Pas un couple. J'ai cassé trop de couples...' Je lui réponds : 'T'inquiète pas, tu casseras pas le mien,' lui assignant d'emblée une place de maîtresse, et je sais que je l'aurai quand même.

Silence. Elle dit : 'Rien de sérieux,' et son visage se rapproche. Je réponds : 'Rien de sérieux' et j'approche le mien. Nous répétons en murmure cette phrase tandis que nous sommes de plus en plus proches, il n'y a plus rien autour, de plus en plus proches et nos lèvres se touchent. Les siennes sont épaisses et pulpeuses. J'embrasse une déesse. J'ose à peine toucher son visage. Elle passe sa main derrière ma nuque, me plaque contre elle puis lentement, répétitivement, me donne une érection en me suçant la langue.

Nous nous embrassons pendant deux heures, sans pouvoir nous arrêter, deux heures d'extase. Puis nous marchons dans le club pour nous dégourdir, grimpons l'escalier circulaire, et je me souviendrai toujours de l'impression que j'ai eue lorsque nous l'avons redescendu. Nous étions comme sur une scène au-dessus d'un parterre. Tout le monde nous regardait. Les hommes posaient les yeux sur Micky, sur moi et puis les baissaient, les femmes faisaient l'inverse, la princesse et moi baignions dans un nuage de désir et d'admiration.

Nous nous séparâmes à regret, tard dans la nuit, et le lendemain matin je planais encore, baigné d'une ivresse extatique. Je fis même écrire un compte rendu de la rencontre à Andrew, afin d'avoir un témoin, d'être sûr qu'elle avait bien eu lieu.

Puis je l'appelai, et fus estomaqué par sa voix suave et son débit sensuel. Mon Dieu, alors ce n'était pas un rêve, elle se souvenait de moi, elle demandait quand on se reverrait. Ça me rappela à quel point elle était mienne, et, par peur des interférences avec Naomi, je lui demandai de ne jamais m'appeler, sous aucun prétexte. La reine de beauté se soumit et accepta.

J'avais 24 ans, elle en avait 21, sept ans plus tard ce récit reflète ce dont je me souviens de cette rencontre.

Je tenais alors un journal, et le lendemain matin, pendant qu'Andrew écrivait le compte rendu que je lui avais demandé, je consignai la soirée brûlante au Gaz Panic. Je n'ai pas relu ce récit avant de la raconter à nouveau, particulièrement claire à mon esprit après même toutes ces années ; le voici, illustrant aussi le travail de la mémoire :

'Nous avons marché encore sous la pluie, puis avons décidé de nous arrêter à Roppongi pour boire quelques verres. Nous sommes entrés au Gaz Panic. Le club n'était pas encore bondé, il y avait peut-être 20 personnes au rez-de-chaussée. Nous nous sommes assis au comptoir et avons commandé des shots de tequila et des cocktails.

Une fille est assise au comptoir à deux mètres d'Andrew, une fille somptueuse. Magique, plus belle que toutes celles que j'ai vues depuis des années, plus belle qu'Ambre. Je ressens un poids dans la poitrine, des battements de cœur accélérés, elle m'enivre et des bulles de bonheur arrivent au cerveau, je suis paniqué.

Dans la pénombre je juge qu'elle est métisse black. Toute habillée en noir, elle n'arrête pas de rentrer et de sortir. Elle a un visage hors classe, un nez fin, des lèvres épaisses, de grands yeux, sous son jean je peux voir qu'elle a un cul admirable, sous son décolleté une poitrine parfaite.

Elle est trop belle, trop somptueuse pour moi, mais je me sens béni par le ciel seulement pour avoir pu poser mes yeux sur elle. C'est un ange, une créature divine.

Elle connaît tout le personnel du bar, découpe des

photos sur le comptoir, nous tombons d'accord avec Andy qu'elle est modèle à 80%.

Elle me regarde plusieurs fois, quelques secondes, ses yeux dans les miens, plus que de normal, sans me sourire, avec de l'intensité dans le regard.

Je porte un T. shirt noir et une veste gris clair à quatre boutons, souple et très casual, les cheveux très créatifs, sculpture de gel rendue à l'anarchie par la pluie.

Je sors une carte de visite et j'écris 'fancy me call me,' ('appelle-moi si je te plais') 'et dis à Andrew que si elle me sourit je lui donne la carte en partant. Et puis la tension est trop grande, je veux me casser, garder seule cette image magnifique dans mon esprit, écrire mon histoire imaginaire.

Andrew lui adresse la parole, pour moi, il engage la conversation, je me penche, il nous présente, elle vient de Manille, je viens de France, la musique est trop forte pour parler, je lui propose de bouger à une table.

Andrew s'éclipse assez rapidement et me laisse seul face à elle. Elle est ici avec son père diplomate, elle a 22 ans, elle avait un mec Français duquel elle s'est séparée il y a deux mois, elle bosse dans je ne sais quelle boîte, a fait des études d'art et fait des autoportraits. Elle n'aime pas les Japonais.

Je lui explique ma situation, étudiant, stagiaire dans une boite japonaise, je lui dis que j'écris, que je chante et que j'ai enregistré deux morceaux aujourd'hui, on parle de la création. La conversation est hachée, je dois souvent me pencher vers elle et lui répéter les mots à l'oreille. On cause de choses et d'autres. Je lui dis que j'ai une nana. 'Japonaise ? Je suis sure qu'elle est absolutely beautiful.' (absolument magnifique)

'Toilettes.

A mon retour Andrew est seul à la table. Il me rapporte le dialogue qu'il a eu avec elle : 'Je crois que mon ami t'aime beaucoup. – Oui mais il a une nana, et je ne veux pas être avec quelqu'un qui a une nana.' Mon cœur bondit. Cette fille, la plus belle, la plus suave, éduquée, créatrice, se tenant droit et parlant peu et bien, cette fille somptueuse, cet ange... En moins d'une heure a imaginé que moi... Je pourrais être son mec !

Elle revient et Andrew disparaît. Je craque et répète ce que j'ai déjà dû lui dire plus tôt, qu'elle est magnifique et une douzaine de synonymes. Elle sourit et me remercie, me dit que j'ai des yeux superbes, plusieurs fois.

Et plusieurs fois dans la conversation nous devenons silencieux, les yeux plantés dans les yeux avec une intensité étrange pendant quelques secondes. Nos visages se rapprochent, elle est entre l'inquiétude, le rire et le sourire. Nos fronts se touchent. Son visage devient sérieux, elle ferme les yeux. Elle se laisse embrasser doucement sur la moitié des lèvres. Elle retire son visage, et dit 'just friends.' (' juste amis.') 'Just friends' je répète en souriant.

Nos visages se rapprochent à nouveau, elle pousse sa langue, dure et douce, dans ma bouche, elle embrasse comme une reine.

'Just friends...
Just friends.'
Pause.
Nous échangeons nos numéros de téléphone.
'Tu m'appelles...
Non tu m'appelles d'abords.
Non tu m'appelles.'

Elle me dit qu'elle m'appelle le lendemain – le soir je suis avec Naomi – je lui dis d'appeler vers midi.

Je m'assois de son côté de la table et pendant une heure nous nous embrassons, je la prends par la taille, nous dansons, ses bras sont doux comme de la soie. Je l'embrasse dans le cou, elle croit que je descends vers son décolleté et se retire – 'Pas ici.'

Baisers, caresses, baisers, caresses – et je décide que ça a assez duré et arrachant Andrew à une Japonaise OK *looking'* ('mignonne') *'avec d'énormes seins, nous poursuivons jusqu'à Shibuya notre marche dans la pluie. Andrew m'insulte et me traite de nazi.*

    Lundi 30

    Son coup de fil me réveille à 12h18, brief talk,' ('conversation brève') *'elle me demande quand on se voit, je réponds samedi.*

    30 minutes plus tard, c'est la première fois que ça m'arrive, je ne peux plus me souvenir du numéro de Naomi.'

    Tellement halluciné par cette rencontre, je demandai à Andrew, bien qu'il ne comprît pas le français, d'apposer en bas du texte une certification signée de sa véracité. Comme pour avoir une preuve que ce n'était pas un rêve.

    Il n'y a pas une version plus vraie que l'autre.

    Paradoxalement, et même si des éléments oubliés refont surface grâce au journal, c'est cette version qui est la plus lacunaire, quand celle mûrie par la mémoire est plus complète. Les éléments de désirs et surtout le jeu de pouvoir qui a bien eu lieu sont absents du journal.

    Je constate avec étonnement qu'il n'y a aucune mention de la manière qu'elle avait de me sucer la langue, alors que cela m'avait tellement frappé. Le journal par contre rappelle un déroulé plus factuel, et me renseigne notamment sur la fin de la soirée. Je me souvenais que j'avais abruptement quitté Mickaella, et arraché Andrew à une fille aux gros seins, mais je ne me souvenais plus pourquoi. Maintenant je me rappelle. Ç'avait été si magique, si incroyable cette rencontre et le temps passé avec elle, que j'avais craint que nous la décolorions avec quelque chose de moins passionné, si des amis à elle venaient comme elle me l'avait dit, je voulais lui laisser une image brûlante et parfaite.

    Et maintenant la version d'Andrew, à qui j'avais

demandé un récit écrit de la rencontre et une description de Mickaella, encore une fois pour attester de sa réalité. (Je traduis mais laisse la version anglaise car j'aime son style) :

'Dear Mr. Diary.
You know how much a dear friend you are to me. You look after my best friend, keep him sane, listen to all his stories. You're his best friend when I can't be there for him.
Anyway, so as there are no questions as to the reality of the events that occured last night, I will recall them as they happened.
Sitting at the bar in Gaz Panic, I noticed the occasional, but definitely deliberate glances of this girl sitting to my left. Gabriel described to me this incredible feeling that this girl's body and somptuous beauty was giving him. I was focussing my attention on the words coming forth from Gabriel's mouth and also occasionally to the Japanese girl sitting alone at a table situated behind me to my left.
So, I told my best buddy 'I give her to you.' I just wasn't exactly aware of the prophetic nature of this comment yet. Gabriel left to visit the toilet to expunge his bowels and bladded up stairs. The frequent staring glances got me wondering 'is this girl interested in Gabriel ? Or me ?' I wasn't sure, but her beauty was becoming more incredible as the night drew on.
But happy as I am, I felt the need to see joy from my buddy's face. Elation from beeing alive. I started to believe in my previous comment : I give her to you.
Gabriel, upon returning was still in his amazing, dreamy wonderland, where he was king of women, God's own communal penis to be shared only to God's beautiful gifts of females to the world.
But not for a second did his sensibility allow him to believe of the reality of his own real beauty and charming personality that is so irresistible to the opposite sex.

So I wanted so much to give this object of beauty to him. 'No, I will just leave and imagine beautiful things about her' he says. I say 'no, why dream when she could really be yours?' 'We are leaving Andrew' is the answer I got, but I wasn't going to leave without delivering the girl.

So I lean toward her...

'Oh are you a model?' Sounds so mainstream and corny for a pick up line, but I knew what I was doing... 'My friend saw your photos and thought perhaps you were modelling or something...'

Pure class. I set the scene. I was the master of the minute shaping the pleasure and future of this people. I guess I felt like God.

'Shall we move to a table' says Gabriel, and they move. I left them to their own devices, with complete confidence I had provided the great window of opportunity for enjoyment.

So I went off to sample the other various fruits of the bar.

I had a great night. I felt like the King. I had power. Power to do anything. Power to take anyone, fuck anyone whatever. It was great.

And my buddy ended up with his tongue exploring the insides of this girl, and vice versa, so I was happy.'

(Cher monsieur Journal,

Tu sais à quel point tu es un ami cher. Tu t'occupes de mon meilleur ami, tu le gardes sain d'esprit, tu écoutes toutes ses histoires. Tu es son meilleur ami lorsque je ne peux pas être là pour lui.

Quoi qu'il en soit, afin de lever tout doute sur la réalité des événements qui se sont produits hier soir, je vais les relater tels qu'ils ont eu lieu.

Assis au bar du Gaz Panic, j'ai remarqué les coups d'œil occasionnels mais résolument intentionnels de cette fille assise à ma gauche. Gabriel m'a décrit cette émotion incroyable que le corps et la beauté somptueuse de cette fille lui procuraient. Je concentrais mon attention sur les mots qui sortaient de sa bouche et aussi, occasionnellement, sur la Japonaise assise seule à une table derrière moi sur la gauche.

Et j'ai dit à mon meilleur pote : 'je te la donne.' Je n'étais pas encore conscient de la nature prophétique de ce propos. Gabriel est parti visiter les toilettes pour vider ses entrailles et a grimpé l'escalier. Les coups d'œil fréquents me firent me demander : 'est-ce que cette fille est intéressée par Gabriel ou par moi ? Je n'étais pas sûr, mais sa beauté devenait plus incroyable à mesure que la nuit avançait.

Heureux comme j'étais, je ressentis le besoin de voir la joie sur le visage de mon pote. L'allégresse d'être en vie. Et j'ai commencé à croire à mon précédent propos : 'je te la donne.'

Gabriel, de retour, était toujours dans son incroyable monde de rêve enchanté où il était le roi des femmes, le pénis divin donné en partage à la communauté des femelles magnifiques du monde offertes par Dieu.

Mais sa sensibilité ne le laissait pas une seule seconde croire en la réalité de sa vraie beauté et de sa personnalité charmante si irrésistibles auprès des créatures du sexe opposé.

Je voulais tellement lui donner cet objet de beauté. 'Non, je vais juste partir et fantasmer sur elle' dit-il. Je lui dis : 'non, pourquoi juste fantasmer quand elle pourrait réellement être tienne ?' 'Allons nous en Andrew' dit-il, mais je n'allais pas partir avant de lui avoir livré la fille.

Donc je me penche vers elle...

'Oh, tu es mannequin ?' Ça sonne très ringard et commun pour une phrase d'accroche, mais je savais ce que je faisais... 'Mon ami a vu tes photos et il a pensé que tu étais mannequin ou quelque chose comme ça...'

Pure classe. Je créais l'histoire. J'étais le maître définissant le plaisir et le futur de ces deux personnes. Je crois que j'avais l'impression d'être Dieu.

'On prend une table ?' demande Gabriel, et ils bougent. Je les ai alors laissé faire leurs trucs, avec la confiance totale que j'avais créé la meilleure fenêtre d'opportunité pour leur plaisir.

Et je suis parti goûter les autres fruits variés du bar.

J'ai eu une nuit incroyable. J'étais le roi. J'avais le pouvoir. Le pouvoir de faire n'importe quoi. Le pouvoir de prendre qui je voulais, de baiser qui je voulais, et ainsi de suite. C'était super.

Et mon pote a fini par explorer l'intérieur de cette fille avec sa langue, et vice versa, donc j'étais content.')

J'aime l'aspect de démiurge que prend Andrew. Il illustre comment nous nous sentions ce soir-là. Et puis, 'I give her to you' ('je te la donne') est resté entre nous une phrase mythique. Peut-être parce qu'elle est irréelle. On ne peut donner que ce qu'on possède. Et on ne possède jamais personne. Depuis l'abolition de l'esclavage, aucun homme ne peut donner de femme à un autre homme. C'est là qu'est l'astuce. Quand il dit ça, Andrew n'est plus un homme, c'est un démiurge. Il veut que je sois heureux, alors il se fait Dieu et me donne cette femme. Ce soir-là nous étions accompagnés par des anges, bénis.

Et maintenant, voici la description qu'il fit de Mickaella, avec beaucoup d'humour, comme si elle était une voiture – si on ne peut donner de femme, on peut donner une voiture :

'*Make : Phillipino object of beauty*

Colour: Golden brown, glowing rich umber eyes

Registration: Currently not under ownership. Previous owner left her in immaculate condition 2 months ago. Tits, arse, waist : Proportions of much more expensive models. Voluptuous lips and body.

Description: Beautiful intense eyes make this a buyer's dream.

Upholstry: Presented in low-cut tight black T-shirt and,

elegantly-tight blue jeans.
Value: Priceless.
Perhaps most attractive import model on the market.
Fantastic buy!'

('Produit : Objet de beauté Philippin
Couleur : Brun doré, yeux ombrageux éclatants
Immatriculation: Actuellement sans propriétaire. Son dernier propriétaire l'a laissé en parfait état il y a deux mois.
Seins, fesses, taille : Proportions de modèles beaucoup plus coûteux. Lèvres et corps voluptueux.
Description: Ses magnifiques yeux intenses en font le rêve de tout acheteur.
Habillage: Présentée dans un t-shirt noir moulant échancré, et une paire élégante de jeans moulants.
Prix: Hors de prix.
Peut-être le modèle importé le plus attractif du marché.
Une affaire fantastique!')

Écrit dans un autre carnet, le lendemain et plusieurs jours de suite :

'30-04
Je n'arrive pas à croire que j'ai vraiment embrassé cette fille hier. Lentement, effleurant, à pleine bouche, mélangeant nos langues, la sienne dure à l'intérieur de moi.
Ses lèvres pulpeuses qui surgissent du visage fin.
Elle rentre dans l'inclassable, Tomoko, Ambre, peut-être Ava et Ako, et elle semble même le surclasser. Elle est peut-être la fille la plus délicieuse, la plus belle que j'ai vue dans ma vie.
J'avais déjà imaginé la suite. Je quittais le bar sans lui avoir parlé, et pendant toute la soirée son image m'émouvait et je saoulais Andrew.
Mais non !

La réalité explose la fiction.

I must admit I have a general crush on that kind of girls.' ('Je dois admettre que j'ai un penchant général pour ce genre de filles.') *'Métisses, créoles, avant de l'avoir bien vue je penchais pour une light black.* ('Noire très claire.')

Marcher dans la ville avec une fille comme elle à ses côtés...

Sa beauté même induit dans l'esprit des bad boys que je me battrais à mort pour la protéger.

Est-ce que ce matin elle m'a vraiment demandé 'quand est-ce qu'on se voit ?' Vraisemblablement puisque j'ai répondu 'samedi,' et qu'elle a accepté, blowing whatever plans she had.' (Détruisant tout ce qu'elle pouvait avoir prévu.)

'Mika est une drogue dure et j'ai pris mon premier shoot. Maintenant j'ai besoin d'elle. J'adore la beauté, particulièrement quand elle prend les traits d'une fille, et cette fille EST la beauté.

Elle, the most gorgeous, the most somptuous,' ('la plus splendide, la plus somptueuse,') *'a regardé dans mes yeux et aimé ce qu'elle y a vu. Et en quelques dizaines de minutes elle réfléchissait à faire de moi son mec !*

Andrew : 'Je pense que mon ami t'aime beaucoup.'

Micky : 'Mais je ne veux pas être avec quelqu'un qui a une nana.'

Elle est une drogue, et drogué par sa beauté j'ai pris mon premier shoot. J'ai embrassé ses lèvres – c'était irrésistible – j'ai mis ma langue dans sa bouche, elle a forcé la sienne dans la mienne, j'ai léché sa langue, caressé ses bras, son cou, posé ma main sur son ventre, son visage, ses reins, ses hanches.

Le sexe était tout près. Prêt à embrasser son décolleté – 'non, pas ici' – et je lui pose la main sur mon ventre pour la prévenir que j'ai un corps bouffi – la prévenir pour la scène suivante où nous sommes nus au pieu – et elle pose ma main sur son ventre...

1-05

Elle n'a heureusement pas la beauté glamour lisse plastique de la plupart des modèles. Elle est réelle, elle ne vient pas du ciel, elle est la plus belle femme que l'eau et la terre ont produit.

Elle est réelle. Et je regagne le contrôle *'just friends,'* ('juste amis') *'oh,* avec des baisers et quelques nuits d'amour, il ne reste que quatre mois et je peux contrôler ce genre de situation pendant quatre mois.

Si elle avait été juste une très belle fille, comme Ava, ma conscience se serait débattue, aurait grincé et je ne l'aurais finalement pas revue. Mais ce serait un crime que de ne pas profiter de cette expression de la beauté absolue que Dieu a mise sur mon chemin. Je veux la voir, lui parler, avoir une photo d'elle.

Dîner avec elle samedi.

Aucun heurt dans ma conscience, j'aime Naomi et mon amour n'est pas affecté. C'est différent, c'est de la passion pure, mais je dois garder le contrôle sur elle, elle a 22 ans, et me souvenir de comment elle m'a pincé la joue.

Je n'ai rien à perdre, pas même peur de la perdre elle, elle marchera à mon pas.

2-05

La tristesse de Naomi, son visage d'ange, ses larmes à l'idée de notre séparation. Je suis revenu à la réalité, Mika est une annexe prête à gicler si elle cause le moindre problème.

3ème jour après la rencontre fulgurante, et j'ai regagné le contrôle sur moi-même, il faut dire que j'en ai passé deux à la campagne avec ma nana, et qu'elle a très bien joué le coup. Je ne suis plus dépassé et complètement affolé par Mika, et sais que je pourrais être avec elle à la fois charmant et extrêmement *dry.'* ('sec')

'Le motif 'just friends' ('juste amis') qu'elle a amené sera

excellent pour la tenir, la retenir si elle s'emballe. Pour ma part, je m'arrangerai pour que de temps à autre elle craque 'gratuitement,' sans exiger aucune contrepartie, et m'embrasse et me fasse l'amour.

Baiser une déesse.

Peut-être que si je la baise je serai enfin rassasié & j'arrêterai de vouloir baiser toutes les belles filles du monde.

Ne pas lui laisser me pincer les pommettes. Essayer tant que possible de garder le contrôle, je sais que sa beauté tombera sur moi en avalanche pour que je le lâche.

Why did I prepare myself like that this day ?' (Pourquoi je me suis préparé comme ça ce jour-là ?)

'J'avais cet enregistrement en studio, retrouver Kezuka, Andrew et Naomi...

Le matin j'ai pris une douche, je me suis lavé le visage, dressé au gel les cheveux en épis, me suis parfumé Armani, pantalon noir, T shirt noir & veste 4 boutons gris argenté...

Pourquoi 1 telle panique, anxiété, come au bord de l'explosion le matin, qu'il a fallu 18 mg de Lexomil pour calmer ?

Pourquoi est-ce qu'Andrew a décidé de marcher la nuit sous la pluie ?

Pourquoi est-ce qu'on s'est arrêté à Roppongi, pourquoi au Gaz Panic, pourquoi a-ton décidé de s'asseoir au comptoir, où elle est arrivée quelques minutes après ?

Pourquoi est-ce qu'elle me regardait si souvent, pourquoi son regard ne cessait de croiser le mien, sans sourire ? Regards profonds & intenses comme si elle se questionnait ou me questionnait ou cherchait à me rappeler quelque chose, est-ce que je lui rappelais quelqu'un ?

Est-ce qu'elle avait capté que j'étais Français, pourquoi son ex était Français, est-ce qu'elle a un faible pour les Français ? Et Français ça veut dire quoi ?

Pourquoi est-ce qu'elle n'a pas envoyé chier Andrew quand il lui a servi la ligne 'mon ami pense que vous êtes mannequin, vous êtes mannequin ?'

Pourquoi est-ce qu'elle a accepté de venir s'asseoir à une table sur mon invitation ?

Pourquoi j'ai réalisé 20 minutes après qu'Andrew n'était plus là & pourquoi ça lui a semblé à elle si naturel ?

Pourquoi a-t-elle craqué sur moi si facilement ?

Pourquoi moi ?

Pourquoi est-ce que cette déesse libre m'a embrassé, et cette hôtesse jolie et un peu émouvante du pub où m'a emmené Okamoto a refusé de le faire ? Parce que c'était une pro, agissant en se conformant strictement à des règles.

Et dans la vie, dans la rue il n'y a pas de règles. Ou s'il y en a, elles peuvent toujours être brisées.

Le rythme d'une vie :

94 : Ako, été 96 : Ava, hiver 96 été 99 Ambre, printemps 2001 Mika...

Depuis le début de ma vie d'adulte, tous les deux ou trois ans une déesse, une femme au-delà de toutes les femmes déboule dans ma vie et me veut !

Alors que je suis un mec commun avec juste de beaux yeux.

Japon, Iran, Maurice, Philippines.

Rencontres mystiques et extatiques, qui arrivent toujours sans prévenir et emportent mon cœur. Passion divine !

Ouaih, un émoi divin qui emporte tout le reste Mika...

J'ai le contrôle. Elle se mettra là où je la veux ou elle dégagera de ma vie.

Mais peut-être en me voyant dans un lieu éclairé arrêtera-t-elle tout ?

Si c'est le cas c'est OK.

Je n'ai pas peur de la perdre.'

Émerveillement, incrédulité, je suis abasourdi devant tant de beauté, de grâce et devant l'attachement soudain qu'elle me manifeste. Manque de confiance en moi, relative pour beaucoup à la maladie et à la rupture avec Ambre. Et puis, dès le second jour, le choc merveilleux un peu encaissé, manifestation brutale du surmoi qui met Mickaella à l'écart pour protéger ma relation avec Nao – Mika est une inconnue, elle me passionne mais je ne sais pas si je serais bien avec elle, tandis que je suis heureux avec Naomi.

      Le surmoi l'écarte d'autant plus brutalement que je sens que je l'aimerais follement, trop, fou de jalousie et probablement déchiré par ses absences. En quelques sortes, en la plaçant dans la case 'maîtresse occasionnelle ne devant pas interférer sur la relation principale,' je renonce à un très grand amour par peur de me brûler. 'Je n'ai pas peur de la perdre' parce que je retiens mes sentiments, je m'interdis de m'attacher à elle.

      J'ai la mémoire très endommagée, et si cette première soirée avec Mickaella est restée vivace dans mon esprit, la suite de notre relation est beaucoup plus floue. Deux ou trois rendez-vous seulement ont constitué toute notre histoire. Pourquoi pas plus ? J'étais attaché à Naomi, la rencontre a eu lieu 4 mois avant mon retour à Paris, j'avais un emploi du temps très chargé et elle était parfois difficile à joindre... Tout ça explique que nous ne nous sommes revus que deux ou trois fois, rencontres toujours aussi passionnées et irréelles.

      Je lui ai souvent dit que ce serait l'enfer d'être son mec. J'aurais été fou de jalousie, tous les hommes la voulaient. Et elle semblait si innocente et humble face à ça... Elle m'avait dit qu'elle ne peignait que des autoportraits, ce que je comprenais fort bien ; étant elle-même un objet de beauté parfait, elle n'avait nul besoin d'en chercher ailleurs. Elle prenait des bains de lait une fois par semaine, sa peau était douce comme de la soie, et elle faisait une heure d'exercice chaque matin.

      Elle était consciente de sa beauté, tout comme de l'effet qu'elle faisait. Un soir elle m'a dit : 'Je m'habille court en haut et long en bas, ou l'inverse, mais jamais les deux en même temps' – comme pour éviter l'explosion du sexe opposé. Consciente, elle n'en avait pas la maladie, il n'y avait en elle nulle trace d'orgueil, de vanité. Son regard pétillant ouvrait sur une âme jeune et innocente. C'est ce contraste aussi qui était si frappant et lui donnait, en plus de la beauté, tellement de charme. Entre nous deux, c'est moi qui étais orgueilleux, d'abords de ces regards admiratifs qui nous suivaient partout, ensuite de la manière presque autoritaire dont je la tenais.

Nos rapports étaient d'une grande douceur, mais plusieurs fois je la fis se plier à un rapport de force en forme de jeu. Et que la plus belle femme jamais vue se plie comme ça à ma volonté m'emplissait d'orgueil et d'une sensation de puissance. Mais ce n'était pas pour ça que je le faisais, l'orgueil et la puissance n'étaient que des sensations d'accompagnement, la raison pour laquelle il fallait que je la domine était que si je ne l'avais pas fait je serais tombé dans une posture d'adoration stérile qui lui aurait déplu et m'aurait meurtri.

Il fallait que je garde l'ascendant, le contrôle, parce que c'était sûrement cela aussi qu'elle aimait, et parce que sinon je me serais perdu. Un si grand charme, une si grande beauté m'auraient calciné. Il m'a fallu tempérer ma passion en la traitant légèrement. Si Naomi n'avait pas été là, et que Mickaella et moi nous étions 'mis ensemble,' j'aurais, comme je l'ai dit, été fou de mauvaise passion. Alors il ne me restait plus qu'à en faire une maîtresse, une femme de second plan, et à mener le jeu. Et cela nous donna quelques instants exquis.

La première chose que je fis, lors de notre premier rendez-vous, fut de l'emmener dans un photomaton pour garder une trace, un souvenir, quelque chose de tangible de son incroyable beauté, tant elle et notre rencontre me paraissaient irréelles.

Au Gaz Panic à nouveau, qui était pour elle comme une

seconde maison, au premier étage cette fois, elle m'embrasse à la légère en faisant autre chose et je l'arrête : 'Micky, quand tu m'embrasses, embrasse-moi vraiment,' elle dit : 'Oui,' et toute à moi m'embrasse passionnément. 'Micky, je veux pas que tu m'embrasses et que tu ries en même temps, c'est sérieux tu comprends ?' Même résultat, avec une mine d'élève qui reconnaît son erreur.

Je l'ai emmenée au 'Lion's,' un salon de thé gothique – Andrew disait qu'on y était servi par la famille Adam's – sur deux étages, très sombre, avec au centre des enceintes en bois de plus de trois mètres de haut qui diffusaient de la musique classique. Je ne l'avais pas embrassée quand je l'avais retrouvée, par jeu, pour attiser son désir, et assis face à face dans notre box, je regardais avec plaisir le désir et la frustration croître en elle.

Je parlais, je parlais, et elle minaudait, quand elle approchait son visage je reculais. Son regard, son expression, son attitude, tout disait : 'Embrasse-moi, tais-toi et embrasse-moi' et je me sentais ronronner de bonheur. C'était la femme la plus belle que j'ai jamais vue, elle me voulait et je me refusais. Dans la rue elle bouillonnait d'impatience, accélérait et s'arrêtait pile devant moi, je l'évitais, et j'avais sur moi un appareil photo jetable acheté pour elle, avec lequel je la mitraillais.

Nous prîmes un taxi. Je la photographiai. Les photos sont là, scotchées au mur tandis que j'écris, sa beauté s'y est inscrite et n'a pas pali, et il y en a une… Elle est parvenue à la limite du supportable, elle n'en peut plus, elle a la tête penchée sur le côté appuyée sur le dossier, elle paraît abandonnée, ses grands yeux noirs disent 'nourris-moi, je t'en supplie, je vais défaillir, embrasse-moi…' Je l'ai photographiée, puis nous nous sommes enfin embrassés. Peut-être le baiser le plus voluptueux de ma vie.

Je me rappelle de nous dans un parc, le jour tombant, enlacés sur un banc.

Je me rappelle que les videurs me faisaient des clins d'œil. Nous étions le roi et la reine de Roppongi.

Je me rappelle de nos conversations sur le sexe, qui duraient des heures mais se limitaient à moi disant : 'Je voudrais faire l'amour avec toi', et elle répondant : 'Je veux te connaître mieux d'abords.' Je lui avais demandé si son ex lui faisait l'amour longtemps, et elle m'avait dit : 'Oui, sauf parfois, quand il dit qu'il m'a regardée.'

Nous sommes allés danser. Avec une jupe de trente centimètres, elle était montée sur un podium. Il y avait des soldats Américains, mais elle était avec moi, tout le monde savait qu'elle était avec moi, et respectait ça.

'Sois doux avec moi, et je serai douce avec toi' me disait-elle quand je la rudoyais, c'était une femme extrêmement douce.

Il y eut aussi la Mickaella injoignable, souvent, sa ligne suspendue. Je me rappelle l'avoir cherchée dans des clubs où on me répétait qu'elle était venue il y a trois jours, une semaine, la Mickaella annulant des rendez-vous, la Mickaella mystérieuse et énigmatique qui m'aurait tant fait souffrir si j'avais été avec elle.

Et puis la Mickaella qui voulait se marier avec moi... Qui se plaignait que sa famille lui ait présenté un 'beau parti,' et me demandait à mots couverts d'intervenir...

Enfin, comment nous nous sommes quittés : Je rentre en France dans trois semaines, au téléphone nous convenons d'un dernier rendez-vous quelques jours avant mon départ. 'J'ai envie de t'embrasser une dernière fois, un dernier baiser' lui dis-je ; 'non, pas un baiser, quelque chose de plus… Je veux te donner quelque chose que tu n'oublieras jamais' répond-elle de sa voix chaude.

Je vais faire l'amour avec elle. C'est comme quelque chose de sacré.

Le jour où nous devons nous retrouver arrive.

Le matin, j'accompagne Naomi au travail. Il y a un typhon. Je n'ai jamais vu autant de pluie. Je me sens triste. Triste de devoir me séparer de Nao. Triste de sa tristesse à elle. Sur le quai du métro je reçois un appel de Mickaella. J'hésite. Je suis trempé, je dois être dégoûtant à voir. Je ne réponds pas, et je laisse filer le corps de Mickaella. Je ne sais pas pourquoi. C'est un mystère. Peut-être Naomi. En tout cas, le sexe n'était pas essentiel. Pour moi, ce qui devait se jouer d'important avait déjà été joué.

Fin de l'histoire. J'ai perdu son numéro et ne l'ai jamais revue.

Je donnerais beaucoup pour voir comment les années l'ont sculptée, si elle a su garder son charme ravageur, et si je ne suis pas passé à côté de la femme de ma vie.

12. Yumin

Il faisait beau.

C'était le printemps.

Grand soleil sur la vaste terrasse de l'école de commerce où je fumais mes joints, à l'écart du troupeau friqué occupé à constituer son 'réseau.' Je fumais beaucoup, roulant à chaque pause aux toilettes, mais mon état d'esprit était joyeux et stable, occupé à prendre du bon temps et à corriger le roman écrit à Tokyo, dont je revenais.

J'assistais à un cours de japonais où je n'apprenais pas grand-chose, trop avancé parmi mes condisciples. Le professeur principal, qui possédait une villa magnifique, portait des chemises pastel et jouait au golf, importait des assistantes pour assurer les cours de conversation. C'est ainsi que je rencontrai Yumin dans une salle de classe, elle derrière le bureau et moi à mon pupitre.

Elle me coupa le souffle.

Elle portait une robe rouge provocante. Elle était belle, et surtout extrêmement excitante, silhouette et attitude sensuelles. Je me promis tout de suite de la baiser ; j'en avais tellement envie, c'était inévitable. Elle avait à peine trente ans, était venue finir une thèse sur Proust, et malgré la contenance qu'elle se donnait, semblait aussi perdue qu'il est possible en débarquant du Japon.

Les cours furent extrêmement réjouissants. Je la regardais, charmé, la déshabillais en pensée, j'imaginais ce que j'allais lui faire, en érection sous la table. La différence de niveau avec mes camarades était en outre amusante. Je les laissais ânonner un quart d'heure, puis je rentrais en discussion avec elle, à toute vitesse, dans l'argot de Tokyo et les laissais pantois. Je la troublais.

Ah… Baiser sa prof, la transgression concourrait aussi à mon excitation. Fantasme œdipien ? Pervertir ainsi les rapports élève - professeure représente aussi le rêve adolescent de 'posséder' le monde adulte, dominant celle qui doit vous dominer. En tout cas, se surexposant à l'attirance physique que j'avais pour elle, ça m'apparut clair comme de l'eau de roche : Je n'avais jamais baisé une de mes profs et il fallait absolument que je le fasse.

Je mis ainsi en place une stratégie de rapprochement, avec étapes et deadlines. Nos conversations singulières pendant les cours me permirent de l'apprivoiser, de la faire rire, de la draguer. Quelque chose passait entre nous, parfois je la faisais rougir ou je la déstabilisais, je la sentais de plus en plus séduite. Je l'avais accrochée, il ne restait qu'à remonter la ligne.

Pour faire parler les élèves elle avait lancé un débat minable sur l'amour, 'croyez-vous en l'amour heureux' ou quelque chose comme ça. Je sautai sur l'occasion. Pendant celui-ci je restai silencieux, la mine sombre, puis, à cinq minutes de la fin du cours je me lâchai, laissant mes camarades – qui respectaient nos apartés incompréhensibles – hébétés, et, vindicatif, comme sous le coup d'une sourde blessure, je maintins qu'il n'y avait pas, et ne pouvait y avoir d'amour heureux.

Quand la cloche eut sonné et que tous les élèves furent partis je restais assis, triste, mélancolique, et elle vint me voir. Elle s'accroupit face à moi de l'autre côté de la table pour me consoler. Je lui expliquai que j'avais beaucoup souffert, puis profitais de sa compassion pour l'inviter à déjeuner. Elle accepta sans même y penser, juste parce que j'avais beaucoup souffert, c'était gagné.

Sur la terrasse, à l'écart du troupeau agglutiné devant la porte, je n'étais plus triste tout à coup, j'étais attentif, calculant chaque propos, concentré sur l'objectif. Et quand elle me dit : 'je pense que la vie est noire et absurde, et que les seules choses qui ont du sens sont Marcel Proust et le sexe' un feu d'artifice explosa dans mon cerveau.

Après avoir déjeuné deux ou trois fois ensemble, pas plus, le temps passait vite et j'avais un planning à respecter, je l'invitai à faire un tour dans un parc. C'est une habitude culturelle au Japon, aller admirer les arbres fleuris au printemps, elle accepta.

Nous nous sommes retrouvés par une belle après-midi ensoleillée, et dans le parc où c'était vraiment beau, avec des fleurs partout, nous nous sommes embrassés naturellement. Ensuite, tout est allé très vite ; on a pris un café, on est allé chez moi, et on a baisé.

J'avais un appartement magnifique pour cette année scolaire, haut de plafond, très lumineux, des placards intégrés dans les murs, aucun mobilier, juste des plantes vertes, mon ordinateur par terre dans un coin, et un matelas pneumatique. Je la baisai sur le matelas pneumatique, et l'idée me faisait kiffer, vu qu'elle venait d'un milieu social privilégié.

Je me rappelle de cette première fois. On est entré. Je suis allé à la cuisine chercher une bouteille, songeant à comment j'allais la caresser en la déshabillant, mais à mon retour je l'ai trouvée nue déjà sur le matelas pneumatique. Ça m'a scotché. Elle était là, souriante, excitée, prête pour la saillie. Je n'ai jamais compris comment elle avait pu enlever ses fringues aussi vite.

Elle me dit d'emblée qu'elle avait la chatte plus basse que les autres femmes, et que du coup il ne fallait pas confondre, qu'elle faisait tout sauf la sodomie, et elle était réjouie, heureuse comme une enfant le matin de Noël à l'idée de baiser. On l'a fait plusieurs fois, je ne me rappelle plus exactement, mais ça nous satisfit tous deux puisqu'elle devint une sex friend, un plan cul qui dura plusieurs mois.

Elle venait une ou deux fois par semaine et on baisait. On n'allait jamais au restaurant, au cinéma, on a du boire en tout deux ou trois verres, les choses étaient simples, elle venait, on baisait, et ce qu'on partageait le plus en dehors du sexe, c'étaient les petits-déjeuners que parfois nous prenions en terrasse. Je n'étais pas amoureux ; je la désirais physiquement, j'aimais la posséder.

Généralement joyeuse, elle avait aussi sa part d'ombre, de laquelle je me tenais le plus éloigné possible. Parfois le matin elle éprouvait de grands symptômes anxieux, et une fois j'ai été la voir dans une clinique psychiatrique où elle avait passé quelques nuits. Je m'y intéressais très peu, je ne sais pas pourquoi, je ne voulais pas m'impliquer émotionnellement avec cette fille, et comme ces symptômes ne se manifestaient que certains matins, ça ne me dérangeait pas.

Mais le plus fabuleux... C'étaient les cours bien sûr, pieds sur la table et mains croisées derrière la nuque. C'était délicieux de m'asseoir dans la salle et d'assister au cours de celle que je baisais, et que j'allais encore baiser, ma maîtresse, mon objet sexuel. Je la regardais se concentrer, sérieuse, et je pensais à son cul, la salle de classe était comme une scène de théâtre, et c'était incroyable de jouer l'élève et de la voir jouer la professeure en sachant que son cul m'appartenait. Suave, voilà ce qu'elles étaient ces heures, suaves.

Parfois, je la laissais prendre le bus, j'attendais le suivant et nous nous retrouvions une heure à peine après avoir baisé, en cours. Je respirais le parfum de sa chatte sur ma main en la regardant écrire au tableau. Je ne sais exactement quelle perversion primordiale je rejouais alors mais c'était suave, délicieux, enivrant.

Puis, au bout de deux ou trois mois, tout à coup elle a

craqué. Nous avions bu quelques verres de vin rouge en terrasse, les hommes la regardant à la dérobée, comme d'habitude, et puis nous avons entrepris l'ascension des pentes de la Croix Rousse où j'habitais. J'avais chez moi, dans un cadre la photo d'une autre Japonaise, Naomi, que je gardais par tendresse, tant je savais que je ne la retrouverais pas.

A mi pente, Yumin tout à coup me demanda : 'Est-ce que tu m'aimes plus que la fille sur la photo ?

- Yumin… Pourquoi tu poses des questions comme ça ?
- Dis-moi… Je veux savoir.
- Pose pas des questions comme ça, c'est stupide…
- Est-ce que tu m'aimes plus qu'elle ?
- Arrête… Laisse tomber…
- Réponds-moi !
- Mais je peux pas te répondre. C'est pas comparable… J'ai passé un an avec elle, toi je te connais à peine…
- Tu m'aimes plus qu'elle oui ou non !?
- Non ! Bien sûr que non…'

Et elle est partie, je suis rentré tout seul.

De toutes façons, j'avais cessé d'être dans sa classe.

C'est curieux… Pas qu'elle se soit accrochée, ça arrive souvent à l'un ou l'autre dans les plans cul. Ce qui est curieux c'est que j'ai sacrifié ce plan cul à une vérité, que je n'ai pas été capable de mentir pour sauver notre sexualité.

Mais, outre le fait que sa question nous aurait fait prendre une tournure sentimentale déplaisante, cinq ans après je suis toujours content de ne pas avoir menti, et je ne regrette pas d'avoir sacrifié de la chair à une idée.

13. Chloé

Je ne me souviens pas de la première fois que je l'ai vue, à mon premier souvenir Chloé est déjà assise sur mes genoux, dans mes bras, dans la seconde cour du lycée Fénelon. Belle brune à la peau très blanche, les cheveux longs, extrêmement douce et chaude, elle m'embrasse et je fonds dans son baiser.

Ce baiser est précédé non pas d'une image, mais de la perception qu'elle a été captive au premier regard, toute entière, et accompagné d'un parfum d'interdit imaginaire, puisqu'à l'époque la différence d'âge se stigmatise profondément en 'classes,' et que si je suis en classe préparatoire, elle est encore au lycée. Je suis troublé, je trouve ce baiser 'interdit' éminemment sensuel. Ça se passe en fin d'année scolaire. Nous nous enlaçons trois, quatre fois peut-être, sur une chaise de cette cour, et c'est tout, pas de sortie, peu de paroles pour ce dont je me souviens comme d'un amour muet, animal, né spontanément comme la pousse de la rencontre entre la terre et la pluie.

Nous nous sommes enlacés, embrassés, et puis aussi naturellement que ça s'était produit, les vacances nous ont séparé. J'ai changé d'établissement, puis de voie, je suis parti habiter à Lyon, au Japon, et Chloé s'est muée en ce souvenir ouaté d'elle et moi enlacés dans un parfum d'été.

Mais elle m'a retrouvé, sept ans plus tard, par internet, et tout à coup le souvenir ouaté s'est mis à brûler d'actualité. Je ne me souvenais ni de son visage, ni de ce qu'elle m'avait dit alors, j'étais face à une quasi inconnue dont je savais juste qu'elle m'avait plu, et que nous avions partagé des moments sensuels. Une chaleur dans le ventre me revenait. Mais j'étais circonspect. Quelle était sa personnalité, était-elle même vraiment belle ? Qui était-elle, que ressentirai-je à son contact ?

Nous étions tous deux célibataires, et notre correspondance prit vite le tour de la séduction. Elle avait une écriture légère, pétillante, poétique, très agréable, nos échanges étaient tendres, et après quelques semaines de découverte je lui donnai rendez-vous.

L'hiver s'installait, et je vivais dans la maison de mes parents où j'étais revenu diplômé d'une 'grande' école de commerce et chômeur, perdu. A 26 ans, mon père me nourrissait, me logeait, me donnait de l'argent de poche, et j'avais développé au moins deux complexes : Celui de l'enfant roi, vivant dans un hôtel gratuit en pension complète, et celui du petit enfant terrifié par son père. Un enfant en tout cas, pas un adulte émancipé.

Chloé entre dans le bar toute emmitouflée, une écharpe rose enroulée qui sous le bonnet ne laisse voir que ses yeux et ses pommettes, elle me regarde, plantée devant moi, ses jolis yeux pétillent, j'aime son nez, puis elle déroule tout à fait l'écharpe et j'aime moins son menton en galoche, cette mâchoire marquée qui glisse un air de brutalité, ou de bestialité, dans ce visage par ailleurs très harmonieux et doux. Elle a la beauté exotique d'une ethnie inconnue qui serait exquise chez elle, mais étrange à mes yeux. Je la trouve belle quand même, mais je suis partagé, dubitatif.

Chloé, quant à elle, sait exactement ce qu'elle veut, à peine assis elle se jette sur moi et je me laisse faire. Elle m'embrasse goulûment, répétitivement, sauvagement, comme tenaillée par une faim inextinguible. Je suis dépassé, abasourdi. Nous passons plusieurs heures enlacés fiévreusement sur une banquette au fond du bar, et lorsque nous nous séparons, nous formons un couple.

De ce couple, de son histoire, je ne me rappelle plus grand-chose. Sommes-nous restés ensemble 5, 6, 7 mois ? Je ne sais plus. A cela, outre l'abus de cannabis, d'alcool et de benzodiazépines, je vois plusieurs raisons.

La première est que c'est moi qui ai quitté Chloé, alors que 'tout allait bien,' et qu'elle en a beaucoup souffert. Ma mémoire censure largement ce qui me heurte, les périodes de souffrance psychique ou, comme ici, les histoires où j'ai eu le mauvais rôle et été cause de souffrance.

La deuxième raison de mon oubli est que j'ai aggravé la douleur de Chloé. Juste après la rupture je retrouvai Élodie, et m'embrasai d'une passion dévorante. Je continuai de voir Chloé, 'en amis,' et ne pus m'empêcher de lui en parler, inconscient, au point que déchirée, quelques semaines plus tard elle m'interdit de la contacter à nouveau.

La troisième et dernière raison de l'oubli de cette relation est, je crois, que je me suis souvent demandé par la suite si je n'avais pas fait une erreur, si Chloé n'était pas une femme avec laquelle j'aurais pu faire ma vie.

Constatant mon impuissance face au récit de cette

histoire, je vais jeter les images et souvenirs qu'il m'en reste afin, à ma mesure, d'en témoigner.

Chloé avait 23 ou 24 ans, et préparait un mémoire sur les seconds rôles dans les films de la Nouvelle Vague. Elle n'était pas très investie, parcourue de doutes sur son orientation. Elle écrivait aussi, des poèmes qu'elle commençait à mettre en musique et qu'elle se mit à chanter, accompagnée de musiciens, ce qui devait devenir plus tard son activité principale.

Elle habitait dans une école, le vaste appartement de sa mère qui en était directrice. Bel appartement, parquet, canapés, bibliothèques, tentures. Quand je passai la nuit avec elle, toujours en l'absence de sa mère, je devais souvent sortir par le gymnase qui grouillait de petits élèves en short, je passais vite, un peu fautif sans vraiment savoir pourquoi.

Avant tout, Chloé était tendre. Peut-être, avec Ambre, la fille la plus tendre que j'ai connue. Elle m'enveloppait de tendresse. Elle était attentionnée, compréhensive, gentille. Elle me donnait tout d'elle, sans réserve, ouvertement et simplement amoureuse. Peut-être trop ouvertement. A force il n'y avait plus rien à conquérir, plus d'espace à combler, tout d'elle, acquis, ne se laissait plus ni convoiter ni désirer. C'est peut-être ça qui m'a éloigné d'elle.

Moi aussi j'en étais tombé amoureux. Rapidement. J'avais oublié son menton en galoche, je la trouvais belle, fragile, délicate. Elle avait l'âme riche et sauvage d'une femme en noir héritière de rites païens. Elle avait rapporté de Corse, où habitaient encore ses grands-parents, deux bijoux de corail rose sculptés en forme de poing d'où le pouce sortait en signe de conjuration d'une antique malédiction, et m'en avait donné un, avec solennité, en gage d'amour éternel.

C'était agréable d'être avec elle, de discuter, de l'avoir dans les bras, de lui faire l'amour. Je me souviens de la première fois, délicieuse, d'un matin où elle mettait un string blanc, d'une soirée organisée dans l'appartement, où nous nous étions retrouvés dans le gymnase, à faire l'amour sur la pile de matelas de sport, nous arrêtant de temps en temps pour remercier des invités qui partaient. Il y avait une forte attraction physique. Je ne lui fis jamais de cunnilingus, je ne sais pourquoi, et je le regrette, mais nos rapports intimes furent excellents.

Il y avait un petit appartement aussi, du côté de la gare de l'Est, qu'un ami en déplacement lui prêtait certains week-ends. L'essentiel en était constitué par un très grand lit, sur lequel nous passions des heures torrides – mais pas seulement. Nous faisions souvent l'amour sur la moquette, nous occasionnant des plaies aux genoux qui nous étaient autant de stigmates amoureux.

Nous nous baladions à Montmartre, près de chez elle, discutions, nous tenions la main. Elle me parlait d'elle, de sa famille, extrêmement touchante elle paraissait honnête, transparente et c'était émouvant. Elle m'écoutait, avait compris mon état psychique et savait calmer mes angoisses. Souvent, le soir, mon complexe de petit enfant obéissant et terrifié prenait le dessus, et je rentrais dans la maison parentale au lieu de dormir chez elle, la laissant frustrée et interloquée.

Je la trouvais 'pure,' douce, compréhensive, intelligente et pétillante, c'était le pied au lit et je l'ai quittée, comme ça, parce que je ne ressentais plus depuis deux ou trois semaines la passion que j'avais eu pour elle. Alors que tout par ailleurs allait bien, que je n'avais rien à lui reprocher. J'ai associé passion et amour, et je me suis lassé, parce qu'elle ne jouait pas, comme les autres filles, à donner et à reprendre, à se rapprocher puis à fuir, non, Chloé donnait tout, en bloc, sans mystère, et je pense que je n'étais pas assez évolué pour ça.

Je me rappelle de ce moment-là. J'étais assis par terre, elle à califourchon sur moi. Elle était vive, pétillante, débordante de joie, et c'est là que je lui ai dit : 'Je crois qu'il faut qu'on fasse une pause.'

Elle s'est arrêtée, immobilisée, le souffle coupé et l'air interloqué, comme si elle avait pris une balle, puis elle s'est rejetée sur le côté, recroquevillée et la mine sombre a laissé filer un long 'non' plaintif et scandalisé.

Comme je l'ai dit, j'ai continué un temps, plusieurs semaines peut-être, à la voir 'en ami,' jusqu'à ce que souffrant trop elle mette un terme à tout contact. Ça lui faisait mal, ça la torturait, tandis que je m'étais mis instantanément à la voir comme une amie, ayant peut-être aussi le désir peu glorieux de la garder 'en réserve' au cas où j'aurais un retour de sentiments.

Je lui fis du mal avec Élodie. Je lui fis encore du mal avec ma névrose d'enfant terrifié. Elle avait pris un appartement. Je lui rendis visite. Nous finîmes allongés dans les bras l'un de l'autre. Alors qu'elle pensait que nous allions dormir ensemble, je m'arrachai à elle en me sentant obligé de rentrer sous le toit parental. Elle hurla de douleur.

Je lui ai envoyé un mail il y a un peu plus de deux ans, pour lui présenter mes excuses, ce dont elle me remercia.

La dernière fois que je l'ai vue, c'était magique.

Il y a quatre ans, j'ai trouvé un site internet à son nom, ainsi que des occurrences d'elle et de chansons qu'elle m'avait chantées sur plusieurs sites de musique. Elle avait créé son groupe et ça marchait plutôt bien. Elle tournait, en province et à Paris, et je repérai la date d'un concert prochain dans une salle près des Champs Élysées.

Elle chantait déjà quand j'entrais dans la salle plongée dans la pénombre. Sur la scène teintée de vert, de rouge et de rose elle se tenait dans une robe blanche, baignée dans une tâche de lumière. Elle était magnifique. J'aimais ce qu'elle chantait, mais, plus encore, je restais fasciné par l'apparition, le surgissement lumineux.

J'étais en adoration.

En couple avec Manu à l'époque, mais si ça s'était présenté, ce soir-là, je me serais damné pour Chloé tout de suite. J'avais l'impression d'être dans un film, un rêve, elle était tellement belle...

Et j'ai regretté de l'avoir quittée.

J'ai tellement, tellement souvent regretté de l'avoir quittée. Quittée alors que je n'avais aucun reproche à lui faire...

Je ne sais pas. Peut-être je la retrouverai un jour.

14. Élodie

Une femme en pleurs en robe blanche, un chagrin à fendre le cœur qu'il me tord le ventre de consoler.

Qui est-elle ? Elle, si magnifiquement belle, qui marche lentement, les mains portées à son visage pour étouffer ses sanglots.

Qui est-elle ? Celle qui m'émeut tant que je veux lui donner le paradis, au premier regard, que je la veux mienne, que je ne veux plus que ça.

Qui est-elle ? Pourquoi pleure-t-elle ? 'Laisse-moi sécher tes larmes' ai-je envie de lui dire tandis que je tombe amoureux.

Je vois, autour de la silhouette blanche, rayonner une aura dorée. Elle est l'image de la pureté. Très belle. Métissée asiatique, Vietnamienne ou Cambodgienne… Ses cheveux noirs très longs coulent sur la robe blanche. Son visage est très blanc. 20 ans, comme moi. Nous nous tenons sous les arcades centenaires ouvertes sur le parc du lycée Lakanal où nous suivons nos cours préparatoires. En fait, ce que je n'arrive pas à dire, c'est qu'à ce moment-là, quand je l'ai vue, Élodie m'a coupé le souffle, bouleversé, terrassé sur place.

'Pourquoi tu pleures ? Ça me fait de la peine. Je ne te

connais pas mais j'ai aucune envie que tu pleures comme ça…' Elle est tombée dans mes bras et je l'ai serrée de toutes mes forces. Elle a levé les yeux et elle a vu ma compassion.

L'automne commençait à peine, les arbres étaient encore verts, et ce jour-là, le soleil était radieux. C'est là que nous avons fait connaissance, sous les arcades de pierres, sans échanger nos noms, sans nous présenter, mais elle a senti que je pouvais la réconforter, l'apaiser. Elle a souri, et de ma vie, je n'ai jamais revu de regard si profond ni de sourire aussi enchanteur.

Huit ans plus tard, dans ma chambre sous les toits au milieu de la nuit je veux la toucher, elle se refuse et je l'insulte. Elle se lève, s'habille, les injures volent, elle jette son alliance et claque la porte…

Entre les deux scènes, une histoire insolite, forte, passionnée et pourtant tellement courte… Car, sur ces huit ans, nous n'aurons passé que quelques mois ensemble. Mais Élodie est la seule femme que je regrette encore. La seule avec qui je me marierai encore. La seule dont je sois fou de l'odeur.

A 20 ans, pendant plusieurs semaines je me fis secouriste, écoutant son chagrin, discourant de toute ma force de jeune homme. Puis son chagrin se dissipa, et il devint clair que nous nous plaisions, et que nous flirtions. Élodie habitait alors une chambre du lycée au-dessus des arcades, dans la froide et séculaire bâtisse. Nous y passions du temps, après les cours, parfois entre les cours, et je la revois, riant avec un regard terrifié, placer un oreiller entre nos visages pour m'empêcher de l'embrasser. Proust a raison, ce moment vit toujours, et quand j'y pense j'y suis encore pour de bon…

Plusieurs raisons font qu'elle refuse de m'embrasser : Elle doute de mes sentiments, me taxe d'être un 'beau parleur,' mais la principale, la plus valable est qu'à ce moment-là je suis en couple depuis plus d'un an avec Ambre, que je n'ai jamais trompée.

Je suis un homme fidèle. Il a fallu, deux ou trois fois dans ma vie qu'une femme surgisse et me coupe véritablement le souffle pour que je craque, et ce furent toujours des rencontres brèves. Je n'ai jamais eu, et n'aurai jamais de maîtresse, éprouvant une véritable répulsion vis à vis de la posture dans laquelle cela me mettrait.

Mais là me voilà, véritablement amoureux d'Ambre, et dans le même temps terriblement amoureux d'Élodie, qui sait tout puisque ma nature me force à mon détriment à ne pas mentir.

Je ne me rappelle pas du premier baiser avec Élodie, et souhaiterais recourir à l'hypnose régressive pour retrouver ce joyau.

On s'embrasse, de temps en temps.

On se cherche entre les cours, on se fuit, on s'ignore, on joue parce qu'on se plaît énormément. J'habite chez mes parents. Le soir, souvent, on s'appelle. Je lui fais écouter en boucle l'introduction du morceau de Ben Harper 'You don't believe that I love you…' (Tu ne veux pas croire que je t'aime.)

Une fois, elle m'appelle autour de minuit, de la cabine du lycée, en nuisette dans le froid. Je ne me rappelle plus si elle va mal, ou si elle a juste très envie de me voir. Elle me presse de faire le mur et de la rejoindre. Je n'y suis pas allé. Je le regrette.

Par peur de la réaction de mon père. Je n'y suis pas allé. Je l'ai laissée seule. Je le regrette. Peut-être que si j'y étais allé l'histoire après aurait été totalement différente. Enfin, sur le moment ça n'a pas semblé grave, on a continué à jouer.

Je me rappelle de nous deux, allongés sur mon manteau que j'avais étendu sur un lit de feuilles mortes, dans le parc, par une après-midi ensoleillée, batifolant, amoureux. Passionnés. Élodie a dans les yeux une profondeur incroyable, et dans l'expression, le sourire surtout, une qualité de mystère et de beauté d'âme que je n'ai jamais rencontré ailleurs.

Puis l'hiver est arrivé. Et ce grand parc, si beau en automne, avec le matin l'odeur des feuilles mortes brûlées, s'est transformé en champ de bataille apocalyptique où des troncs d'arbres renversés barraient les chemins de boue dans une forêt de branches noires et nues. Il a neigé, j'avais un trou sous une chaussure et mes pieds étaient trempés. Et la dépression s'est abattue sur moi. C'était la deuxième. Je rendais des copies blanches, j'étais tiraillé par l'idée de m'ouvrir les veines dans les toilettes du lycée, et un jour j'appelai la légion étrangère, qui rejeta ma candidature parce que la dépression de l'année précédente m'avait fait classer P4.

Élodie était devenue ma seule raison de me réveiller et d'aller en cours. Ma seule étincelle de bonheur dans un monde devenu noir, triste, fatiguant et anxiogène. Toute ma journée se concentrait sur les inters cours où je la cherchais, où un regard, un sourire d'elle me réchauffait. Nous ne flirtions plus, nous nous étions éloignés après qu'elle eut compris que je ne quitterai pas Ambre. Je la voulais quand même. Elle m'aimait quand même, mais affichait une froideur à la fois ressentie et stratégique. Tout cela était très passionnel. Une fois j'étais parti, triste, d'un pas rapide, et elle m'avait couru après à travers le parc pour s'immobiliser devant moi, essoufflée, un point rouge dessiné entre les yeux, pour me dire… Qu'elle était là.

Notre seule sortie à Paris ; le Chao Ba à Pigalle, la nuit. Assis contre la baie vitrée dominant la place, dure vérité : Non, je ne quitterai pas Ambre, et ça me déchire de décider, de dire ça, je veux tellement Élodie, mais non. Elle me met en demeure de choisir et c'est la fin de notre relation. Du coup, plus rien ne me retient dans cette prépa et je m'en vais, en cours d'année, je m'en vais et Élodie disparaît.

Putain… J'y ai pensé et repensé des années à cette fille, surtout après que c'eut été fini avec Ambre, comme à l'amour manqué de ma vie. J'aurais tout donné pour la revoir, elle, l'unique à porter ce parfum qui ne m'avais attaché à aucune autre femme, avec ces miracles d'expressions sur son visage, ce sourire à tomber KO, ce regard délicieux, son intelligence, sa finesse, sa vivacité, son incroyable sensualité. Élodie, Élodie, Élodie !

Sept ans plus tard, je porte un costume et suis assis dans le RER du matin qui me conduit au bureau. Je regarde une femme debout, de dos ; sa chevelure, ses épaules, son dos, je la trouve resplendissante, je me dis qu'elle doit être Asiatique. Pendant plusieurs stations je rêver à cette inconnue dont je ne vois pas le visage.

Elle se retourne. C'est le choc. C'est elle ! La fossette verticale sous les lèvres.

'Élodie !?

Gabriel !'

Le choc est partagé. Son sourire m'électrise de bonheur. Nous hallucinons, face à face. Les gens autour sourient. Nous échangeons quelques paroles maladroites et nos numéros de téléphone. L'attirance est toujours là, palpable, plus forte encore. Deux jours après je l'appelle et fixe un rendez-vous.

Au premier étage du Galway, jeu de séduction, très vite je n'en peux plus, m'assois à côté d'elle et l'embrasse.

- 'Ma nana...
- Ta quoi ?
- Ma nana. C'est ce que tu es.' Elle rit.
- 'Qu'est-ce qui te donne le droit de penser que...
- Je te veux. C'est toi. Ma nana. S'il y en a un autre je l'évincerai.'

Je délire, c'est un rêve.

J'embrasse Élodie à pleine bouche, je la serre fort, l'entoure de mes bras. Si longtemps j'ai rêvé de ce moment. Je nage en plein bonheur. Sept ans... Sept ans plus tard. Elle est magnifique. Ces années l'ont rendu encore plus belle, suave et énigmatique. Et puis, traînant quelque part dans son regard, il y a toujours cette enfant qui pleure et que je suis avide d'égayer.

C'était l'été. L'été à Paris. Mon père venait de me foutre dehors et je squattais chez un ami. Nos rencontres avec Élodie étaient toujours passionnées. J'étais fou d'elle. A chaque instant, assis au restaurant, marchant avec elle, j'avais l'impression d'être en compagnie d'un être venu du ciel, et extrêmement désirable.

A l'issue d'une soirée à St Michel elle me dit, étonnée : 'Je ne savais pas qu'on pouvait avoir autant envie d'embrasser quelqu'un.' Je l'embrassais tout le temps. J'adorais tout en elle. Extrêmement intelligente, elle parlait huit langues. Magicienne, elle m'ôta un violent mal de tête en faisant une passe de mains qu'elle a toujours refusé de m'expliquer. Nous étions complémentaires, dans la discussion, notre vision du monde, la manière dont nous nous enlacions, c'était comme si on nous avait fait l'un pour l'autre.

J'ai un souvenir clair de notre première nuit, dans le studio vacant de sa mère.

Le jour finissait. Nous mangions, devisant, riant sur le petit balcon. Il faisait doux. C'est resté pour moi l'image d'un bonheur complet.

Elle s'est déshabillée entièrement et s'est jetée sous le drap. J'aperçus en un éclair sa peau délicatement matte. J'étais ému, impressionné, au cœur de ce désir né de la femme en blanc qui pleurait, sept ans plus tôt.

Je lui fis l'amour longtemps, nageant en plein rêve, les époques se télescopant, satisfaisant un désir qui n'avait cessé de croître depuis sept ans, longtemps aussi par bêtise, parce que je pensais qu'elle serait d'autant plus satisfaite que cela durerait. Après nous être longuement embrassés, et avoir repris notre souffle, elle demanda d'un air ennuyé : 'Ça dure toujours aussi longtemps avec toi ?' J'éclatai de rire, la pris derechef en levrette et éjaculai en une minute pour la rassurer. Elle disait ne pas aimer le sexe, et ce n'est que plus tard, autrement, que je sus qu'elle mentait.

Nous passâmes plusieurs nuits dans ce studio, très amoureux.

Nous marchions beaucoup, main dans la main, nous arrêtant aux terrasses. Elle me connaissait mieux que je ne me connaissais moi-même. Quand j'acceptai ce boulot de commercial dans le nord de la France elle éclata de rire et ne me donna pas une semaine. Effectivement, je fus viré à la fin de la première et le travail me fit horreur. Je ne sais comment elle avait prévu ça, et de manière si catégorique. Elle voyait en moi une force, un destin que j'ignorais moi-même, et semblait leur faire une confiance sans borne.

Puis vint la demande en mariage, après deux mois de relation.

C'était le soir, j'étais chez l'ami qui m'hébergeait : 'Mais elle est complètement folle cette nana !' Par texto, elle me demandait si je voulais l'épouser.

J'acceptai, fou de bonheur.

J'achetai deux alliances et lui donnait la sienne, une nuit, sous un métro aérien.

Je rencontrai sa mère, dans le studio que je fis semblant de découvrir. Revêche et inquisitrice, elle répondit à une question de courtoisie par un sec et littéral 'c'est moi qui pose les questions !' Et elle en avait des bizarres ; 'est-ce que vous voulez en faire votre femme ou devenir son époux,' auxquelles je répondis, concentré, du mieux que je pus. Puis nous déjeunâmes dans un restaurant chinois, et je me débrouillai pour mettre en valeur mon plan de carrière quand je tenais alors une cabane de bonimenteur devant le BHV. Mais la rencontre avec le dragon Sino-Vietnamien ne se déroula sommes toutes pas trop mal. Du moins pas assez mal pour qu'elle mette un obstacle au dessein de sa fille.

L'ami qui m'hébergeait partit un mois, et son appartement de la Butte aux Cailles devint notre écrin.

C'est là que j'appris comment porter à ébullition une Élodie plutôt froide jusque-là pendant les relations sexuelles. L'arme fatale : Le cunnilingus.

Je ne lui en avais jamais fait. Aussi faut-il dire que nous n'avions passé que quelques nuits ensemble. Elle souffrait d'un blocage psychologique refrénant son plaisir pendant le sexe, mais le cunnilingus le fit exploser. Dès que je posai mes lèvres sur les siennes je la vis frissonner, et quand j'entrepris des embrassades plus passionnées elle se mit à se convulser, ça montait, ça montait, elle soupirait, elle criait puis après, où à l'approche de l'orgasme, sous l'assaut d'un plaisir insoutenable elle croisait les jambes sur le côté et se retirait du jeu, épuisée. Et moi... J'avais simplement découvert l'odeur la plus enivrante de ma vie. De ma vie, de toute ma vie je n'avais rien senti de meilleur.

Elle se lève et gagne la salle de bain. Je prends sa culotte, la respire, totalement enivré, et je demande à Dieu la grâce de pouvoir dans ma vie sentir à nouveau ce parfum. Ceux qui font de l'amour une affaire de molécules combinées, de chimie, n'ont pas tort. Les molécules d'Élodie et les miennes étaient faites exactement pour s'attirer, se combiner. L'odeur découverte apporta un nouvel éclairage à l'attraction si forte qui nous liait.

Puis Élodie partit pour un contrat de trois mois à

Budapest. Elle avait un vol de nuit. Nous avions juste le temps de dîner. Au lieu du restaurant, nous commandâmes des pizzas et fîmes l'amour pour la dernière fois.

'Au revoir.'

Tendresse et tristesse. Élodie n'était pas une fille tendre. Elle n'était pas féminine dans ce sens-là. Elle avait des traits masculins, décidée pour sa carrière, ferme, tranchante, n'affectionnant ni les mots doux ni les bisous dans le cou, et formulant sa demande en mariage par SMS. Bien sur, cette dureté apparente cachait une grande sensibilité, et c'était ce contraste qui m'émouvait et que j'aimais aussi. Mais durant cette dernière rencontre en coup de vent elle fut tendre, et je n'y repense qu'avec précaution car elle m'émeut beaucoup.

'Au revoir.'

Et je l'attendis. Dans ma cabane au BHV. J'attends ses coups de téléphone, ses emails qui ne viennent pas. Je compte les jours, puis les semaines, je souffre. Je parle d'elle, du manque, de l'absence, je ne parle que de ça parce que je ne pense qu'à ça. J'enchaîne les pintes en regardant mon portable. C'est insupportable. De temps en temps, au compte-goutte vient un email qui ne parle pas d'amour. Je suis fou, elle me manque, je me ronge le sang.

Et puis elle revient, pour deux jours, et enfin un soir je la retrouve. Nous dînons dans un restaurant du côté des Halles. Elle m'annonce qu'elle s'établit à Budapest, qu'elle ne reviendra pas, mais m'invite à la rejoindre. J'ai la tête qui tourne. Un démon danse autour de moi qui menace de m'arracher les entrailles. Je parviens à rester calme. Non, je n'irai pas à Budapest. Qu'est-ce que j'y ferai ? Je ne parle même pas la langue. Et dans ces quelques mots, je me le dis encore aujourd'hui, c'est peut-être une des plus grandes erreurs de ma vie que je viens de faire.

Et si je l'avais suivie ? Puisque, à l'heure qu'il est, je l'aime encore...

Ça l'étonne que je reste aussi calme.

Entre temps, j'ai loué une chambre de bonne, et je l'invite à y passer la nuit. Nous avons regardé les photographies que j'avais prises au Japon à 17 ans, comme un couple insouciant. Puis j'ai éteint la lumière et nous nous sommes couchés. La chambre était pleine de clarté lunaire. Élodie venait de perdre son père, et n'avait pas envie de faire l'amour. Je comprends, mais le temps passe, le désir pousse alors je glisse ma main dans sa culotte.

Elle crie en se redressant, je m'excuse, elle comprend et nous nous allongeons à nouveau. C'est alors que le démon qui dansait au restaurant cette fois s'empare de moi, et que toute la peine, la souffrance refoulées jaillissent en torrent. Doucement, grommelant sur mon oreiller, puis plus fort, je me mets à pousser des jurons puis à l'insulter.

Son sang ne fait qu'un tour. Elle bondit hors du lit en criant qu'elle ne supportera pas qu'on l'injurie ainsi et entreprend à la hâte de s'habiller et de rassembler ses affaires. Elle est hors d'elle. Je suis hors de moi. Les invectives fusent. 'C'est ça ! Casse-toi !' Elle jette son alliance et file dans la nuit, à trois heures du matin.

Le deuil fut long, et très douloureux. Pendant des mois ça m'a laissé hagard. Aujourd'hui mon cœur n'est toujours pas guéri.

Trois ans après, un été, je me mis à lui écrire mon amour, ma passion, chaque nuit :

9/09/06 : *'J'ai pas arrêté de penser à toi. Pas cette semaine seulement. Tout le temps depuis Lakanal. Et sûrement avant déjà. Il y a quelque chose entre nous dans cette vie, un lien puissant et complexe. Aucun visage ne peut m'émouvoir autant que le tiens. Tout le temps que j'ai passé avec toi, pas une seconde je n'ai été indifférent. Pour moi t'es un cadeau du ciel Élodie. T'es une humaine formidable. Ce n'est pas juste la beauté. Même si la beauté c'est les yeux, la grâce et le mouvement. Je raffole de ton caractère, de tes mots, de toutes tes attitudes. Je te kief. T'es une reine. Je t'aime. La pleine lune me regarde par le vasistas et elle sait que mon cœur bat pour toi. Elle sait que ce qui manque à mon lit c'est ton corps, à mon nez le parfum de tes cheveux, au spectacle de l'aube avenue de l'Opéra ta compagnie. Ta main dans la mienne. Je t'aime, je t'aimais et je t'aimerais. Quoi que tu fasses maintenant, dans cette vie ou dans une autre.*

Je t'embrasse

Gabriel

Au bout d'une semaine elle me pria de cesser mes 'mails nocturnes,' et m'indiqua que j'étais de l'histoire ancienne et qu'elle était à présent avec l'homme qui lui était destiné.

15.Manu

Je l'ai revue hier, chez moi, et j'ai été séduit à nouveau par son rire et sa grande beauté sensuelle et atypique. Manu a eu tout le visage refait après un accident de voiture, ce qui explique peut-être son côté cosmique, inédit, et le fait qu'elle soit si belle, si désirable qu'à l'époque tous les mecs de l'hôtel m'enviaient.

'Mais qu'est-ce que je leur fais ?' demande-t-elle, sincèrement, et elle rit. Son rire même constitue une grande part de son charme, et si ses grands yeux bleus ronds ne pétillaient pas autant, avec un jaillissement que je n'ai jamais vu ailleurs, son visage perdrait beaucoup de son pouvoir. Un pétillement d'ingénuité et d'innocence, incroyable. Fascinant, en contraste avec son sens aigu de la réalité et sa poitrine admirable.

On ne peut parler de Manu sans évoquer ses seins, gonflés, fermes, toujours en décolleté, véritable invitation à un festin de chair. 1,62m, petite, la taille fine, les fesses rebondies et ces incroyables seins, on ne peut parler de Manu sans la présenter toute entière, telle qu'elle affolait les hommes. Sûr que les potes allaient être sous le charme et avoir envie d'elle, je ne la leur ai jamais présentée. Manu est une provocation, une invitation au festin je l'ai dit, au-delà de son physique, en grande partie à cause du pétillement de ses yeux. De toutes manières, il n'y a pas beaucoup plus séduisant pour un homme qu'une poitrine magnifique surmontée d'yeux ingénus.

Et ingénue elle l'était, elle l'est, je ne sais plus si je dois en parler au présent ou au passé maintenant que je l'ai revue, véritablement.

Il y a des tas de choses que Manu ne sait pas et qu'elle aimerait apprendre. L'orthographe et la grammaire, l'histoire, la géographie ou la géopolitique par exemple. Elle a adoré Bernard Werber qui lui a donné son premier aperçu des religions et des philosophies du monde. Elle ne sait pas qu'Israël est un pays, n'a aucune idée de qui était Jésus, et quand je lui dis que je suis devenu musulman elle s'étonne : 'Tu t'es converti à l'islamique ?' Elle se reprend en riant, confuse mais sincère : 'A... A l'Islamisme ?' Avant de retrouver dans un coin le mot Islam, alors que je ris avec elle.

Elle me demande pourquoi, je commence à lui dire que pour les chrétiens Jésus est le fils de Dieu, et qu'il a sauvé les hommes de leurs péchés par ses souffrances, mais très vite elle me coupe, la mine fatiguée, comme si elle avait trop réfléchi, et lâche : 'Oh tu sais... Moi j'y connais rien à tout ça...' C'est là qu'elle me parle de Werber. Puis, réjouie, riant, elle me demande si je fais la prière, parce qu'elle a vu des musulmans à la télé et que ça l'amuse de m'imaginer les fesses en l'air.

Les SMS de Manu, au cours de notre relation, furent pour moi un vrai délice.

Elle écrivait d'une manière inimaginable et véritablement réjouissante tant, dans une absence totale de connaissance orthographique et grammaticale, elle faisait émerger une structuration unique, personnelle et spontanée des mots. Ce n'était pas du 'langage SMS', ou des abréviations, elle avait son écriture à elle, ce que je n'ai jamais rencontré ailleurs. C'était du Prévert, du surréalisme, et quand elle m'écrivait 'j'aimerais te voir ce soir, tu me manques, je suis fatiguée, bisous' ça donnait 'géméré tevouar se soir, tu memenque jsui fatigait bisous,' et je le relisais vingt fois. Pour elle, 'memenque' était un verbe, et ça me ravissait.

Manu est curieuse, elle veut tout apprendre, mais elle se fatigue vite.

Hier encore, elle me dit : 'Tu vas toujours dans ton temple bouddhique ? Je voudrais bien voir... Et tu fais toujours de la boxe ? Je voudrais bien apprendre, je serais bonne à ça moi, je leur donnerais de mon gaucher et de mon droitier... Mais faudra pas qu'ils me touchent la figure, c'est fragile comme du verre...'

Et fragile, je ne sais pas, je la sentais et je la sens toujours fragile, c'est ça qui me donne envie de la serrer dans mes bras et de la protéger, mais en même temps, et en dépit de son ingénuité, Manu est une des personnes les plus fortes et pragmatiques que je connaisse.

Elle a grandi dans une ferme, elle m'y a emmené un week-end.

On a pris le train, puis sa voiture que j'ai conduite. Je lui ai fait une peur bleue en ne m'arrêtant pas à un rond-point, et je sais qu'elle ne me laissera plus jamais la conduire. Elle a pris le volant, je trouvais qu'elle roulait vite et collait les véhicules mais on est arrivés.

Il y avait une longue maison, une grande grange et de la boue entre les deux. Un chien sautait sur la voiture. Elle m'a montré trois cochons, et dans une pièce les morceaux découpés étalés en différentes parts de celui qu'on venait de tuer. On en a mangé à midi, avec l'eau de vie distillée à la ferme.

Ses parents, rudes et bons, m'ont accueilli avec simplicité et gentillesse. Il y avait une flopée de marmots, sa mère s'occupait d'orphelins. Son père m'a donné des bottes et m'a fait visiter ; les pommiers, le potager, les oies méchantes, j'ai fait connaissance avec la vache – je me sentis plus loin que dans un pays étranger, Manu était chez elle.

Je me rappelle avec tendresse, et une émotion poignante de ce week-end. Nous avions dormi dans son ancienne chambre aux murs couverts d'affiches d'acteurs et de rock stars, dans un vieux lit en chêne, sous la bénédiction de ses parents, assez indifférents à ma présence, confiants, seulement, dans les choix de leur fille.

Elle avait commencé à travailler à 16 ans – Manu était simplement passée à côté de l'éducation académique – dans la cuisine d'un restaurant, dans les conditions difficiles d'un milieu presque exclusivement masculin marqué par la hiérarchie et une pression constante. Apprentie, commis, elle a littéralement 'vu des couteaux voler,' et s'est faite engueuler tout le temps. Avec la ferme, ça lui a forgé le caractère.

Dur, terrien, pragmatique, un caractère duquel s'échappe, malgré tout, le pétillement rieur et ingénu de son regard, et un ailleurs ; un jour Manu m'a dit qu'elle aurait aimé être océanologue.

A 16 ans, elle habitait déjà seule, dans un village à quelques dizaines de kilomètres de la ferme, gagnant son argent, autonome. Deux ou trois ans plus tard elle s'est installée à Paris. Quand je l'ai rencontrée, elle avait 21 ans, et travaillait sous la direction d'un grand créateur comme chef de partie dans le restaurant de l'hôtel où j'étais bagagiste. Trois ans plus tard, elle est second dans un restaurant étoilé. Demain, elle veut partir aux États Unis, 'travailler là-bas un an ou deux donne des opportunités intéressantes.'

Manu disait qu'elle voulait 'faire quelque chose... Faire quelque chose de grand.' Elle ne savait pas quoi, mais elle voulait faire 'quelque chose de grand' de sa vie, sans vanité. Elle voulait exister. Elle s'était inscrite pour participer à Koh Lanta. Crapahuter dans la jungle et vivre dans des conditions rudimentaires elle l'aurait fait, ça lui allait. Passer à la télé c'était pour elle 'quelque chose de grand' par exemple. Elle voulait faire des cartes de restaurants, gagner des étoiles, créer un mouvement culinaire ; c'est la cuisine, ça aurait pu être n'importe quoi d'autre, Manuela aurait toujours voulu 'faire quelque chose de grand.' Je pense qu'elle avait une sensation intuitive du caractère sacré, de la valeur et de la beauté de son existence – et de toute existence – que la plupart des humains n'ont pas. A sa manière, Manu fait resplendir l'humanité.

Je l'ai rencontrée dans le couloir de service de l'hôtel où nous fumions nos cigarettes avant que la loi anti-tabac ne passe.

Elle m'a rappelé quelque chose hier que j'avais oublié ; la première fois qu'elle m'a vu je lui ai dit bonjour, je lui ai fait la bise et ça lui a plu. Il y avait des tensions entre les services, et je crois que les mecs en costume snobaient pas mal la cuisine, ce sur quoi j'ai dénoté. Ce qui lui a plu, c'est ma courtoisie, ma simplicité, et c'est aux belles âmes, aux âmes bonnes que ces choses-là plaisent.

Je pense que Manu est une très belle âme, dénuée d'orgueil, pleine de bonté et d'amour. Je me souviendrai toujours du soir d'hiver où nous avons croisé un clochard, de son expression fugitive d'extrême tristesse, et de ce qu'elle m'a murmuré d'un ton plaintif : 'Il fait froid et lui il est dehors…' Comme si ça la surprenait, qu'elle voyait ça pour la première fois, souffrant de compassion. Oui Manuela est l'une des plus belles âmes que j'ai rencontrées. Et si paradoxale, si craquante.

J'ai voulu jouer les Pygmalion avec elle au début, lui apprendre, l'éduquer, j'ai vite arrêté. Elle est si belle comme ça, âme magnifique vierge de toute doxa, de toute connaissance humaine, resplendissante et heureuse. C'est ça, je crois, le plus important, le plus impressionnant, à quel point, sans orgueil – elle fait semblant parfois, d'être orgueilleuse, quand on lui fait un compliment par exemple, mais elle le fait de l'extérieur, comme si elle en était fondamentalement incapable, comme si elle ne savait pas ce que c'est – à quel point sans orgueil et sans vanité, elle peut être heureuse.

Et ça se voit, je l'ai vu tout de suite, c'est ça qui fait son charme aussi, ce bonheur insouciant dont le spectacle donne le goût. A l'époque, elle portait un habit de chef noir dans lequel elle étincelait, elle m'a plu tout de suite, je l'ai trouvée superbe et quand je la regardais j'avais envie de la prendre dans mes bras.

Je la guettais, connaissais les heures où elle allait fumer, je m'arrangeais, je me trouvais là aussi, par hasard, on plaisantait, on riait, on discutait, il y avait là tout un groupe de cuisiniers et de serveurs, de gens de l'hôtel, et après s'être côtoyés quelques semaines assis par terre ou sur des caisses, après l'avoir désiré en silence pendant des semaines elle m'a dit – et c'était logique dans la conversation, il y avait du monde – 'et pourquoi tu m'apportes pas les croissants demain matin ?'

Je suis resté interloqué. Un silence s'est fait. Les gens attendaient. J'ai dit 'Donne-moi ton adresse,' et me suis retrouvé dans un taxi le lendemain matin, avec un gros sachet de croissants et de pains au chocolat.

C'est elle qui m'a chassé, après m'avoir charmé, et Manu avait un côté garçon manqué évident, dû à son histoire, qui lui donnait un surcroît de féminité.

J'ai donc sonné chez elle, il devait être dix heures, elle m'a ouvert en chemise de nuit et on a petit-déjeuné, ça s'est bien passé et on a programmé une soirée, à son initiative. Elle m'a dit : 'T'as été au Japon ? J'ai jamais mangé japonais… Tu m'emmènes dans un bon japonais ?' Alors avec sa colocataire et un jeune mec sympa qui s'appelait Vincent, et draguait la colocataire, on est allé dîner chez Hokkaido, dans le quartier de l'Opéra. Dîner plantureux, rieur et bien arrosé, puis dans la rue les filles parlant entre elles et Vincent me disant, parce que je doutais et que je n'arrivais pas à prendre l'initiative, que Manu voulait sortir avec moi.

Je viens de l'avoir au téléphone, 50 minutes. On a beaucoup rit. Quand je lui ai demandé si elle voulait toujours être océanologue, elle m'a répondu que 'si elle gagnait 20 millions elle ferait océanologue. Et puis elle a ajouté que si elle gagnait 20 millions elle ferait de l'humanitaire. Pas donner à des organismes, non, 'j'irai partout dans le monde faire de l'humanitaire,' elle parcourrait la planète avec son argent pour aider les gens, c'est son idée de la chose, alliant intelligemment goût du voyage et nature bonne et altruiste de son âme.

Si elle avait droit à un vœux ? Elle soignerait les plaies des hommes. Tout simplement, 'Mais en me faisant construire une belle maison quand même.' Son côté terrien et pragmatique, et au final tellement humble. Plus tard elle dit : 'Je crois qu'on est tous des vieilles âmes, et qu'on a voyagé longtemps de vie en vie. Je crois que notre vie maintenant elle dépend de ce qu'on a fait dans la vie d'avant. Si on est bon on est meilleur dans la vie d'après, et ça va, ça va, jusqu'à ce qu'on devienne… Je sais pas…' Elle n'a aucune notion de bouddhisme ou d'autre pensée extérieure. Ça lui est venu tout seul.

Adolescente, deux fois elle est sortie de son corps et s'est vue d'en haut. 'Ça fait réfléchir… Ça pose des questions… De voir qu'on peut sortir… Ça montre qu'on a une âme… Et puis une fois… C'était à la même époque… J'ai été dans une de mes vies d'avant' – Et c'est la fille de ferme qui n'a rien lu qui dit ça – 'oui… Vraiment… Je raconte ça à des gens et ils se foutent de ma gueule…' Gênée, elle rit. 'Mais c'était pas un rêve non, c'était pas un rêve je suis sur j'y étais… J'y étais vraiment…'

'Où ?'

'Accoudée au balcon d'un château, avec une robe pourpre.' Manu dit aussi que quand tu sors de ton corps il faut faire attention parce que des mauvais esprits peuvent se glisser dedans, ça elle l'a lu sur internet, ça lui fait peur mais le reste, l'essentiel, lui est venue d'elle-même. Comme une âme que Dieu a doté des clés pour être bonne et comprendre le mystère humain.

Je me rappelle de notre premier baiser, quelques jours après le dîner, dans un bar de nuit. J'étais avec un ami, et l'avais briffé pour qu'il s'en aille un quart d'heure après son arrivée. Elle m'a grillé d'ailleurs, plus terrienne encore que moi, et m'a demandé si je n'avais planifié ça. Les gens de la ferme sont rusés, il faut se lever tôt pour les duper.

Elle est arrivée, je me souviens, elle portait du violet et avait le teint rose parce qu'il faisait froid, le bar était orange, quinze minutes plus tard mon ami a prétexté une soirée et je me suis retrouvé seul avec elle. J'ai attendu un peu, j'ai dû prendre une longue inspiration et puis je lui ai sauté dessus, et elle avait encore les yeux surpris quand ma langue était déjà dans sa bouche.

Elle m'a reparlé de la manière dont je l'avais embrassée. J'étais impressionné par sa beauté et par l'attraction qu'elle exerçait sur moi, et puis, une femme se refuse moins les lèvres collées qu'à quelques centimètres… Je crois que j'avais peur qu'elle m'échappe. Et j'avais tellement envie d'elle.

Ensuite, on a été ensemble et, quelques mois, six ou sept peut-être, heureux. J'allais chez elle, surtout quand sa colocataire n'était pas là, elle venait chez moi. J'habitais une chambre de treize mètres carrés sous les toits avec toilettes sur le palier, du coup, comme Lou, qui la fréquenta plus tard, je peux être sûr que Manu ne m'aimait pas pour l'argent ou le confort. Elle m'aimait, tout simplement, et je l'aimais, j'étais fou d'elle, notre amour était très fort.

Le sexe nous liait aussi, voluptueux. On a fait l'amour la première fois chez elle, la deuxième chez moi. Quelques jours après, entre le mur et le lit je retrouve un string qui ne peut être qu'à elle. Surpris, et intrigué qu'elle soit partie sans, et sans m'en parler, je l'appelle ; 'devine ce que j'ai trouvé ?' Placide, elle me répond, comme si c'était normal qu'elle croyait que je le lui avais 'piqué.'

- 'On te pique souvent des strings ?
- Ça arrive. Y en a qui font ça.
- Et ça te surprends pas ?
- Non...'

C'était fou sa décontraction totale, et déconcertant parfois à la fois cette ingénuité et le résultat de son éducation projetée dans la vie adulte. Elle trouvait ça normal qu'on lui pique un string, parce qu'on le lui avait déjà fait, et qu'elle n'y associait aucune idée de perversité. Elle ne se doutait pas de ce qu'un homme pouvait faire avec après, ou alors, là encore, elle s'en foutait.

Je ne me rappelle plus bien de notre relation, à cause de ces périodes après où j'ai fumé 20 grammes de shit la semaine, et qui ont effacé beaucoup de ma mémoire, mais aussi sûrement parce que nous sommes vites tombés dans une sorte de routine heureuse.

On se voyait tous les jours à l'hôtel et ça se passait bien. Je l'attendais chaque matin à neuf heures pour l'embrasser devant la porte de service. Elle était toujours en retard, essoufflée et heureuse de me voir. Son sourire et ses yeux réjouis me faisaient craquer. Toute la journée on se faisait des clins d'œil, je passais mon temps à la cuisine, et le soir on dînait ensemble au réfectoire avec les autres cuisiniers et les serveurs. Tout le monde savait qu'on était ensemble mais on ne s'embrassait pas, on ne le montrait pas ostensiblement. Tout de même, il y avait cette très longue table et elle s'asseyait toujours à un bout, et moi à l'autre, c'étaient nos places, comme le roi et la reine, les autres sur les côtés.

Elle terminait vers minuit, et souvent venait me rejoindre ou j'allais l'attendre chez elle. On passait nos week-ends ensemble, restaurants, balades, visites, mais on restait aussi beaucoup à l'intérieur à rire, à faire l'amour ou à regarder des films en se faisant des massages.

Les massages… Elle adorait ça, et comme je l'adorais je lui en faisais souvent, souvent en regardant des films devant lesquels elle s'endormait. Et elle, ne m'en faisait pas, ou presque, alors que moi aussi j'adore ça. Les premiers mois ça ne m'a pas gêné, mais ensuite on a commencé à se prendre la tête, et puis à la fin quand les tensions sont apparues j'ai cessé de lui en faire.

Au début elle était tout le temps chez moi, dans la petite chambre, après le boulot elle demandait par sms si elle pouvait venir, le week-end on y passait des journées entières, c'était notre petit nid d'amour. Puis, après quelques mois – mais c'est méritoire qu'elle y soit restée quelques mois, sans salle de bain, la cabine de douche à côté du lit, les toilettes sur le palier – elle s'est lassée et nous avons été presque exclusivement chez elle. A un moment, sa colocataire est partie et nous avons eu les soixante mètres carrés pour nous seuls. Elle me donnait les clés et j'allais l'attendre, une demi-heure avant de partir parfois elle me donnait un coup de fil et je lui faisais couler un bain, on regardait un peu la télé en riant puis on faisait l'amour et on dormait collés.

Quand je l'ai rencontrée j'avais arrêté le shit mais je buvais – et elle me reprochera toujours en riant d'avoir, en secret en alcoolo sifflé les deux bouteilles de vodka, une aux Carambars et l'autre aux fraises Tagada, qu'elle faisait macérer – et puis, un soir, dans un tiroir de sa chambre j'ai trouvé un morceau de shit. Il n'était pas très bon mais il devait bien y avoir cinq ou six grammes, et je me remis à fumer le soir en l'attendant. Manu ne fumait pas, un mec, un jour, lui avait donné ça, elle ne savait pas très bien comment ça s'était retrouvé dans son tiroir, mais elle savait que ça y était, et un soir qu'il y avait un fumeur à la maison, elle l'a cherché et j'ai dû lui avouer que je l'avais fumé. Elle l'a pris cool, elle ne m'a même pas adressé de reproche. J'étais scié. Comme pour le string, Manu n'était pas surprise qu'un mec ait fumé son shit en cachette.

Oui, elle avait une grande connaissance – instinctive ? Lui venant de son expérience ? Mais certainement pas de son éducation – de la nature humaine et une grande bonté.

Et elle était toujours si fraîche, si vive – je me rappelle d'elle une fois au billard. Elle n'avait jamais joué et m'a battu, moi qui aie dû jouer quelques centaines de fois, et elle était heureuse, riant, se moquant, recevant les lauriers de la victoire mais sans perdre un instant sa candeur, sa bonté. Manu était quelqu'un qui pouvait jubiler, sauter sur place en criant : 'C'est moi la championne !' tout en restant humble. Incroyable. Manu était une fille incroyable. Elle m'a apporté plus que de l'amour et du rire, elle m'a donné une sensation de la beauté de la vie même.

Un soir Manu m'appelle :

- 'Gabriel…
- Ça va Manu ?
- Pas très bien… Y a ma porte qui est ouverte…
- Et alors ?
- Je suis sur le palier, je viens de renter et la porte elle est ouverte…
- C'est pas Gwen ?
- Elle est avec moi.

- Vous avez pas oublié de la refermer en sortant ?
- Non… Et c'est déjà arrivé l'autre jour…
- Quoi !? Pourquoi tu m'as rien dit ?
- Je… Je pensais que c'était rien… Qu'est-ce que je fais ? Je rentre ?
- Non. Rentre pas.
- Gabriel j'ai peur…
- Appelle la police ou attends que je vienne…
- OK… Alors je vais rentrer.'

Elle se rendit dans la cuisine où elle se saisit d'un éminceur. Manu est cuisinière, dangereuse avec un éminceur. Suivit la visite précautionneuse, le couteau dans une main, le portable dans l'autre, de chaque pièce et chaque recoin de l'appartement, où rien, et c'est cela qui était véritablement étrange, n'avait été touché. Quelqu'un était entré, en utilisant un double de la clé de la porte blindée, n'avait rien pris, rien déplacé, et avait laissé la porte ouverte pour faire savoir qu'il était entré. Comme pour faire peur… Et Manu avait peur. Elle dormit cette nuit-là avec Gwen, l'éminceur à portée de main sous le lit. D'ailleurs elle le laissa là par la suite, curieusement, arguant qu'on 'ne sait jamais ce qui peut arriver,' ce qui me donna l'impression dangereuse de dormir avec Sharon Stone.

Quelqu'un faisait du mal à Manu et ça me rendit fou. Prêt à tout. Après que je lui eus fait barricader la porte et qu'elle eut raccroché, j'appelai un pote genre guerrier mutant et convins d'aller planquer chez elle pour attraper l'intrus. Nous débattîmes longuement de ce qu'il faudrait en faire, émettant entre autres hypothèses celle de l'enfermer dans une cave, avant de nous résoudre à le livrer à la police, pas trop amoché. Le lendemain matin toutefois j'optai pour une solution plus simple, qui ne m'étais pas venue à l'esprit le soir même, et fis changer la serrure. Malgré mon envie d'attraper celui qui avait effrayé ma beauté et de lui faire payer moi-même. J'étais fou de Manu.

Elle m'appelait 'Ti'Gaby,' je l'appelais 'Ti'Manu,' il y avait tant de tendresse entre nous. Nous étions liés par une très grande complicité, spontanée, en dépit de nos parcours si différents, due à la proximité de nos âmes. Une fois, pour fêter quelque chose, Manu m'a fait la cuisine – comme la plupart des cuisiniers, elle ne faisait quasiment jamais la cuisine chez elle. Les coquilles saint Jacques ont brûlé parce qu'elle s'était mise en jupe et que je lui ai fait l'amour dans le salon. Pas grave, je me rappelle de sa mine réjouie et de son grand éclat de rire quand j'ai bu du champagne dans un de ses escarpins avant de le jeter par-dessus mon épaule... Pétillantes, elle et notre relation, comme le champagne. Elle adorait le champagne...

Qu'est-ce qui s'est passé alors ? Qu'est-ce qui a merdé ? Pourquoi notre adorable couple n'a-t-il pas passé l'année ?

C'était l'hiver, je suis tombé en dépression, sans m'en rendre compte, dépression légère mais assez réelle pour nous séparer. Je lui envoyais moins de messages, je m'en occupais moins, je la sentais s'éloigner. Tout à coup je m'aperçus qu'elle ne venait plus chez moi, et cette pensée m'attrista, je le lui reprochais.

J'étais plus triste, ce qui contrastait avec son humeur, notre humeur habituelle, mais surtout, et c'est cela qui la repoussa le plus, je devins extrêmement demandeur de tendresse et de réassurance, comme un enfant qui cherche à être conforté par sa mère. Je me mis à lui demander des gestes, des mots, quand elle rentrait à une heure du matin je la serrais contre moi de toutes mes forces à peine la porte franchie, et elle se mit à me repousser, à me demander de la laisser respirer, de lui laisser le loisir de venir, elle, de ne pas l'étouffer…

J'étais en position de faiblesse, de grande fragilité, nous n'étions plus sur un pied d'égalité, et ce déséquilibre qu'elle ne comprit pas fut fatal. J'étais devenu l'ombre d'un homme. Je me rappelle un soir, elle venait à peine de rentrer, allongée sur son lit et moi j'étais assis, et tandis que j'essayais de lui parler elle échangeait des SMS avec un ex en riant, comme si je n'étais pas là, pas son mec, comme si j'avais perdu toute ma fierté d'homme. Je perdais ma libido aussi, n'ayant plus envie que de me réconforter et de me rassurer en la serrant dans mes bras… Bref, sans savoir moi-même pourquoi je devins chiant.

Techniquement, c'est moi qui la quittai pourtant, sûrement pour créer un électrochoc et mieux la ramener, à la suite d'une découverte anodine mais qui me brisa le cœur. Un soir qu'elle m'avait demandé d'aller prendre les clés dans son sac pour l'attendre chez elle, je tombais sur une grande enveloppe – ne fouillez jamais le sac d'une fille ! – que j'ouvris. Dedans, je trouvai deux photos de son ex et une longue lettre, que je m'assis sur le tabouret du vestiaire pour lire. Elle datait des débuts de notre relation, et son ex lui expliquait qu'il fallait qu'elle reste avec moi, qu'eux n'avaient pas d'avenir, et qu'il avait encore le goût du baiser qu'elle lui avait donné… Alors que nous étions déjà ensemble.

Et cette lettre, ces photos dans son sac plus de six mois après montraient quoi ? Qu'elle l'aimait encore ? J'entendis mon cœur se briser, l'impression fut glacée. Je descendis dans la cuisine et l'interpellai en plein coup de feu, fou furieux. On s'engueula brièvement, je lui dis que c'était fini.

J'étais fou de chagrin. La dépression, qui ne disait pas son nom, je n'ai compris que bien plus tard que j'avais été en dépression, avait trouvé son terrain d'expression. Aller au boulot et la voir tout le temps était devenu un calvaire. Je m'enfermais dans les toilettes pour pleurer. J'essayais de la récupérer, mais ça ne marchait pas. J'essayais l'indifférence et la froideur, mais si ça la blessait ça me tuait encore plus, et mes mots avaient été usés par la dépression, non, c'était terriblement douloureux mais c'était fini.

Je me rendis chez elle deux ou trois fois encore. Une nuit qu'elle se sentait seule et triste, deux mois après la rupture, je dormis même chez elle, l'embrassai, et je me rappelle de l'obscurité dans laquelle je voyais avec volupté mon rêve se réaliser : La retrouver, m'allonger contre elle et poser ma main sur son épaule…

Mais non, c'était fini, point final dans cette scène d'une cruauté inouïe : Je suis avec elle dans sa salle de bain, assis sur la baignoire, elle se coiffe en se regardant dans le miroir. Je lui dis 'tu sais Manu, je veux toujours me marier et faire ma vie avec toi,' et elle, dans une indifférence totale, sans cesser de se regarder et de se coiffer, d'un ton las : 'je sais Gabriel, je sais…' La posture de chiffe molle, de misérable mendiant amour et tendresse dans laquelle m'avait mis la dépression avait usé tous mes mots.

Je bus le calice jusqu'à la lie quand, plusieurs mois plus tard, toujours meurtri, j'allais voir ce connard de barman qui répétait qu'il avait baisé Manu et la salissait sans complexe, pour lui demander de se taire, ne serait-ce que par égard pour moi.

'Tu sais, j'ai été avec elle…'

'T'as préparé le trou.'

Je n'ai jamais été aussi près de mettre mon poing dans la

gueule de quelqu'un. Il a fallu que je me retienne. Ça a été difficile. Si je l'avais frappé j'aurais perdu mon travail. Et puis Manu est partie pour son restaurant étoilé, j'ai pu respirer, et peu à peu, la douleur s'est atténuée.

Comment la blâmer d'avoir mal réagi quand je ne savais pas moi-même que j'étais en dépression, de ne pas avoir compris quand je ne comprenais pas moi-même ce qui m'arrivait ? Elle a dû penser que c'était mon vrai caractère qui se révélait et, en vérité, quel caractère détestable ! C'est ce qui aura fait fuir Lou aussi, un an plus tard. La dépression m'avait fait perdre ma posture d'homme, d'amant, au profit de celle d'un petit garçon cherchant à se réfugier dans les bras de sa maman…

Maintenant, je me rappelle des mois sains de notre relation, de combien nous avons ri et nous sommes aimés.

Elle est revenue dans ma vie, après deux ans, et je sens que ma tendresse, mon amour sont intacts. Elle m'a envoyé des mails, sa grammaire et son orthographe se sont améliorés, elle a dû lire. Quand je l'ai revue, et quand son sourire et ses yeux vifs et pétillants, son charme sensuel et ingénu m'ont séduit à nouveau, je me suis dit qu'on pourrait… Peut-être…

Dieu merci d'avoir créé, et de m'avoir donné le spectacle d'une âme aussi magnifique.

16.Lou

Après un deuil de plusieurs mois de ma relation avec Manu, l'été était venu et j'entrai dans une phase euphorique. Tout était beau, me souriait, et j'avais envie de baiser, plusieurs filles à la suite, à la fois, comme j'en ai envie périodiquement, arguant que 'mon potentiel sexuel et de séduction est largement sous-exploité,' bien que je ne le fasse jamais, parce que je suis hypersensible, prompt à m'attacher et toujours à la recherche de la femme de ma vie.

Il faisait chaud, les filles portaient des jupes, et j'avais une folle envie d'orgie, de prendre ma revanche sur les années passées d'alternance entre abstinence et vie de couple. C'est là que je suis tombé sur le portrait de l'auteur de : 'Je nique c'est mythique.' Il y racontait, femme par femme, les 50 ou 60 histoires de cul qu'il avait eu en quelques mois grâce à Meetic. Je me suis inscrit.

J'ai mis une photo avantageuse et un texte attrayant, mais très vite ma nature a repris le dessus. Pour 'niquer sur Meetic,' il faut contacter une dizaine de filles chaque soir, jouer sur la quantité, zapper, passer de l'une à l'autre, chatter avec plusieurs en même temps, faire des fiches pour se rappeler des noms et de quelques détails, et là ça paye, on essuie trente refus mais on décroche facilement un rendez-vous par soir. En ciblant bien pendant les chats on baise facilement plusieurs filles par semaine.

Mais voilà… Je passais mon temps à scanner les galeries pour ne retenir que quelques rares filles réellement belles et qui semblaient avoir des personnalités attrayantes… Je m'étais mis à nouveau à chercher la femme de ma vie. Et puis, timidité et orgueil me faisant redouter le refus, jamais, comme dans la vie, je n'ai de moi-même, sans un signe de l'autre, engagé la conversation, et je n'ai donc jamais chatté. J'étais le mauvais élève de Meetic. J'attendais qu'une fille craque sur mon profil et entre en contact. Il y en eut quelques-unes, mais leurs photos ne me touchaient pas, ne m'émouvaient pas…

Et puis 'Robe Noire' m'a envoyé un message. Elle n'avait pas mis de photo, mais son texte m'a plu et je lui ai répondu. Nous nous sommes envoyés des messages très poétiques, parlant d'errances en bus et taxis dans Paris, de petites choses, de choses de tous les jours et on les trouvait belles.

Enivré par ses mots, chaque soir sur le chemin du retour j'espérais fiévreusement une lettre d'elle. Aérienne, elle semblait glisser sur les choses, elle m'a plu sans même que j'ai vu son visage. Elle m'a dit qu'elle s'appelait Lou, on a décidé de se rencontrer et elle m'a envoyé une photo où elle paraissait magnifique et fragile.

Oubliée l'orgie sexuelle, ce que j'espérais, avant de la rencontrer, ce que comme un imbécile je demandais à Dieu, c'était une histoire d'amour qui durerai toujours, forgée par le destin… J'étais rendu à ma nature, à ce besoin d'aimer, de m'accrocher, qui en dépit de mon potentiel de séduction m'a presque toujours tenu éloigné des coups d'un soir.

Voici le dernier mail que je lui envoyai, la veille du premier rendez-vous. Il marque cet état d'esprit amoureux dans lequel j'étais. Elle me répondit deux choses : Ce qu'elle attendait c'était découvrir qui j'étais, et elle me remerciait de mes messages, de la joie que lui avait apporté notre correspondance 'parce qu'après, quand on se rencontre, on ne sait jamais ce qui peut se passer...'

'From: "Gabriel H Hélène

To: robenoire

Date: Thu, 20 Oct 2005 19:38:29 +0000

Salut Lou,

C'est très joli Lou.

Tu as passé une bonne journée ?

Je viens de me prendre la claque Million Dollar Baby, chez moi, tranquille pour pleurer à la fin du film. C'est une bombe.

Tu travailles beaucoup ? Tu dois travailler beaucoup, j'ai deux cousines architectes qui travaillent beaucoup. Mais c'est ça que tu kieffes, hein ? Tu vas faire des villes ? Hé, tu pourrais me faire des villes dans le futur pour mes bouquins ? Moi j'ai fait des villes avec des forêts, des jardins et des lacs sur les toits, et des passerelles tendues entre eux. C'est agréable. Mais c'est vrai que je m'intéresse plus à ce qu'il y a derrière les portes.

Tu écoutes les Doors ? J'écoute toutes sortes de musique, mais surtout je chante tout le temps. Mes chansons et celles des autres. Chanter pour une fille…

Dis-moi si tu préfères que l'on se voie samedi si tu bosses beaucoup demain. Pas de problème. Sinon, 20h ça me va - pont de l'Alma, à côté de la flamme ? Ça va être beau. Peut-être il va pleuvoir. De toutes façons il y aura des reflets sur l'eau et ça c'est joli. J'aime bien cette ville - même si elle a pas la mer.

J'ai imprimé ta photo. Elle me plaît. J'y vois de la douceur, et de la liberté. Et quelque chose qui pétille, nonchalamment, comme un champagne ancien. Grâce. Naturel, spontanéité, intelligence, féminité... Ce que je vois, c'est forcément tout ce que j'aime, parce que tu me plais. C'est comme ça. Et peut-être que je le projette sur le cliché comme au ciné. Mais ce visage me touche, vraiment, entre tous ceux que je vois. C'est ça qui est curieux aussi tu vois, et agréable…

Tu m'as plu par ton style et tes histoires, et maintenant le nouvel indice me plaît aussi, ailleurs. Différemment.

Je me demande quelle voix tu as. Je me demande ce que tu racontes. Et quel parfum tu portes.

Ouaih, maintenant j'ai hâte de te rencontrer Lou.

Je te laisse pour le moment, je vais prendre ma douche et bouquiner de la science-fiction.

Ça a été une longue et une bonne journée, et je suis content de t'avoir écrit.

J'aimerais t'embrasser

Gabriel'

Quand je regardais un film en fumant des joints, souvent je ne le comprenais pas, parce que j'oubliais qui étaient les personnages, comment l'action s'était nouée, la perte de mémoire immédiate était affreuse, et une fois le film terminé je ne m'en souvenais plus. Souvent, j'ai revu clair des films que j'avais vu stone, et j'ai eu l'impression de les voir pour la première fois. J'ai beaucoup fumé pendant ma relation avec Lou, et l'été qui a suivi notre séparation, ainsi, bien qu'elle n'ait eu lieu qu'il y a deux ans, j'ai pour l'essentiel oublié ce que nous avons fait et dit, ce que nous avons été pendant les neuf mois que nous avons passé ensemble, et mon récit s'en ressentira. Toutefois, je garde un souvenir vif et précis de notre premier rendez-vous qui reste, dans ma mémoire, une soirée étincelante.

Elle ne m'a pas plu au premier regard.

Devant la flamme de la liberté, quand elle m'a interpellé et que j'ai posé les yeux sur elle, j'ai été vaguement déçu. Elle portait des moonboots, un jean et une parka, n'était pas maquillée et à peine coiffée. Bien que les traits de son visage fussent agréables, elle semblait sombre. Sa beauté était une beauté compliquée, qui ne m'est apparue qu'au fil des heures qui ont suivi – à un moment je me suis dit, frappé : 'Putain mais elle est belle ! Qu'est-ce qu'elle est belle…'

Elle s'était volontairement habillée comme un sac, et n'avait pas pris soin d'elle pour éviter la posture de séduction – 'je veux juste découvrir qui tu es…' – pour me détourner de son corps et de sa beauté. Après s'être connus par claviers interposés, elle avait souhaité qu'on se rencontre dans une sphère encore presque désincarnée.

Après un premier quart d'heure difficile, une douceur et une complicité s'est installée entre nous sur le pont du bateau mouche. La nuit est tombée, les lumières scintillaient, Paris était magnifique, nous étions seuls, debout, accoudés au bastingage, et nous avons été enveloppé par de la magie. Nous parlions beaucoup, de tout, elle était douce et éthérée, comme un nuage, comme si elle allait s'envoler. On se retrouvait, sur une manière de goûter la vie au jour le jour, la créativité, la beauté simple de la vie. Je lui dis que j'étais bipolaire, lui expliquai, lui racontai, c'était doux, calme, c'était plein de lumières et de souffle.

En descendant du bateau nous étions proches et à l'aise. Nous longeâmes la place de la Concorde dorée sous les arbres épais. Là, je me souviens qu'elle me dit qu'elle ne faisait plus l'amour sans sentiments, qu'elle ne pouvait plus, prévenant qu'elle ne serait pas un coup d'un soir. Au bar du Crillon, tamisé encore par un piano jazz, nous étions dans un cocon somptueux. Hors de la ville, hors du temps. Elle buvait du vin rouge et moi du vin blanc. Elle était Libanaise. Elle me raconta avec humour qu'elle avait rencontré dix mecs sur Meetic et n'en avait pas embrassé un, qu'ils avaient tous dix ans ou dix kilos de plus que sur la photo, et là, à un moment précis, je l'ai regardée et suis tombé amoureux.

Nous avons décidé de nous revoir.

Un jour, Lou m'a demandé : 'Quand est-ce que tu es tombé amoureux de moi ?' Il lui avait fallu plusieurs semaines, et elle n'a pas voulu me croire quand je lui ai parlé du Crillon. Pourtant si. 'Pour tomber amoureux il faut connaître la personne…' Pour moi ça n'a jamais été le cas. Le scan d'une âme à travers un visage, un regard et quelques mots y ont souvent suffit.

Voici ce que j'écrivis dans mon journal le lendemain. J'y parle aussi d'un coup manqué au Japon, que je regrette amèrement.

23.10.2005

'J'étais avec une fille hier soir, sur un bateau mouche, et quand il a largué les amarres la Tour Eiffel s'est mise à scintiller. Fait exprès, on n'aurait pas embarqué à un autre moment. C'était presque trop. Les grands arbres du quai scintillaient aussi. On a fait connaissance – on venait de se rencontrer.

20h, Pont de l'Alma, à la flamme de la Princesse. En avance tous les deux. 'Gabriel ? C'est toi ?' On s'est regardés.

Elle portait un jean usé, une doudoune noire, une écharpe et des moonboots. Pas spécialement coiffée. Cheveux noirs fins très vivants. Pas maquillée, ou très peu.

Putain... Je me rappelle comment la fille à l'usine était fringuée au volant de sa GTR... Je l'ai écrit dans Rêves et cauchemars à Tokyo, habillée pour tuer, mais non, on n'a pas baisé en fait. Non. La petite bombe décolletée en minijupe à paillette, celle qui me donnait la main au sortir du restaurant, on n'a pas... Elle en avait envie. Et j'en aurai envie jusqu'à la fin de mes jours, au dernier moment encore je chercherai un moyen de retourner dans le temps pour récupérer ça, cette boulette.

Ce soir-là, elle a attendu que je l'embrasse, toute la

soirée. Elle habitait à dix minutes, mais je suis prêt à parier qu'elle l'aurait fait dans la caisse. On était là pour ça, l'un comme l'autre. Ce soir-là, dans cette ville dont je ne me rappelais déjà pas le nom à l'époque, je n'ai pas touché ses lèvres parce que... Je... Je ne sais pas vraiment.

Elle a eu cette esquisse de mouvement contraire, cette mine surprise quand je me suis penché vers elle, et ça m'a bloqué. Je crois que la quasi-totalité des gars, moi-même à présent, dans ce contexte serait passés outre et l'aurait embrassée, comme elle le demandait en fait. C'est ce que m'a encore répété une copine Japonaise, beaucoup de filles là-bas veulent que ce soient le mec qui les embrasse. 'ON ne s'est pas embrassé. IL m'a embrassée. Je me suis juste laissée faire...' Une sorte de protection contre les remords s'il doit y en avoir le lendemain.

Quel enjeu peut faire stopper le jeu quand la partie est gagnée ? L'ego. J'étais paralysé par la peur d'un refus. Je n'ai jamais dragué une fille dont les yeux ne me montraient pas que je lui plaisais déjà.

Ouaih... Et en fait j'ai kieffé que la petite soit habillée comme ça hier pour une première entrevue. Avec ses moonboots. Même si j'espère qu'à d'autres moments elle met des jupes ou des robes.

Alors on était là, sur le bateau, Lou et moi, adossés au bastingage, les yeux dans la nuit. On avait l'air de touristes Anglais. Devant nous les gens assis se levaient et criaient en passant sous les ponts. Tout le monde était content. Tendus au début, on s'est réchauffé, doucement, et puis vite, très vite, de plus en plus vite. Nos histoires s'emmêlaient. Nos mondes étaient heureux et étonnés de se rencontrer. Le courant passait.

On est descendu sur le quai par une passerelle de bois

blanc, étourdis. 'C'est déjà fini...' Je crois qu'on se plaisait déjà. On est resté assis en attendant que les gens descendent, je lui ai demandé si elle voulait continuer.

On remonte le quai, fluides comme de l'eau sur les pierres pavées. A l'aise. Je me sens bien, sa compagnie est douce et facile. On passe sous le pont où dorment des clochards dans des abris de carton, on marche le long des bateaux. J'ai les reflets sur l'eau dans la tête, j'aime bien ça et j'en grave toujours dans ma mémoire, mais le reste, les quais, la Seine, les Iles, Notre Dame, Orsay et le reste, franchement, j'ai rien vu.

Tout ce que je vois, quand je repasse le film, c'est elle. Ses yeux, sa silhouette, sa bouche, son ambiance. J'ai fait un tour de ça moi, avec le bateau mouche, un tour de Lou. Une excursion dans la volupté douce de son regard marin, hallucinant. Elle a un regard hallucinant.

Plus elle parle et plus je m'attache à elle. Les lianes de mon affection s'enroulent à son cou, à sa taille, aux histoires que dit sa jolie voix. Elle est douce... Et féminine, pétillante, naturelle, comme sur cette photo qu'elle m'avait envoyée, comme dans ce qu'elle écrit... Je suis sous le charme. On longe la place de la Concorde. L'entrée du Crillon fait une bague de lumière à la nuit. Porte à tambour, beaux uniformes noirs. C'est là que ça s'est passé, au milieu du bar du Crillon, Place de la Concorde, Paris.

J'étais assis pile en face du pianiste, et parfois je posais mon regard sur son visage pour me reposer de la beauté de Lou. Elle buvait du vin rouge et moi du vin blanc. Une bulle s'est formée autour de nous. Quelqu'un a brisé du verre derrière le comptoir et j'ai craqué pour elle.

Me demande pas comment c'est possible...

Je sais qu'on s'est jamais vu. On dit que le hasard fait

bien les choses. On te parle toujours des probabilités... Mais dans la vie il n'y en a pas, de probabilités. Les probabilités c'est un truc d'intellectuel. Il n'y a que ce qui arrive, un point c'est tout. Et tout peut toujours arriver, à tout moment.

C'est une bonne habitude que de vivre chaque jour comme si c'était le dernier. Chaque fois que je tape dans les feuilles mortes je te jure, je me sens content à l'idée que j'ai la chance de vivre un nouvel automne. Ce qui est bon, c'est de prendre goût aux choses, à toutes les choses, sans vouloir jamais les posséder.

Dans la rue on s'est refroidis, même si hier soir il faisait doux. Il était tard, et il s'était passé déjà pas mal de chose entre nous. Ça venait d'arriver. Je crois qu'on méditait tous les deux le même constat.

On s'est dit au revoir, à Saint Augustin, simplement, comme si on se voyait tous les jours.

Je me rappellerai toujours de cette soirée, de ce qu'elle m'a dit aussi, d'elle, cette âme belle et douce. Quand une personne m'émeut, m'inspire, c'est pour l'espèce humaine toute entière que je ressens de la joie et de l'amour. A tous ; ennemis, proches, inconnus, je souhaite de l'amour. Sans idée de mérite. Les gens meurent par manque d'amour. Le monde a besoin d'amour.

L'amour. Rien que de l'amour. N'être que ça. Merci Lou. Qui m'inspire celui-là. On recommence quand tu veux.'

On s'est revu.

Elle est venue me chercher à l'hôtel, et dans le quatre étoiles s'est répandu le bruit que je sortais avec un top modèle.

Elle était fringuée cette fois, coiffée et maquillée, et avec son mètre soixante-quinze de silhouette mannequin, elle a fait craquer tout le monde. Un night auditor, grand coureur, m'envoya dès notre départ ce SMS : 'C'est une reine, sois sérieux avec elle.' Et pour que ce brigand parle comme ça, il fallait qu'elle lui ait fait de l'impression.

Lou était magnifique, racée, certes, mais c'était son expression qui frappait le plus. On avait l'impression qu'elle flottait, qu'elle regardait autre chose à travers les gens, les objets, qu'elle était faite de nuages.

Après avoir bu un verre avec le nuage au Barlotti, nous avons marché dans la nuit d'Opéra à Saint Augustin. Sur le chemin on parlait, je chantais aussi, j'étais dans une phase haute très musicale et je chantais tout le temps.

Je descends du trottoir, elle me retient, je me retourne, on s'embrasse.

On s'est embrassé une demi-heure ce soir-là, sur le banc d'un abribus à Saint Augustin, avant de nous séparer.

Elle est venue dans ma petite chambre sous les toits, six étages à pied, toilettes sur le palier, douche à côté du lit et évier avec plaques électriques pendant plusieurs mois, avant qu'on aille plutôt chez elle. Comme Manu, j'ai du respect pour elle rien qu'au regard des conditions de vie qu'elle a acceptées, quand elle vivait dans un 160 m2 sur les Champs Élysées avec sa mère.

On a fait l'amour, et ça a fonctionné à merveille, elle me rappelait souvent notre chance d'être à ce point compatible sur ce plan la aussi. C'était même l'éclate totale, on se bandait les yeux, on s'attachait les mains, elle m'a fait découvrir le 69 à califourchon au-dessus de moi.

Elle aimait l'alternance de douceur et de brutalité, elle aimait la virilité, et cette position où je lui collais les jambes en lui tenant les poignets au-dessus de la tête, une main sous les fesses, comme si je la violais. Les baisers et les petites léchouilles sur le sexe la laissaient froide, par contre elle a eu un orgasme quand je lui ai 'bouffé' la chatte comme si je la mordais, comme si j'allais réellement la manger. Elle aimait être transportée, dominée.

Très tôt, au lit, elle me demanda ce que j'aimais et ce que je n'aimais pas. Je lui dis que je n'aimais pas qu'on me suce la queue – ce qui étonne et arrange quasiment toutes les filles – et elle me dit qu'elle aimait la sodomie de temps en temps, 'sans que ça devienne une habitude.' Je fus presque choqué par sa décontraction, et sa façon de me présenter le truc comme le menu d'un restaurant.

La première fois qu'on fit l'amour elle portait un string blanc. Après, on mit des manteaux et on sortit sur le balcon, rêver en fumant une cigarette et en buvant un thé. Il y avait un balcon, long et collectif mais où il n'y avait jamais personne, et sur lequel quelqu'un avait installé deux fauteuils, je l'y emmenais souvent après qu'on ait fait l'amour.

Nous eûmes plusieurs mois, quatre ou cinq peut-être, de réel bonheur.

Je fumais des joints, j'achetais par 50 ou 100 grammes, empruntant la balance de l'hôtel pour peser lors des transactions. Mon état psychique était apparemment stable et joyeux. J'écrivais la suite de Roméo, la jeunesse du gangster mutant. Souvent, elle couchée, je restais des heures debout à fumer et à lui chanter des chansons.

Elle m'avait passé un cahier où elle avait écrit des textes déjantés et poétiques, des histoires d'amour, de voyages, d'errances du côté du Palais Royal et moi ça m'éclatait complètement, ça me bouleversait, je l'aimais de plus en plus fort. Je l'ai aimée, très vite, si fort que quelques semaines à peine après le début de notre relation, un mois peut-être, je craquai et lâchai ce qui me tordait le ventre quand je la voyais, et je la demandai en mariage. Elle rit de surprise, puis dit oui.

On s'échangeait des mails et des SMS poétiques, heureux, reflétant la beauté d'une vie qui nous réjouissait.

Elle m'emmena à Honfleur, dans sa voiture, et nous passâmes deux nuits dans la chambre d'hôte d'une ferme. Il y avait des canards, des lapins et d'autres animaux mystérieux. Le matin, la fermière posait devant notre porte un panier avec du pain, des croissants et des œufs frais. Quand nous sommes arrivés, j'ai mis de la musique, et décoré la chambre de bougies, elle a beaucoup aimé. Nous nous sommes promenés à Trouville, Deauville, c'était bien, c'était doux, plein d'amour. Un matin, il neigea sur la ferme. Au retour, pris dans les embouteillages, elle s'énervait, puis elle me demanda : 'Ça te gonfle pas toi ?' J'ai répondu : 'Non.' Elle m'a dit que c'était ça qu'elle aimait chez moi, et s'est calmée.

A l'époque, j'étais dans un état d'esprit très bouddhiste.

Elle aimait NTM, comme moi, et ça m'avait surpris. Souvent, le matin, j'en balançais des morceaux et ça l'emportait autant que moi. Les Doors aussi, et nous partageâmes une fascination mystique en regardant le film de Morrison. Je me souviens de nous dans la grande roue d'une fête foraine, l'aquarium de la Porte Dorée, une barque sur un lac ensoleillé, heureux.

Je me souviens de nous assis par terre dans son atelier, une bouteille de vin et deux verres posés sur la table basse, heureux. Je me rappelle de l'album de photos de Beyrouth qu'elle m'avait montré, de sa grand-mère et d'autres membres de sa famille qui y habitaient et qu'elle adorait, je me rappelle de son amour rêveur pour le Liban, des projets que nous avions fait pour y aller ensemble. Je me rappelle qu'elle chantait parfois dans mes bras, au creux du lit, comme une enfant avant de s'endormir, et que je la regardais longtemps, émerveillé, quand je m'éveillais avant elle.

La seule ombre à ce bonheur tint à un récit qu'elle me fit dans les premières semaines, alors qu'un soir nous évoquions en riant des histoires passées. Au Virgin Mégastore un mec, flic et ceinture noire de judo, est venu la draguer. Elle a accepté de boire un verre. Le mec lui a dit : 'Je vois que tu meurs d'envie de m'embrasser' et il l'a embrassée. Elle s'est laissée faire, dans sa bagnole puis dans un appartement vide où il l'a baisée. Mais 'c'était pas bien parce qu'il était trop dans la performance…'

Maintenant que je l'écris, je vois qu'il n'y a rien à reprocher à Lou, et mon cœur est calme. Mais à l'époque, l'idée qu'elle ait pu se faire 'lever' comme ça m'a traumatisé. L'idée qu'elle soit 'ce genre de fille' contrastait douloureusement avec la Lou toute en sensibilité que je connaissais. C'est que je l'idéalisais, que mes notions du pur et de l'impur et ma vision de la femme étaient faussées. Je soumis le 'problème' à plusieurs amies pour qu'elles m'aident à soulager mon mal, et de toute notre relation je n'ai cessé, de temps en temps, de le ruminer. Quand elle m'a quitté, un de mes sujets de souffrance privilégié était qu'elle allait se faire 'lever' à nouveau…

Lou était humblement sophistiquée. Épilation intégrale, grand soin de sa peau et de son alimentation, maquillage discret et nuits en déshabillé de soie. Elle avait tout un mur de fringues où jamais rien n'allait, et portait des vêtements recherchés mais simples. Malgré ses jambes longues et magnifiques, je ne l'ai jamais vue en jupe. Elle se tenait comme en retrait de sa féminité, qu'elle devait savoir très grande, et n'aurait jamais voulu provoquer. Elle aimait les bijoux et Sex and the City.

Intellectuelle à la bibliothèque recherchée, elle préférait ses impressions, ses sensations au raisonnement. Elle détestait aussi les discours dans le vague, les choses abstraites, et me donna un jour comme règle de ne jamais rien dire sans donner d'exemple. Elle détestait les projections dans l'avenir, aimait les choses concrètes, celles de la vie de tous les jours, qui l'emmenaient dans des rêveries poétiques.

Je la regardais travailler, élaborer ses maquettes et tordre des lignes dans son ordinateur tandis qu'elle préparait son mémoire. J'assistai à sa soutenance, elle obtint les félicitations du jury. Lou était brillante, mais un peu perdue ; elle avait fait de l'architecture sous la pression de son père, et à quelques mois de son diplôme elle manquait de conviction, découragée, tentée de tout plaquer. Moins de deux ans après avoir été embauchée par une boite où pourtant son talent aurait pu s'exprimer, elle a laissé tomber, et travaille dans la boutique de fringues de sa mère.

Impossible de formater le nuage ; Lou flotte, inadaptée à une structure rigide marquée par les deadlines, la compétition et la pression. Alors elle flotte dans l'adorable boutique de créateurs de luxe de sa mère, contente au jour le jour, sans savoir encore ce qu'elle veut faire de sa vie – et bien que je l'aie entendue dire que ça la tracassait de temps en temps, probablement sans en avoir besoin.

Elle connaissait périodiquement quelques troubles anxieux, qui dévoilaient des failles dans le personnage calme et rêveur, et les traces de meurtrissures passées.

Enfin, Lou était une fille discrètement branchée. Issue d'une famille aisée, elle fréquentait la plupart des lieux trendy parisiens ; Drugstore, Baron, Spicy, Kong, et dînait en famille dans des restaurants branchés chics – invité une fois j'ai fumé une roulée, puis j'ai eu honte et j'ai rangé mon paquet.

Un jour, elle m'a présenté à sa famille.

Sa mère, riche, pomponnée, charmante, me laissa tout de suite dormir avec sa fille chez elle. C'était une femme bonne et simple, qui malgré son jacuzzi faisait la cuisine, et a toujours été agréable avec moi quand nous dînions ensemble ou quand je la croisais dans l'appartement. Elle faisait beaucoup pour ses enfants.

Lou, dans les 160m2, habitait deux pièces, une chambre et un atelier, équipés de deux salles de bain, et reliés par un couloir qu'une porte pouvait séparer du reste de l'espace ; un appartement dans l'appartement.

Elle avait deux frères, l'un de vingt et l'autre de trente ans, qui flottaient aussi et n'avaient jamais travaillé ni l'un ni l'autre. L'aîné voulait être comédien, et planait complètement hors de la réalité. Elle vouait un véritable culte au cadet, leader inspiré et sympathique d'un groupe de rock qui a percé depuis. Je suis allé le voir en concert, il était très bon, et elle, devant lui, sur une autre planète. Lou avait un chat aussi, qui l'adorait, à qui elle disait tout le temps de partir, mais qui était toujours là et qui dormait avec elle.

Dans cet environnement, elle aimait le profil dans lequel je me présentais à elle, d'écrivain ayant un boulot alimentaire agréable. Le costard devait me donner un côté masculin, les pieds sur terre, qui lui plaisait et contrebalançait la créativité. Elle aimait que l'homme travaille et domine sexuellement. En dépit de son côté éthéré, elle aimait les équilibres traditionnels.

Nous avons été heureux, dans cet équilibre, où une phase haute me permit d'être dominateur jusque dans la créativité, écrivant beaucoup, croyant à mes projets. Elle me lisait, et l'effroi qu'elle dit avoir ressenti, le premier mois, à la lecture du sulfureux Rêves et cauchemars à Tokyo, était en réalité fait de plaisir et de fascination.

Ça a tenu quatre ou cinq mois, puis l'équilibre s'est dégradé, le mien d'abords, entraînant ensuite celui de notre couple. Un an après Manu, la dépression est revenue et m'a séparé de Lou.

Je ne dis pas qu'on serait toujours ensemble si elle n'avait pas frappé, je ne sais pas, je sais seulement que c'est elle qui nous a séparé. Elle a détruit le personnage auquel Lou s'était attachée. J'ai perdu en virilité, au lit et en dehors, ma créativité, ma confiance, ma tchatche, le boulot s'est mis à me peser, j'ai commencé à avoir peur et à être triste, bref, je suis tombé jusqu'à n'être plus que l'ombre de moi-même, l'ombre d'un homme tout court. Notre couple s'est déséquilibré, elle n'y a plus trouvé son compte, et après quatre ou cinq mois elle m'a quitté.

La dégradation de mon état a été lente et, au début, presque imperceptible. J'ai mis du temps, des mois, à réaliser que j'étais en dépression. D'abords j'ai cessé d'écrire, et mon boulot – qui avait une grande amplitude et des limites mal définies – est passé dans ma tête de 'chargé de clientèle Japonaise' à 'bagagiste,' avec une connotation négative au goût d'échec social.

Puis j'ai perdu mes mots, ma réflexion, au profit de ressassements négatifs, muet avec des collègues avec qui je blaguais auparavant, et je ne comprenais pas, je me disais 'j'ai perdu ma tchatche,' qui rimait avec légèreté, rires, créativité. Je me retrouvais souvent d'humeur maussade, mutique, qui je le sentais ferait fuir Lou.

Je pris conscience que j'allais la perdre. Je le disais à mon psychiatre ; 'je vais la perdre ! Je n'ai plus rien à dire, je me sens lourd,' six mois plus tard il regretta de ne pas avoir diagnostiqué cette dépression, d'avoir estimé que je ne souffrais que d'une fatigue passagère jusqu'au jour où, quatre mois peut-être après le début des symptômes, je me dise : 'Mais je suis en dépression !' et ne le contraigne quasiment à me prescrire des antidépresseurs, qui ne servirent pas puisque la phase était finie, et que je remontais bientôt tout seul.

Un mois peut-être après avoir commencé à ressentir cette lourdeur, je décidai d'arrêter le cannabis, y voyant une cause probable de mon état. Je me mis alors à boire d'autant plus d'alcool, pillant en cachette le bar de sa mère, me saoulant seul soir et matin – un matin, deux heures après m'être levé et avoir bu un litre de whisky, je vomis dans mon évier avant de me rendormir – dénotant un trouble anxieux et dépressif que je refusais de voir.

Un samedi, j'avais dit à Lou que je ne pourrais la voir parce que j'avais une soirée avec mes potes de lycée, mais ayant commencé à me saouler très tôt seul, chez moi, je me trouvai dans l'impossibilité de sortir, et m'endormis vers 21h, stone. Le lendemain j'avais le blues, assis dans un jardin. Coupable vis à vis de mes potes, qui m'avaient appelé plusieurs fois alors que je dormais, puis j'avais honte. Alors, quand j'appelai Lou, pour préserver au moins dans la conscience d'une personne ce qui me restait de dignité, je lui dis sans rentrer dans les détails que j'étais allé à la soirée.

Une semaine plus tard, je la retrouvai à Montparnasse pour boire un verre, elle me demanda si j'avais fumé, j'avais des yeux rouges de lapin malade, en s'en foutant, elle ne comprenait pas vraiment pourquoi j'arrêtais, et je lui dis non. J'avais fumé, j'avais du mal à décrocher, et ça m'avait d'ailleurs filé une attaque de panique sur le quai du métro qu'il avait fallu cinq Xanaxs pour calmer. Lou était très tolérante avec ma toxicomanie, signe qu'elle ne comprenait rien à la bipolarité dont je lui avais parlé le premier soir – mais qu'est-ce que j'y comprenais moi-même ?

Rue de la Gaîté, on tombe sur une délégation de mes potes de lycée, qui me prennent à partie bruyamment en me demandant pourquoi je n'étais pas à la soirée… Je n'aurais pu imaginer pire scénario. Choc de Lou, qui me fait un scandale, où j'étais, avec qui, comment pourra-t-elle me faire confiance à nouveau ; je lui raconte piteusement la vérité. L'histoire s'est tassée, mais elle montre l'impact que mes troubles psychiques avaient sur mon comportement et sur notre relation.

Oui, sans ces troubles et sans cette dépression, sans l'incompétence de mon psychiatre à ce moment-là, je serais peut-être encore avec Lou. Mais ça ne serait pas pour le meilleur – je ne veux pas d'une femme incapable de comprendre et d'encaisser une dépression de son compagnon. J'ai très tôt eu l'exemple d'Ambre qui a su m'accompagner lors de trois dépressions bien plus graves.

Même si je devais ne plus jamais tomber, je sais que la femme avec qui je me marierai devra avoir cette force. A cet égard, la dépression est un bon test, que Lou a été trop fragile et vacillante pour passer, bien que celle qui a causé notre séparation, sans envie de mort ni symptôme anxieux fort, ait somme toute été assez légère.

Légère, mais suffisamment prononcée pour faire voler en éclat le modèle et l'équilibre qui la rendaient amoureuse. Peu à peu, j'ai cessé d'être le mâle solide et dominateur. Je me mis à avoir besoin de tendresse et de réassurance… Et elle n'était certainement pas prête à m'en donner – pire, ça la repoussait. Dans son schéma, c'était l'homme qui donnait ça à la femme.

Un souvenir heureux résume ce qu'elle aimait : Nous étions dans une barque, sur un lac, par une journée ensoleillée, je ramais en marcel, muscles et tatouages apparents, tandis qu'elle, allongée, chantonnait doucement. C'était l'homme qui ramait, et la femme qui se laissait transporter…

Hélas ! Déprimé, fragile, quand ensuite je voulais la prendre dans mes bras avec tendresse, me faire câliner, elle me repoussait. Mes mots doux l'exaspéraient, tout comme ma perte de virilité, quand je voulais poser ma tête sur son épaule, là encore elle me repoussait, j'inversais les rôles et ça lui faisait horreur. Elle m'a dit plus d'une fois : 'C'est toi l'arbre, et c'est moi la branche, pas l'inverse…' Je n'avais presque plus de libido, et je lui faisais l'amour d'une manière trop mièvre et douce pour elle. Ma perte de confiance en moi, dans mon travail et ma créativité l'exaspéraient aussi. Je n'étais plus le repère du début sur lequel elle pouvait s'appuyer.

Et quel contraste avec l'homme du début ! Je ne chantais plus, n'avais plus ma douce ironie sur les problèmes qui se présentaient, ma légèreté, ma joie, je n'étais plus dominateur, j'étais perdu et je me disais : 'Ça va passer, ça va passer, je ne sais pas ce que c'est mais ça va passer…'

Quand je m'éveillais, seul ou avec elle le week-end,

c'était pour me demander avec un sentiment d'angoisse, de peur, ce que j'allais faire de la journée. Je l'entraînais à rester des journées entières sous la couette, alternant l'anxiété avec le sommeil qui m'en sauvait, c'était glauque... Ces matins-là, Ambre, qui n'avait que 19 ans, me tirait du lit : 'Viens ! On va à l'aquarium ! A la piscine !' Elle savait me tirer de cette horreur, Lou non, c'était loin de ses forces.

Pour commencer, elle ne comprenait pas ce qui se passait, comme moi, encore moins que moi.

Le pompon ça a été vers la fin, alors que nous étions déjà très éloignés, quand elle m'a vu tout à coup en crise hypomaniaque. Lundi je suis faible, perdu, mutique, éperdu de tendresse, et mardi tout à coup je suis hyper joyeux, débordant de confiance, je parle à cent à l'heure... Je l'inquiète, elle me dit de ne pas faire semblant, mais je ne fais pas semblant, c'est de cette maladie dont je lui ai parlé le premier soir sur le bateau qu'il s'agit, au sujet de laquelle elle n'a jamais eu la curiosité de se renseigner.

Je lui fais le coup deux ou trois fois, elle ne comprend rien, elle est perdue, j'essaie de lui expliquer que la dépression se termine, et que ça se manifeste par un état mixte faits d'humeurs vives très contrastées et de crises hypomaniaques, mais elle ne comprend pas.

Voici un mail que je lui écris, en pleurant, après avoir en phase hypomaniaque vu de la peur dans ses yeux. A ce moment nous avons pris des distances et évoquons un 'break' de quelques temps :

23-06

'Lou,

J'ai eu un choc tout à l'heure en voyant l'effet que je te faisais. J'ai vu que tu avais peur. Et je ne veux pas que tu ais peur, pas à cause de moi. Non. Après le Gabriel sombre et déprimé, le Gabriel survolté a dû te sembler terrifiant. Je comprends. Je suis désolé Lou, d'avoir dû te mêler à tout ça.

Cette anxiété et ces changements d'humeurs sont à peine compréhensibles et supportables pour moi, je ne peux pas t'y faire participer toi, à qui je ne souhaite que du bonheur. Je travaille à les faire cesser, j'ai l'espoir d'y arriver et de trouver un état psychique stable. J'y arriverai.

Mais pour l'instant, tu vois ce que c'est, une phase de transition, des hauts et des bas, aussi surprenants qu'ils sont improbables pour un être humain classique. Je me sentirai probablement bien et stable dans deux ou trois semaines.

Maintenant, je suis désolé de tout ça vraiment ma Lou, désolé. C'est du gâchis. Je t'aime. Tu es la femme la plus émouvante que j'ai rencontrée. J'adore quand tu chantes. J'adorais quand tu chantais pour moi. Dans un lit ou dans une barque. Je pleure en écrivant mon amour. Je t'aime. C'est chiant la vie des fois.

J'avais tellement envie de faire ma vie avec toi. J'en ai encore envie mais je sais pas si c'est possible. Une voix en moi dit à celui qui pleure 'dis-lui de trouver un autre homme, stable, qui la fasse rire et la rende heureuse, il y en a, il y en a plein des biens.' Et une autre voix pleure, et répète 'je veux pas te perdre, je veux pas te perdre...'

Lou.

Merde...

Ça fait chier la vie des fois.

Je viendrai pas dimanche. Je garderai les cadeaux et te les donnerai plus tard quand on se verra, peut-être dans quelques semaines. Il y avait un livre, une robe rouge et deux oiseaux en pierre qui s'aiment. Je te jure c'est con, j'arrête pas de pleurer, j'entends même pas le foot à la radio. Je t'aime petite, je t'aime tellement.

Je me suis tellement pas occupé de toi comme j'aurais voulu. Je t'ai même pas fait de massages des jambes. C'est du gâchis putain... C'est con la vie des fois.

Bon. Tu me manques tellement déjà.

Mais je peux pas voir ça sur ton visage quand tu me regardes. Merde... Pourquoi j'ai su que t'inquiéter !? Je pleure encore et me dis que c'est injuste, mais j'ai vu dans un magasine un chinois avec des pieds de 40kgs chacun alors bon, il a pas de chance lui non plus et en fait il y a pire que moi et puis bon, ça existe la justice ?

Bébé je t'aime, je voudrais te donner que de l'oxygène et du bonheur et des fleurs, une à la fois, mais voilà, à cause de moi tu ressens de l'inquiétude, de la tristesse, de la tension, de la confusion... Bébé c'est pas possible, c'est pas ça que je veux pour toi, pour nous.

C'est pas ça que tu veux non plus.

C'est pas ça.

Voilà, je me suis remis à sangloter. Ça fait du bien en fait.

Bon...

Écoute mon cœur, mon ange, mon oiseau, je t'aime, t'es belle, à l'intérieur aussi surtout.

Voilà je vais, je vais essayer d'aller bien, aller bien ouaih... J'en ai assez c'est dur tu sais, putain... C'est pas pour rien que j'ai écrit ça sur ma poitrine, je savais même pas que ça voulait dire ça exactement : 'Shinobu : Supporter / endurer avec patience / persévérance...'

Merde... C'est beau mais c'est chiant la vie des fois. Heureusement que je bois de la bière en pleurant.

Bon. Je tiens à toi tu sais ?

Ce que je voudrais, c'est me remettre bien, mais vraiment bien, pas seulement depuis deux jours et puis pas énervé, pas euphorique ni rien de bizarre, bien de manière sure et stable depuis une ou deux semaines et puis te retrouver. Voilà. Il peut se passer des tas de trucs mais ça c'est ce que je voudrais.

Bon.

Je t'embrasse.

Je t'aime.

Gabriel'

Trois semaines plus tard, elle me quitte. C'était latent. Voilà ce que j'écris le soir, pour moi-même :

'Bonsoir, nous sommes le vendredi 14 juillet 2006, 20h54, je suis dans ma chambre à Pereire, l'eau chauffe pour faire les pâtes, c'est vendredi, j'ai pris deux Xanaxs il y a 30 minutes et je me sens calme. Lou m'a quitté ce matin à 11h30,

après près de 9 mois de relation, au téléphone alors que j'étais au boulot, dans le couloir de service, 'on peut dire qu'on n'est plus ensemble', 'incompatibilité de personnalité,' à part ça je suis quelqu'un de formidable qu'elle apprécie énormément et il faudra qu'on continue à se voir...

C'est un peu chaud d'appeler son mec au boulot pour lui annoncer qu'on le quitte, mais je ne lui en tiens pas grief, malgré l'envie sous-jacente, quand l'autre vous blesse, de le blesser à son tour. Je la comprends. Elle est à bout de nerfs ces jours-ci, à cause du boulot. Elle a travaillé quinze jours non-stop douze heures par jour comme architecte sur les défilés de mode dans un climat humain exécrable, et mercredi elle a craqué, et elle a posé des jours.'

Ça paraît calme, et j'étais calme probablement à ce moment-là, en cette sortie de dépression j'alternais dans la même journée des humeurs paradoxales.

Mais la dominante a bien été le désespoir. J'ai beaucoup pleuré. Assis sous un arbre, il faisait beau, et ça me paraissait tellement triste, injuste qu'elle m'ait quitté comme ça, je n'arrêtais pas de sangloter. Au téléphone avec un ami, en larmes, je me plains de ce que la maladie m'a encore volé une femme que j'aimais.

Je n'ai pas parlé de la grande souffrance qui accompagnait ce constat : 'Elle va me quitter, si ça continue elle va me quitter,' souffrance contre laquelle j'étais impuissant, puisqu'en dépression, et qui plus est en dépression non diagnostiquée, qui atteignit son paroxysme lorsque Lou me quitta. Oui, véritablement j'ai souffert, je suis tombé dans le désespoir et j'ai pleuré toutes les larmes de mon corps, saisi par une terrible sensation d'injustice.

Il y avait en outre un aiguillon à ma douleur ; depuis quelques mois qu'elle avait été embauchée dans un cabinet d'architectes, Lou passait matin et soir devant mon hôtel. Comme ma fonction me permettait d'être sur le trottoir, chaque jour je l'attendais, au début avec joie, quand elle hâtait le pas en souriant pour m'embrasser, et puis ce fut le calvaire... Deux fois par jour j'attendais la femme qui m'avait quitté et qui un soir, gentiment, sur ce trottoir, me dit qu'elle ne m'aimait plus.

Voici le mail que je lui envoyai quelques jours après la séparation, et qui résume assez bien la relation et sa fin :

26/07/2006

'Bonsoir Lou,

Ou bonjour s'il fait jour,

Quoi qu'il en soit, dans le secret de la nuit ou ailleurs, j'espère que tu flottes et que tu vas bien, que ta famille au Liban et à Paris va bien, et que ce conflit se terminera vite. C'est vendredi, je vais chez mes parents demain, ma mère sait que l'on s'est séparés mais, attristée par ce qui arrive à ton pays, elle a acheté une petite lampe pour toi et voulait même t'inviter à dîner demain soir. Je l'ai remerciée tout en lui expliquant que ce ne serait pas d'actualité.

Tu étais très belle, éblouissante même, comme un projecteur sur l'asphalte lundi soir quand tu m'as dit, les larmes aux yeux, que tu ne m'aimais plus.

Que j'aime ces yeux, et je sais que, non…

Celui que tu as cessé d'aimer ce n'est pas moi bébé, pas celui que je suis là, que je serai demain, dorénavant, avec qui tu peux être heureuse et qui peut l'être avec toi.

Tu as cessé d'aimer le Gabriel malade, le Gabriel en dépression puis instable nerveusement. Moi-même je n'aimais guère ce Gabriel-là.

J'ai eu mes torts dans l'affaire.

J'aurais pu, dès le mois de mars, repérer les symptômes de la dépression et me soigner rapidement.

Je me suis trompé. Je me croyais stabilisé avec le Lithium. J'avais trop peur que ce soit une dépression - parce que les dépressions m'ont fait traverser l'enfer il y a dix ans quand je n'étais pas traité.

Alors j'ai mis la baisse de forme et les autres symptômes sur le compte d'autre chose… Je me suis voilé la face. J'ai pris du magnésium, et puis cette algue verte…

En avril j'ai mis ça sur le compte du sevrage du hasch.

Je ne voulais pas que ça soit ça - parce que ma dernière dépression, il y a 9 ans, m'a fait perdre une femme avec qui j'étais resté trois ans.

Le cycle a pris fin naturellement. Je vis ma troisième semaine confortable, j'ai retrouvé mes esprits et mon chemin. Je suis revenu.

Un nouveau régulateur d'humeur, adjoint au Lithium, devrait faire cesser les troubles d'ordre chimique que j'ai connus et me stabiliser complètement.

Je repense à ce que ça a changé.

Changé la donne, cette nouvelle donne qui a fait que tu as quitté un homme abattu qui savait, logiquement, que tu allais le quitter, mais qui ne pouvait pas lutter. Le jeu était truqué, j'ai joué ma chance avec toi avec des cartes biseautées, mais le jeu n'est pas fini, tel que je suis maintenant, et tel que je serai sans trouble d'ordre chimique je pense que j'ai toutes mes chances pour regagner, et garder ton cœur.

Mais je repense à ce que ça a changé.
La maladie m'a fait perdre beaucoup de virilité.
Je suis beaucoup plus 'mec' que le mec que j'ai été avec toi ces derniers mois. La dépression m'a rendu mièvre, fragile, demandeur d'affection. J'ai honte quand je repense... Au monde à l'envers.

Moi venir vers toi, te faire des mamours, poser ma tête sur ton épaule, sur ta poitrine, demander des bisous - toi me repoussant. J'ai honte, et il serait plus facile de m'effacer que de revenir vers toi.

C'est la femme qui demande des câlins, oui... Et l'homme qui protège la femme. Parfois les choses se renversent un peu, mais l'ordre est comme ça et je l'épouse naturellement.

C'est ce que je fais, et ce que je ferai, avec toi ou toute autre fille qui passera dans ma vie.

En vérité, ce que tu as cessé d'aimer, c'est l'ombre de Gabriel.

Pas celui qui aime NTM et les rodéos avec toi devant des clips des Doors. Pas celui qui construit.

Excuse-moi Lou d'avoir cessé d'être le mec - 'au sens mec' - pour lequel tu avais craqué.

Celui que je suis maintenant, celui-là te plairait. Plus encore que celui dont tu es tombée amoureuse. Plus mâle, sûr de lui, plus silencieux, plus carré, la défonce en moins.

Solide bébé, comme un arbre aux racines profondes... A donner envie d'en grimper aux branches. A générer de la distance que tu auras envie de combler, à t'injecter du désir à haute dose.

C'est toi qui viens, derrière moi, pendant que j'écris, croiser tes bras et t'appuyer sur mes épaules. Et je ronronne comme un gros matou.

C'est moi qui te protège, pas moi qui viens te voir pour que tu me rassures.

Je me rassure tout seul, je fais mon chemin d'homme.

Attention...

Pas maintenant bien sûr.

Je n'attends pas que tu reviennes tout de suite.

Il faut que du temps passe entre nous, quelques

semaines, quelques mois, un an ou plus mais Lou, crois moi : Je ne suis pas celui que tu as cessé d'aimer. Le jeu était faussé.

T'as pas cessé de m'aimer Lou, j'ai disparu.

L'homme avec qui tu peux être heureux est là, et il habite pas loin de chez toi.

Me reviennent aussi à l'esprit la Lou qui ne veut pas s'engager, la Lou qui ne veut pas construire, la Lou qui ne se sent pas prête, la Lou qui veut être seule, engagée dans un chemin intérieur…

Sois seule, fais ce que tu dois faire, ai des aventures, tombe amoureuse, construis en toi la disponibilité qui pourra accueillir un homme pour une vie, et puis reviens, quand tu veux. La chimie est là entre nous, pour la vie. Aucune preuve n'a pu être faite que ça ne marche pas, puisque je n'étais plus moi-même.

Je te kieffe. Toi. Ton essence, pas ta mode.

Et, à la racine, je sais que tu me kieffes aussi.

Le sexe aussi bébé, le sexe… Ça me manque tellement de plus faire l'amour avec toi.

Ton corps me manque, ton sexe me manque, la souplesse féline de ton dos Lou, cette souplesse nonchalante que je n'ai vue qu'en toi me manque, tes chevauchées furieuses me manquent et me manqueront.

Là aussi, la maladie m'a volé à toi, et à moi.

Ça avait bien commencé…

Et puis la dépression a soufflé ma libido, ma virilité, mon envie...

Maintenant je pense à toi et j'ai envie de te bander les yeux encore, de t'attacher les mains, de jouer, d'être tour à tour féroce et lascif, d'expérimenter. J'ai envie de te 'bouffer la chatte', pas de l'embrasser avec délicatesse, de faire comme cette fois où ton visage balançait, haletait, où je t'ai vue malgré toi prise par le plaisir et où tu m'as dit 'oui j'ai aimé, autant faire les choses à fond...' Tu as crié un peu à ma première tentative de sodomie, j'ai envie d'amener un gel, d'essayer le truc en en parlant, en mettant toutes les chances du côté du plaisir...

C'est peut-être la première lettre d'amour qui parle de sodomie (puisque, oui, c'est une lettre d'amour mon amour.)

Je me suis retrouvé, tu comprends ? Et j'ai toutes les chances de ne plus me perdre cette fois.

Je suis moi, là, et un de ceux je pense que tu pourrais aimer toute ta vie.

Cette histoire de babillage maintenant, cette manière de trop intellectualiser, d'enrober de mots le présent... Tel que je suis, ça aurait été tellement facile d'en parler, tellement minime comme réglage à opérer, d'autant qu'il rejoint mon chemin intérieur...

Je me tais.

J'écris.

Je recommence à travailler, sur deux textes, avec emploi du temps et heures fixes dévolues à l'écriture. La suite de Roméo, avec ses mutants et les plages dorées de Californie, et un autre texte hyper réaliste sur notre époque, qui accueillera la plupart de ces réflexions qui t'étouffaient comme des nuages de mots.

Tu ne m'entendras plus dire, dire, dire, analyser...

Tu ne m'entendras plus dire que je vais faire ça, tu verras les choses que je fais.

Écriture, boxe, bouddhisme, travail dans la rencontre et bonheur dans le présent.

C'est toi que je veux.

Lou.

Je veux faire l'amour avec toi partout, tout le temps.

Je veux que tu chantes pour moi, que tu fasses la guimauve avec moi.

Parce que c'est toi.

Qu'on se rencontre à nouveau, un jour, que je t'invite à boire un verre, à voir les requins et que tu tombes à nouveau amoureuse de moi.

Bientôt.

J'ai le temps.

Ça me laissera le temps de changer de logement, je veux plus te faire aller aux toilettes sur le palier.

Je m'en fous, j'ai le temps.

Je sais ce que je veux. C'est toi que je veux. Le temps passera et ça changera pas.

Je t'aime.

Gabriel

PS : Pas d'urgence pour récupérer mes affaires. Je t'embrasse'

J'étais présomptueux, je suis retombé en dépression quelques mois plus tard, et bien plus violemment. Entre les deux, rapidement, une phase maniaque m'a fait reprendre le cannabis à haute dose et oublier ma douleur qui sommes toutes, aussi intense qu'elle ait été, n'aura duré que quelques semaines après la séparation.

Je me trompais sur nous ; le temps est passé et ce n'est plus elle que je veux. Dans ma sensation d'elle, un goût de cendres l'a emporté. Je me rappelle plus de la femme fragile qui me repoussait quand j'étais malade que de la Lou lumineuse. Je l'ai revue une fois en deux ans, pour lui montrer le 40 m2 que j'habite maintenant, et qu'elle ne m'associe plus à cette chambre sous les toits. Il n'y avait plus aucune attirance entre nous, et même encore de la crainte de son côté, comme elle me l'avait dit : 'Quelque chose a été cassé' qui ne pourra pas être réparé.

Le PS est curieux, clin d'œil du destin, parce que je dois la voir après-demain justement pour qu'elle me rende mes affaires, deux ans après. Autre clin d'œil à l'écriture de ce texte, hier je rencontre dans le métro sa meilleure amie, signe qu'il était temps pour moi d'écrire…

Quoi qu'il en soit, maintenant que j'en suis au mot de la fin, je dirais que Lou était faite pour le bonheur, c'est à dire pour un homme heureux, fort et équilibré, ce que je n'étais pas quand je l'ai rencontrée. Trop vacillante, flottante elle-même. Trop éthérée, comme un ange ignorant finalement trop de la nature humaine. Une des âmes les plus étranges que j'ai rencontrées, jeune peut-être, à qui je souhaite ce bonheur particulier et finalement très précis auquel elle aspire.

13 mai 2008

Aujourd'hui.

Deux mois peut-être après ces dernières lignes qui auraient dû marquer la fin du récit. Irruption du présent dans ce mausolée où je ressuscite des fantômes. Je suis ces jours-ci – et depuis plusieurs semaines - occupé par le récit hypnotique des jours passés avec Ako, et par l'exhumation de textes vieux de 15 ans, puisque, depuis deux jours, j'ai 32 ans. Et c'est à l'occasion d'une soirée d'anniversaire, organisée chez moi, que j'ai à nouveau posé mes lèvres sur celles de Lou.

La soirée comptait sept ou huit très belles femmes, décontractées et dévoilées par les beaux jours, parmi lesquelles trois 'ex,' Lisbeth, Manu et Lou, qui me questionnaient en secret les unes sur les autres, le tout étant assez délectable. J'ai apprécié ma sobriété, mise à part la traditionnelle flûte de champagne, qui m'a laissé tout entier enivré par les beautés.

    Le rapprochement avec Lou s'est opéré il y a un peu moins de deux mois, alors que je venais d'achever l'écriture de notre histoire, quand, après presque deux ans de silence, nous avons finalement convenu d'un rendez-vous pour qu'elle me rende un sac d'affaires.

    Assis à une terrasse ensoleillée, je la trouvais à la fois la même et transformée. Et pour cause, la Lou qui m'avait quitté à cause de ma dépression y était elle-même tombée, curieux tour du destin, 5 ou 6 mois plus tôt et, toujours sous antidépresseurs, peinait à en sortir.

    Elle me charma à nouveau – je me demandais en l'observant si elle me charmait à nouveau ou pas, et j'en conclu que oui – et, songeant qu'elle avait à présent connu en partie l'état psychique qui avait été le mien, et qui l'avait entraînée à me quitter, qu'elle devait être devenue plus humaine et compréhensive, et je me pris à rêver, doucement, sans passion toutefois, que notre amour renaisse.

    Quelques jours après je l'appelai, et fus rapidement éconduit ; elle dînait avec sa mère, et son : 'Qu'est-ce que tu veux ?' sonna comme un glas rappelant les années qui suivirent notre rupture, pendant lesquelles elle s'était montrée hostile, refusant toute forme de rapprochement.

    J'oubliai donc Lou, plongé dans les histoires de mon passé, et somme toute satisfait d'être célibataire pour mener ce genre d'écrit, jusqu'à ce que quelques semaines plus tard elle m'appelle, pour rien, pour prendre des nouvelles… Et ça, c'est quelque chose que la Lou refusant le rapprochement n'aurait jamais fait. Je sentis donc l'inflexion dans son inclinaison, et l'invitai à ma soirée d'anniversaire.

J'ai vu Lou dans quelques soirées où elle ne connaissait personne : Elle s'assoit et ne bouge plus, un sourire vague – qui lui va très bien – sur le visage. C'est ce qu'elle fit, mais vint le moment où, entouré d'un auditoire qui passait par là, un vieil ami se mit à regretter amèrement que Lou et moi ne soyons plus ensemble, ce qui me permit de rappeler, surtout de lui rappeler à elle, que c'était elle qui m'avait quitté.

Tout le monde est parti, Lou est restée, et la porte fermée sur le dernier invité, face à face, nous restons un moment immobiles, nos visages se rapprochent, nos fronts se touchent et nous nous embrassons.

Un long baiser, ému, tendre et passionné. D'autres baisers, pas de mots, que des baisers, des caresses, debout, puis sur le lit, elle est fougueuse et tendre à la fois mais on ne fait pas l'amour, elle veut rentrer et je ne la retiens pas.

On marche main dans la main jusqu'au boulevard Sébastopol, discutant un peu, légèrement, mais à un moment quelque chose coince. Je ne sais plus comment j'évoque ma consommation de Xanax, probablement en voulant la faire sourire avec le portrait de mon directeur colérique, et elle s'étonne : 'Tu prends encore du Xanax ?'

Je lui avais pourtant fait un point assez complet sur mon état de santé lors de notre déjeuner, mais cette question, cette remarque qui sonne un peu comme une déception, sinon comme un reproche, me laisse penser qu'elle n'a toujours pas compris mon état psychique et la longue affection dont je souffre, c'est à dire la raison pour laquelle elle m'a quitté. Bref, on passe là-dessus, ça reste tendre, on marche lentement main dans la main, on s'embrasse avec émotion une dernière fois et elle monte dans un taxi.

Je dois parler de ce que j'ai ressenti lors de ce retour de flamme avec Lou et c'est, justement, une absence de flamme. Tandis que dans la pièce en bois – plancher, meubles, poutres – aux fenêtres grandes ouvertes sur l'air doux de la nuit, éclairés par la seule lueur bleue d'un globe terrestre, dans le grand apaisement qui suit la fête, elle ouvre la bouche et me presse contre elle, mon cœur reste étrangement froid, calme et froid.

Je goûte bien le plaisir d'être embrassé par une beauté, un sentiment de revanche, de voir celle qui m'a abandonné me désirer à nouveau, un sentiment d'orgueil lavé, mais curieusement – ou peut-être logiquement - mon cœur reste froid. Pas de passion, un désir machinal, je la suis tout le long de nos embrassades sans être submergé par quoi que ce soit, les interrompant même, et c'est vicieux puisqu'elle a réussi à arrêter depuis sept mois, pour fumer la cigarette que j'ai gardée entre deux doigts tout le long.

Je repense à ma souffrance aiguë quand elle m'a quitté, pleurant au téléphone, assis sous un arbre, caché dans les toilettes à l'hôtel, comment la maladie me l'avait volée, comment je lui écrivais que je serais toujours là…

Les mots, les maux d'amour… Le temps. Peut-être c'est cette manière qu'elle a eu de me quitter, et la souffrance que j'ai ressentie, qui ont muselé dans mon cœur l'autre soir la passion, l'amour que j'ai pour elle… Mais je ne parierais pas dessus.

Au cours de la soirée, elle me demande si je revois Manu, je lui réponds que je l'ai plus revu qu'elle, que c'est plus facile, qu'il y a beaucoup d'humour avec Manu. Lou répond : 'Mais il peut y avoir de l'humour entre nous aussi, non ?' Force est de constater que je n'ai pas beaucoup ri avec elle, aussi éthérée que l'autre est terrienne.

Et je remarque des défauts chez Lou ; manque de simplicité, de spontanéité, de joie, flou dans son identité et dans sa vie, une certaine tristesse pesante… En outre, je me rappelle ce qu'elle n'aimait pas dans mon caractère, mon habitude de dire toujours : 'C'est beau ! Regarde !' De commenter les choses qui me plaisent ou m'amusent et qu'elle préférait vivre silencieusement… Je ne crois pas qu'on était sur la même longueur d'ondes en fait, et je doute qu'on le soit aujourd'hui. En outre, sa beauté est trop compliquée, pas assez rayonnante, reflet sûrement de son flou et de sa tristesse.

Enfin… Si je pouvais rire avec une Lou épanouie, peut-être… Reste à savoir ce qui se passait dans son esprit à elle, est-ce qu'elle a juste craqué ponctuellement pour un mec qu'elle a déjà enterré, ou est-ce qu'elle pense qu'on pourrait se remettre ensemble… Elle m'a appelé deux jours après, pour me souhaiter bon anniversaire d'une voix joyeuse mais hésitante.

Qui appellera l'autre ? Quand ? Pour dire quoi ? Tirer quelles conclusions, quelles conséquences de cette fin de soirée ? Je l'appellerai cette semaine ou la semaine prochaine pour la voir et préciser mon point de vue sur elle et sur nous.

Mais, à ce stade de ma vie, ce que je recherche c'est une évidence, une femme ravissante à l'intérieur et à l'extérieur, épanouie et qui se combine parfaitement avec moi. Ma femme fatale. Mickaella, Ambre, Ako ou Élodie. Elles existent, elle existe, et chaque jour des millions de filles de 20 ans entrent dans le jeu. J'ai l'impression que c'est ça que je veux, et quitte à rester seul, je ne céderai pas à moins.

Lou paraît loin de ça... Mais il faut se méfier des apparences.

23 mai 2008

Elle m'a écrit, quelques jours après la soirée, que c'était bon d'être dans mes bras. Quelques jours après je l'ai appelée, et nous avons convenu d'un rendez-vous ; un concert privé de son petit frère. Elle m'a rappelé, au moment où je sortais, éreinté, d'une journée de boulot difficile, j'étais las et comme elle l'a dit, 'd'humeur méchante,' pas contre elle, contre mes supérieurs malveillants, ma situation financière, assez en verve, avec humour toutefois, mais un humour qu'elle ne goûta pas, et je pense que ce mouvement d'humeur l'a refroidie.

J'en étais toutefois content, l'ayant même par moments surjoué, accentué, parce que la femme qui sera avec moi doit être capable de compréhension, de compassion, et de rire avec moi. Je suis content de l'avoir mise face à ça.

Le rendez-vous fut une catastrophe, une erreur de casting complète.

Elle était fatiguée, certes, et en diminution seulement des antidépresseurs, mais elle fut avec moi d'un mutisme, d'une froideur et d'une indifférence qui dépassaient ces raisons. Au début je parlais, j'essayais d'engager une conversation, de la faire parler, rire puis, peine perdue, je me tus. Pendant, et après le concert, quand son frère la rejoignit, je la vis prise dans un délire d'amour et d'admiration, preuve qu'elle pouvait ressentir et exprimer des sentiments.

A un certain moment, debout devant elle, je lui demandai en manière de provocation : 'T'as pas quelque chose à me dire ?' Elle répondit, gênée : 'Je crois qu'en effet on a des choses à se dire…' Et c'était mort, en elle, en moi, entre nous, pour que ça soit vivant il aurait fallu non pas dire mais faire ; s'embrasser, rire, s'enlacer.

Assis avec elle sur une margelle devant le club, je songe qu'elle a un regard magnifique, mais qu'elle est loin d'être assez belle, aussi peut-être parce sa vie est en chantier, qu'elle est perdue et pas épanouie. Outre l'effort immense qu'il lui faudrait, je crois, pour comprendre mes états psychiques, je songe brusquement qu'elle est trop éloignée de la femme dont je rêve, qu'il faudrait parler, expliquer, supporter, quand ce que j'attends c'est une évidence toute simple, hors des mots.

Ce retour au présent fait figure d'épilogue. Nous n'étions pas faits pour être ensemble.

Paradoxalement, j'ai ressenti de la tristesse, un poids sur le cœur à l'avoir retrouvée, même aussi brièvement, et à la perdre à nouveau. Maintenant je comprends que nous étions amoureux de fragments de l'autre, et que nous avons essayé un temps de donner un lien, une cohérence ces fragments. En vain.

Ce que j'attends c'est une femme qui m'aimera tout entier et vice versa.

Et je ne composerai plus, j'attendrai.

17. Mélanie

feat Elisa Steele

Un an s'est écoulé entre la séparation d'avec Lou et la rencontre avec Mélanie. Juillet 2006, juillet 2007. Un an de célibat et d'abstinence où je voyageais de l'euphorie à l'enfer avant d'en sortir, finalement, avec de fortes séquelles.

Quand je dis : 'Enfer,' c'est que la souffrance endurée lors de ce qui a été la pire dépression anxieuse de ma vie, d'octobre à mai, m'a vraiment donné une idée de ce que peut être l'enfer. Peut-être. Dans cet enfer je ne pouvais qu'être seul, ne dégageant que de la souffrance, aucun couple n'y aurait résisté.

Je suis obligé de parler de mes affections psychiques, qui

sont indissociables de certaines des histoires que je conte, de celle de Lou bien sûr, mais plus encore de celle avec Mélanie, qui maintenant m'apparaît comme une compagne de convalescence... Convalescence bien entamée mais loin d'être terminée alors que j'écris, plus de six mois après notre séparation.

J'utiliserai pour ce récit des fragments d'un journal dans lequel, en janvier, j'avais commencé à écrire la maladie au quotidien. J'en laisserai des extraits dépassant Mélanie, concernant mon état mental et ma surconsommation d'anxiolytiques, parce qu'on ne peut comprendre la relation sans voir combien ils l'ont affectée.

Je prendrai aussi la liberté, comme dans d'autres récits, de réécrire de mémoire des scènes déjà consignées dans le journal.

Prélude à l'histoire :

14 juillet 2006, Lou me quitte. Douleur violente, mais brève somme toute, quelques semaines.

La dépression est finie, et je passe vite en phase hypomaniaque, bourré d'énergie, euphorique, mais sans quitter la réalité comme en phase maniaque. Je n'oublie pas Lou, je l'aime toujours, et bien que je lui reproche de m'avoir quitté parce que j'étais malade, j'ai dans le cœur l'envie, et presque la certitude que je vais la récupérer. La maladie est partie, c'est ce que je crois, je ne sais pas que je suis en phase hypomaniaque, je me sens juste en super forme, et je vais un jour ou l'autre récupérer Lou. Elle est là mais je ne souffre plus.

Des insomnies me poussent à poser des jours de congés, j'écris un texte sur les aberrations et les escroqueries de la société moderne – texte qui restera pour l'essentiel à l'état de projet – je me balade la nuit, le jour, prends des photos, j'aborde les vraies beautés que je croise, le mariage en tête, mais surtout, pour calmer cette surexcitation, ce trop plein d'énergie je fume joint sur joint, j'achète par 50 ou 100 grammes, je roule dans les toilettes publiques, je fume avant le boulot, pendant le boulot, 20 grammes peut-être par semaine, et bousille un cerveau déjà fragile. Je pars deux semaines en vacances en Espagne, la vie est belle, bois beaucoup, au retour j'attaque septembre avec une faim à bouffer le monde.

En octobre, l'humeur vire à 180 degrés, je commence à me sentir inquiet, triste, perdu, mes projets s'effondrent, mon énergie fout le camp et bientôt je sombre dans une dépression face à laquelle celle que j'ai connue avec Lou fait figure de vacances.

Il y a la tristesse, tout le temps, les pleurs, dans les bras d'un vieux clochard, de ceux de ma mère, je me sens seul, abandonné, inadapté à la vie moderne, mon boulot de bagagiste me fait horreur, j'y vais en pleurant et en serrant la mâchoire parce que j'ai peur, je suis terrifié, par tout, par tous, l'angoisse monte à des niveaux records ; j'ai des vertiges, des nœuds dans le ventre, une oppression dans la poitrine, je me remets à bégayer, je me décompose devant les guichetiers, j'essuie attaque de panique sur attaque de panique qui me donnent l'impression que je vais me mettre à hurler, à courir, devenir fou ou mourir... C'est l'horreur.

Je me réveille chaque matin affolé, plantées dans le corps et le cerveau des aiguilles brûlantes de peur et d'angoisse. C'est l'enfer. Ma vie est un calvaire à la limite de l'insoutenable. Je n'envisage pas le suicide, bien que chaque soir j'espère mourir pendant la nuit pour échapper au lendemain, parce qu'il me reste assez de lucidité pour savoir que je suis bipolaire et que la dépression se terminera. Mais quand ? Quand !? Tous les soirs je prie en vain pour que ça s'arrête.

La seule chose que j'arrive à tenir, et qui me tient, en en faisant le minimum et torturé par l'angoisse, c'est mon travail de bagagiste. J'appelle à plusieurs reprises mon psychiatre, qui me fait passer d'antidépresseurs en antidépresseurs, pour lui demander de m'hospitaliser. Il répond que ça ne hâtera pas la guérison, et quand je fonds en larmes dans son bureau, il hoche la tête en murmurant : 'Sale maladie…'

Terrible sentiment d'échec, d'impasse, de non-existence, d'avoir tout raté, de ne rien pouvoir faire et d'être seul, seul… La posologie maximale du Xanax 0,5, qui doit faire baisser l'anxiété, est de 6 par jour, j'en suis à 12 en plus des médicaments de fond. Chaque soir je prie pour ne pas exploser le lendemain, chaque instant pour ne pas exploser la minute d'après.

En février, je rencontre un thérapeute qui me parle des effets anxiogènes du THC, et j'arrête de fumer. En mai, les symptômes dépressifs disparaissent totalement, en quelques semaines, aussi rapidement qu'ils s'étaient installés. Al Hamdoullah ! Je suis sauvé. Il me reste une très forte anxiété, qui dépasse ce dont les psychiatres ont l'habitude, mais sans idées noires, fond dépressif, sans larmes, alors l'anxiété, même violente, ça me paraît aussi cool que des vacances à Marrakech. Il y a le Xanax et le Valium pour l'anxiété, ça marche, si bien qu'en juin juillet je connais plusieurs crises anxieuses par jour, mais brèves, puisque noyées sous les anxiolytiques, un état anxieux qui paniquerait n'importe qui, mais pas moi, pas après ce que je viens de vivre.

L'humeur se renverse, je recommence à être joyeux, content, je me remets à corriger un vieux roman, je ne suis plus perdu, seul, j'ai des projets et je suis protégé, j'ai du Xanax et du Valium dans la poche. Je ne dégage plus de mal être, au contraire, après la mort une furieuse joie de vivre s'échappe par tous mes pores.

C'est donc logique qu'Elisa apparaisse à ce moment-là. Elisa, une cliente de l'hôtel d'à peine quarante ans, magnifique, que j'aborde un matin dans le salon alors qu'elle a son vol depuis New York dans les jambes, badinant avec classe en bon guest relation.

Je laisse la parole au journal :

'Vendredi 22 juin 2007

Il fallait l'éclat d'un bijou comme Elisa Steele pour me tirer de mon silence. Elle est arrivée vendredi 22 en #601, belle et seule, New-yorkaise aux yeux verts et au sourire éblouissants, parlant un français parfait. Le courant est passé, j'ai raffolé d'elle tout de suite et bien que fatiguée par son vol et une longue attente dans le salon, elle a su répondre à mes avances muettes par des sourires meurtriers. Sur le balcon de sa chambre, nos visages à quelques centimètres et ses yeux incroyablement verts dans les miens, j'ai cru que j'allais l'embrasser tout de suite. Puis j'ai repris mes esprits et je lui ai parlé de l'air conditionné. J'étais gauche, ému, mais sur le pas de la porte je lui ai donné mon numéro inscrit sur ma carte de visite, en lui avouant que 'j'aurais tellement regretté de ne pas l'avoir fait...'

Et le surlendemain…

'Dimanche 24 juin 2007

Réveillé tôt en me sentant très bien, j'ai été acheter mon tabac à République et pris mon petit-déjeuner en terrasse. De retour, je me suis fait d'épais sandwichs et j'ai mis le DVD de Pride que Jean-Louis m'a passé. Logiquement, je me suis mis à faire des abdos et de la musculation devant. Puis j'ai écrit à Andrew et téléphoné à Kenji. Au moment de partir retrouver Marc à Arts et Métiers et Rébu à Bourg la Reine j'ai senti une nette surchauffe, agitation cérébrale accompagnée de tremblements et j'ai pris deux Valiums et un Xanax en sublingual.

Puis je me suis senti bien, dans le train avec Marc Elisa appelle, je suis scotché, ému, je raffermis ma voix et nous convenons d'un rendez-vous à Saint Paul le soir même. Dans le parc de Sceau je me suis senti bien aussi, avec mes deux potes, comme rarement depuis longtemps. C'était le pied. On a fait du cerf-volant, du volley, des bonnes oppositions au foot. C'était physique, il pleuvait un peu, il faisait soleil, c'était bien.

C'est pendant le voyage du retour que l'humeur a tourné. Je me sentais moins détendu. Je pensais que je voudrais inviter Marc à dîner ou à faire un go cette semaine, mais que Marc s'était éloigné de moi depuis longtemps et que j'allais peut-être le mettre dans une position difficile. On est sorti à Châtelet. Je n'étais plus détendu du tout. J'étais tendu. J'ai pris quatre Xanaxs en sublingual mais ça ne m'a rien fait. On s'est arrêté au Lescot pour boire une bière mais on était mal à l'aise et ça ne m'a pas détendu. Puis on s'est remis à marcher en parlant de mon rendez-vous avec Elisa Steele et il m'a montré et expliqué deux trois trucs sur le quartier, puis je me suis rendu compte que j'avais super faim et je l'ai laissé devant un restaurant chinois.

J'ai commandé des trucs mais la vendeuse m'a dit qu'il fallait les préparer et ils m'ont fait attendre. Et là, la tension est montée grave. Grave. Un mec m'aurait provoqué je l'aurais déchiré. J'étais extrêmement tendu et mal à l'aise. J'hésitais à demander mon argent et à me casser. Je faisais des allées et venues sur deux mètres. Je sentais la tension me bouffer la tête, me déchirer le ventre et la poitrine. Je suis rentré extrêmement énervé, dans un état de nerfs très proche de l'explosion. J'avais 1h30 pour nettoyer et ranger l'appart, et reconstruire un bonhomme susceptible de charmer Elisa Steele. J'ai dû prendre trois Valiums, six ou huit Xanaxs et un Avlocardyl, incroyable la puissance de cette crise.

Mais à huit heures moins le quart, maître de moi, je suis monté dans un taxi direction Saint-Paul. Enfin, maître de moi, j'ai mis une minute à retrouver le nom de la station, le chauffeur a dû me filer un plan. Mais arrivé au rendez-vous je me sentais bien, bien à écarter les bras pour faire l'avion comme quand je me sens bien.

Et Elisa Steele est arrivée.

Il est 1h37. Je devrais être couché. Mais je ne peux pas me coucher sur ce lit où la nuit dernière était allongée l'ange nue Elisa Steele sans au moins lui rendre hommage par quelques lignes.

Elle me manque, je l'ai sous la peau.

J'entends ses cris, je la revois nue, debout. Je revois le

moment où j'ai défait chaque bouton de sa chemise. Elisa Steele, tu me manques, partie dans un taxi au milieu de la nuit, Elisa Steele, un ange est entré dans ma vie, je suis rentré dans l'ange et elle est repartie, à l'heure qu'il est elle se trouve probablement dans le ciel au-dessus de l'Océan pour rejoindre New York... J'écoute Sinatra.

    Elisa Steele, New-Yorkaise de Brooklyn de 38 ans aux yeux éblouissants et au sourire ravageur. Elisa... J'aime comme tu me regardes Elisa. Je voudrais te regarder me regarder toute la vie, en écoutant As Time Goes By par exemple.

    Elle est arrivée au rendez-vous et on a pris la direction de la rue Vieille du Temple, un peu mal à l'aise, juste un peu, le temps de prendre confiance et de s'ajuster. Elle avait faim, pas grand-chose, une assiette de fromages. Le restau à côté des Etages était fermé, à deux pas elle s'est rappelée d'un bouchon où elle venait il y a 15 ans. L'arrière salle était vide, tables en bois vernies, assis face à face elle a commandé une assiette de fromage et un Campari orange, j'ai pris un coca.

    On discutait, on discutait, une ou deux fois elle m'a pris les mains puis elle a dit : 'Et flirter comme on fait,' 'on flirte ?' je lui ai répondu, puis ça devenait chaud avec son sourire ravageur et son regard de braise, et je me suis levé, j'ai poussé la table assez cavalièrement, me suis approché et je l'ai embrassée.

    Elle s'est décalée pour me laisser m'asseoir à côté d'elle et nous avons échangé le plus long, le plus langoureux, le plus suave et le plus passionné des baisers. Ensuite on a recommencé, encore et encore. Ma main posée sur sa nuque, son épaule ou sa joue qui frémissaient. On était tombé d'accord, ce truc qui colle un home et une femme sur mille nous arrivait, et y succomber était la chose la plus douce qu'on puisse rêver.

Suit un passage assez enchanteur au rez-de-chaussée des Étages où je passe le plus clair de mon temps dans ses bras, à demi allongé sur elle. Elle boit du champagne à la rose, moi un champagne au rhum et à la menthe, mon verre ressemble à un aquarium et je m'attends à y voir un poisson. On se regarde, on s'embrasse, on flirte. A un moment elle me dit : 'Il se passe quelque chose de très physique avec toi, j'ai du mal à parler.' Alors on s'embrasse, je lui suce la langue, elle n'a pas l'air de connaître parce qu'elle en redemande, une brise fraîche nous vient de la rue. Elle reprend un verre de champagne quand je me tourne à nouveau vers le coca.

'Où on va ? Qu'est-ce qu'on fait ?'

On va chez moi.' Elle rit.

'C'est que je ne couche pas avec les garçons le premier soir...'

'Très bien, tu voulais voir la Seine ? Viens, c'est à deux pas, on va s'asseoir sur le bord de la Seine et tu choisiras ce que t'as envie de faire...'

On est assis sur le quai de l'île Saint Louis, face à la Cité, bercés par l'eau et les lumières enchanteresses. On s'embrasse, encore et encore, lentement, langoureusement, et puis elle décide qu'elle vient chez moi.

Suit une longue marche dont elle a dû souffrir à la vue des talons de cinq centimètres qu'elle portait. Marche agréable dans les vieilles pierres.

On arrive chez moi 'C'est toujours comme ça chez toi ou tu as préparé ma visite ?'

Et puis voilà, elle s'est allongée sur le canapé, je l'ai embrassée, j'ai déboutonné sa chemise et j'ai pris ses seins, gonflés, je les ai caressés et embrassés. Puis j'ai défait son jean et j'ai glissé ma main entre ses cuisses et elle a soupiré, puis elle m'a dit : 'Il y a des fenêtres' et je lui ai dit : 'Viens, on va à côté, sur le lit.'

Je l'ai pénétrée après peu de préliminaires, elle était, Elisa Steele et ses 38 ans, délicieusement étroite. Je l'ai prise quatre fois, ne réussissant à éjaculer que deux, trop impressionné ou je ne sais pas quoi d'autre. Les fois où je n'ai pas éjaculé, elle n'a pas appelé pas ça 'faire l'amour,' juste 'giving intimacy,' mais à deux reprises nous avons joui en même temps. Nos étreintes ont été brutales et passionnées. En la pénétrant je lui glisse un doigt dans l'anus, et je ressens ses mouvements pour faire entrer le doigt plus avant... Je suis descendu une fois pour lui bouffer la chatte, mais elle n'était pas épilée et sa journée de marche a rendu mon passage assez bref. Je la revois, nue, debout devant mon lit. La chaleur moite de sa peau de lait, ses replis humides...

Après une assez longue négociation je l'ai laissée repartir au milieu de la nuit. Elle tenait à être à l'hôtel pour son check out le lendemain matin. Je me suis rhabillé et l'ai accompagné jusqu'à Réaumur Sébastopol où j'ai arrêté un taxi. Baiser d'adieu.

'Good-bye Elisa Steele, fare well, à bientôt, à jamais...'

Elisa marque la rupture avec le cycle de souffrance et d'abstinence, une nouvelle ère commence, je me sens bien et j'attire des femmes avec qui je couche facilement. Je suis tout entier dans le présent, la joie, le plaisir qu'apportent les sensations du monde.

Cette soirée, cette nuit avec Elisa m'apparaissent tandis que je les vis comme un rêve ; je suis heureux, fluide comme de l'eau, et je me laisse glisser dans un rêve doux de bonheur. En plus, cette histoire m'apparaît d'une incroyable poésie ; son charme, ma carte et mon aveux glissés, son appel, le moment où je pousse la table et l'embrasse, où elle accueille mon baiser comme assoiffée une gorgée d'eau, deux assoiffés enlacés dans le lounge orange des Étages, aimantés, soudain pris dans une intimité folle que nos molécules ont combinée, alors qu'on ne se connaît pas, comme si on se connaissait depuis toujours, sans s'être jamais connus, comme si on s'était retrouvés, comme dans un film.

Les quais de Seine en pierres pavées, des répliques comme 'je ne sais pas, je ne couche pas le premier soir – Oui mais tu pars demain...' Comme dans un film, comme dans un rêve aussi quand on a fait l'amour, nous nous combinions parfaitement. C'est elle qui marque la sortie de l'enfer dont je m'éloignais peu à peu, qui me donne ma nouvelle peau, celle d'un mec qui se sent bien, goûte les douceurs de la vie, et se prépare à rencontrer Mélanie, trois semaines plus tard. Je ne remercierai jamais assez l'ange Elisa. La douceur de cette nuit, après l'avoir mise dans le taxi, après avoir rompu un an d'abstinence, rendu à la vie, le mot 'ange' en tête, 'cette fille est un ange, un ange...'

On verra plus tard, quand Mélanie lira en fouillant dans mon ordinateur ce récit, l'importance qu'il prit dans notre histoire.

Maintenant l'histoire...

J'en reviens au journal, à l'entrée où Mélanie apparaît, moins d'un mois plus tard. J'avais quitté temporairement mon emploi de bagagiste pour travailler la nuit, deux mois pour remplacer un night et me former à la réception :

'*Vendredi 20 juillet 2007*

Je vais faire ma quatrième et dernière nuit de cette semaine.

Lundi soir j'ai rencontré Mélanie, une des deux filles que Drako va emmener avec moi en Géorgie cet été. Je l'ai trouvée très séduisante et eus plaisir à l'écouter tandis que je la raccompagnais. Sa vision de l'amour, de la vie, son travail, son attaque cérébrale, comment elle a nagé avec les caïmans et dansé après avoir pris des champignons en Amazonie... On s'est envoyé des messages. J'espère la revoir un de ces soirs.

Mardi j'ai fait la nuit avec Alban. On a fait la clôture très tôt et il a dormi de 2h30 à 6h, pendant que j'envoyais sept mails. Céline, avec qui on se pose quand elle ferme le bar, m'avait préparé une caïpirinha pour Mélanie qui m'avait dit qu'elle passerait peut-être à 1 heure. Elle n'est pas venue, je l'ai bue. J'ai passé la nuit à écrire, fumant une cigarette entre chaque mail devant l'hôtel.'

Rencontre avec Mélanie dans un café autour d'un ami commun qui devait nous emmener en Géorgie cet été là.

A table je la trouve séduisante, c'est une grande brune élégante, drôle et au caractère bien trempé. Je n'ai pas de coup de foudre, elle est jolie c'est sûr, mais c'est peu à peu, au fil de la conversation que se révèlent son charme et sa beauté. Elle est loin d'avoir celle éclatante des Ako, Ambre et autres Mickaella, et certains de ses traits ou de ses manières me déplaisent, mais plus le temps passe alors que nous parlons de la Géorgie, plus je me rends compte que je me laisse tomber sous son charme.

Sophistiquée mais naturelle, droite, riant volontiers, j'apprends que Mélanie est une femme d'affaire qui mène d'une main de fer plusieurs dizaines de subordonnés. Dans le même temps elle m'enivre avec ses récits de voyages où la femme d'affaire prend des champignons et danse avec des shamans en Amazonie, se baigne de jour – parce que c'est la nuit qu'ils se nourrissent – dans un lac infesté de caïmans, retourne sur ce même lac dans une barque qui prend l'eau la nuit… J'entrevois une personnalité vaste, riche et complexe, attirante.

Je la raccompagne chez elle, en chemin la discussion est joyeuse, animée. J'aime comme elle a l'air de se foutre et de prendre à la légère sa carrière et le poste pourtant important qu'elle occupe, de s'en moquer. Elle dit que son attitude a changé du tout au tout à la suite de son attaque cérébrale, qui l'a clouée longtemps à l'hôpital et lui a fait une peur bleue. En sortant elle a levé le pied au boulot et a cessé de le prendre au sérieux.

J'aime son détachement, la distance qu'elle semble avoir avec les choses, malgré cette grande énergie qui s'échappe d'elle ça la rend zen, détachée oui, cool.

J'apprends aussi que le business n'est qu'une partie de sa personnalité, qu'elle a une fibre artistique créative développée. Elle dessine, mais surtout elle fait de la photo, des photographies de femmes nues qu'elle recrute dans la rue en leur montrant son book, des portraits dont l'un représentant deux femmes enlacées est toujours collé au mur de mon bureau. Elle a du talent, c'est ce que j'apprendrai après, en voyant certaines de ses œuvres, et une petite galerie dont elle a toujours refusé de me donner l'adresse expose ses photos quelque part dans Paris.

Ces deux côtés, le business et la création, la réalité et l'aventure aussi, sont en compétition parce qu'il n'y a pas assez de temps, et parfois elle me dit qu'elle aimerait laisser tomber le boulot et juste créer. Elle hésite beaucoup, pourtant femme d'affaire décidée, faire une carrière, fonder un foyer, créer, avoir des enfants, elle est en questionnement, secrètement mais plus que moi malgré les apparences au moment de notre histoire, sur la direction à donner à sa vie.

Bref, je la raccompagne, je tombe sous le charme sans en tomber amoureux, nous échangeons nos numéros, et bientôt nous nous envoyons des messages quotidiens.

Je laisse au journal la suite du récit, soulignant toutefois combien ces nuits d'été passées à l'hôtel ont été suaves. De 20h à 1h il y avait les clients, l'animation du bar doré qui était encore fumeur, les va et vient d'hommes et de femmes ivres, séduisants et bien habillés, les taxis, le ballet enivrant de la nuit parisienne, et puis plus rien.

Lumières tamisées sur le marbre du hall vide, le bar et ses divans confortables dans une semi-obscurité, le silence. Vers 3 ou 4h, le travail fini j'écrivais, je m'installais confortablement au bar, je sortais un nescafé et une cigarette à la main m'asseoir dans la nuit douce à la terrasse, sur l'avenue de l'Opéra où dans des couleurs somptueuses jouant avec l'obscurité filaient de rares taxis, c'était calme, c'était le bonheur. Et puis, un peu avant six heures les livreurs de croissants et de pain, et l'aube, splendide sur l'Opéra, à déguster elle aussi avec un nescafé et une cigarette, et le parfum de la fin de service. Puis l'équipe de jour arrivait, la relève, et à l'heure où ils se préparaient à affronter l'agitation du jour je leur serrais la main et j'allais dormir.

Bien que ce ne fut pas réglementaire, seule solution efficace contre les souris, l'hôtel avait une chatte, Lola, qui venait se coucher sur le desk devant moi quand je travaillais, et ronronnait à mes câlins :

'Vendredi 27 juillet 2007, 4h30 du matin

J'écris de l'hôtel où Lola me tient compagnie. C'est un amour de chatte, câline, curieuse, surprenante. J'ai terminé le travail de la nuit, ne reste que la feuille de jour que je ferai à sept heures. Je maîtrise le processus maintenant. Ce soir Céline a clôturé à 1h et j'ai pu commencer à travailler tôt.

Lundi, et ce sont les troubles du sommeil induits par l'inversion jour – nuit, je me suis réveillé à 7h, je savais que c'était trop tôt mais pas moyen de me rendormir, et fatigué avec ça. Je crois que j'ai regardé Bienvenue à Gattaca, que j'ai pris deux Valiums, et que je me suis rendormi de 11h à 19h, ratant de ce fait deux rendez-vous, avec Pascal, qui s'est montré compréhensif, et Laurent qui de toutes façons les mains dans la plomberie, avait appelé pour reporter.

Me restait le rendez-vous avec Mélanie, pris au fil de sms quotidiens, chez Mercerie rue Oberkampf où je m'installe au comptoir avec un Perrier pour l'attendre. Pas une goutte d'alcool depuis des lustres. Elle arrive, on s'installe dans une arrière salle et on entame un ballet verbal de séduction et de mises au point. Dès que je la vois, elle me produit cet effet contradictoire, comme un double visage (que Drako met bien en lumière avec l'histoire de Stéphane,) un qui me plaît, et l'autre non.

La soirée est agréable, on se séduit. Au moment de s'embrasser pour se dire au revoir, elle rit, gênée (mais est-ce un jeu ?), comme si on était tout près de s'embrasser sur la bouche.

Je rentre.

Arrivé place de la République, elle m'appelle et me dit de l'attendre, qu'elle me rejoint.

Je la retrouve, elle 'ne veut pas de contacts physiques parce qu'elle est en manque de sexe et que ça risque de la faire exploser.' Elle dit qu'elle ne veut pas passer la nuit toute seule, qu'elle veut dormir chez moi, avec moi, mais 'innocemment, en tout bien tout honneur.' Je suis surpris mais ça va, je gère, l'appart n'est pas trop mal rangé, elle flashe sur la bibliothèque, boit un verre d'eau et se couche. Je la rejoins un peu plus tard en prenant garde à ne pas la toucher ('j'ai été surprise que tu respectes à ce point le tabou physique.')

Le matin par contre ça s'enflamme, on s'embrasse à pleine bouche, on se caresse, on mime l'acte sexuel, mais pas moyen de passer sous son collant. Elle me répète, avec un ton qui semble vouloir dire le contraire: 'C'est pas engageant, hein ? On n'est pas engagés...' après chaque baiser.

Puis, elle qui fait de la stratégie politique chez Dior prend sa matinée en prétextant une rage de dents pour petit-déjeuner en terrasse avec moi.

Là encore, elle me plaît et ne me plaît pas. Elle est trop démonstrative et collante aussi, avec ses baisers qui n'en finissent pas.'

(...Quelques jours plus tard...)

'(...) Une heure plus tard, alors que je pars bosser je me paie une crise d'anxiété très forte proche de l'attaque de panique, peut-être à cause de la reprise après 4 jours de pause, je prends successivement deux Valiums et deux Xanaxs pour redescendre.

La soirée se passe tranquillement, Éric s'en va vers 20h45, à 1h le bar est toujours complet et, qui je vois débarquer ? En tailleur métal, Mélanie, à qui j'avais dit c'est vrai que si elle passait un soir vers 1h, on aurait le bar pour nous seuls.

Les gens s'en vont finalement, Céline se pose un peu avec nous et puis nous nous enlaçons et échangeons des bribes de *dialogue jusqu'à 3h30 du mat où devant l'hôtel, sur mon lieu de travail, elle me donne quand même très chaud à se frotter contre moi en m'embrassant goulûment. Mes mains sur ses cuisses nues, dans son décolleté, mais pas moyen de lui toucher la chatte, 'on fera l'amour quand tu m'aimeras' dit-elle avant de se moquer de sa propre formulation.*

J'avoue qu'à un moment, je vois l'heure tourner j'ai hâte qu'elle se casse. Toujours ce double visage, comme deux visages qui apparaîtraient selon des différences d'éclairage. Elle me plaît, non elle ne me plaît pas, si elle me plaît, non...

En sa défaveur, et bien qu'elle refuse qu'on fasse l'amour, sa trop grande câlinerie qui menace de m'étouffer, son envie trop insistante de m'embrasser. Après notre premier rendez-vous, notre première nuit, elle m'avait reproché violemment en arrivant à l'hôtel de ne pas l'avoir rappelée. Je l'ai donc appelée ce matin, mais sans entrain, avant de m'endormir, après avoir vu le remake du 'Hitcher.'

Ça force le respect quand même, elle avait dormi quatre heures pour être venue roucouler avec moi à l'hôtel, et à 10h elle était chez Dior, à jouer la femme d'affaire assassine. 'Ce qui est beau c'est pas le soir, c'est d'assurer le lendemain.'

Elle a des tas de qualités, étonnantes, détonantes parfois, elle fait des allers-retours dans la matinée à Lyon pour courir dans le parc de la tête d'or, elle a nagé avec des caïmans... Je me rappelle aussi, j'étais assez hésitant avec Manu puis avec Lou au début. Et puis, après un an de célibat, il y a une réaction naturelle d'étouffement qui n'est pas liée à elle.

J'aurais voulu que ça soit plus naturel, comme avec Elisa Steele, mais c'est peut-être mieux qu'on ne baise pas avant d'aller en Géorgie. Et qu'on ne clashe pas non plus. Elle semble chercher, et vouloir poser les bases d'une relation stable et durable, et en même temps avec des coups de folie, comme de me rappeler pour dormir chez moi, de débarquer à l'hôtel à une heure du mat ou de se montrer si fougueuse dans nos échanges physiques restreints. Je ressens de l'attirance et de la répulsion. Double visage... On verra.'

Je suis séduit par son humour, sa grande intelligence, sa beauté et sa sensualité, mais tempéré par cette assez importante affaire de double visage que j'avais oubliée jusqu'à ce que je retombe sur ce passage.

Effectivement, il y avait des traits dans son visage, ou plutôt des animations de ce visage et des attitudes qui m'attiraient, et d'autres qui me repoussaient, et j'ai balancé somme toute assez longtemps, quand je l'ai vue dans ce café rue Oberkampf et plus généralement pendant le début de notre relation jusqu'à la Géorgie, face à deux visages, un qui me plaisait et l'autre non. C'est elle aussi qui d'emblée était double, voulant coucher chez moi mais pas avec moi, m'embrassant en répétant 'ça n'engage à rien,' m'allumant pire qu'une Latino pour refuser que je lui touche le sexe...

Dans le même temps, peut-être après cette première nuit, et avant qu'elle ne vienne à l'hôtel, Drako m'apprend qu'elle a couché avec son ami Stéphane, homme à femmes, à qui il l'avait présentée quelques jours plus tôt. Aussi, ses baisers insistants, envahissants, étouffants par exemple à la terrasse du café ce premier matin, je me demande d'où ils viennent, à qui ils s'adressent et dans quel état en fait la fille se trouve. Je me demande si elle est sincère, entière, s'il n'y a pas une part importante de vie ou de personnalité cachées. Quelque chose en elle que je n'arrive pas à voir mais qui me déplaît profondément.

L'affaire avec Stéphane en est assez emblématique, et

me reste en travers de la gorge. Alors qu'à moi elle me fait le coup du 'tu passes pas en dessous du collant, ou de la jupe' alors qu'elle me chauffe comme c'est justement permis que s'il y a pénétration après, elle se fait prendre par un étranger qui vient de lui être présenté. Alors qu'avec moi elle joue l'allumeuse sérieuse – ce qui est déjà, en soi, complexe – elle semble open avec le premier venu.

Cette première nuit chez moi est assez bien décrite. Son comportement est plus que déroutant, mais pas frustrant pour moi le soir, je l'accueille dans toute sa dualité, sa complexité, elle veut dormir dans mon lit sans que je la touche, très bien, je ne suis même pas frustré tant ma libido, à cause notamment du Solian et du Deroxat, est basse voire inexistante tant qu'il n'y a pas contact charnel. Au réveil par contre, nos corps se touchent et c'est naturellement que viennent les embrassades et les caresses fiévreuses ponctuées par sa litanie de 'ça n'est pas engageant, ça ne nous engage pas…'

Malgré ses baisers trop insistants à mon goût – et c'est là qu'elle est paradoxale encore - je garde un souvenir délicieux de notre petit déjeuner en terrasse, et de son coup de téléphone pour prendre sa matinée, effaçant d'un revers de la main son top shot job pour rester avec moi. Je me souviens qu'elle me propose que nous retournions nous coucher, à quoi je réponds que je ne m'allongerai plus dans le même lit qu'elle sans lui faire l'amour.

Mélanie surgira une seconde fois à l'hôtel, au milieu de la nuit, au sortir d'une boite, vêtue d'une robe plus colorée et provocante encore que son tailleur gris-métal. La première fois elle avait pu dormir 4 heures avant d'aller bosser, cette fois-ci quand je la congédie parce que les premiers départs descendent il doit être 5 ou 6 heures, elle rentre chez elle, prend une douche, un bain et part jouer la cheftaine dans sa multinationale. Moi qui n'ai plus cette endurance je l'admire, comme sa capacité à séparer les espaces, à s'éclater la nuit, à commander le jour, son endurance et cette énergie folle qu'elle dégage lui confèrent comme une qualité magique qui force mon respect.

    Elle me trouve derrière le desk à éditer des rapports, je suis surpris, à la fois heureux et un peu contrarié – est-ce qu'elle gène mon emploi du temps, est-ce que je la trouve trop envahissante ? - de la voir, on glisse sur les banquettes moelleuses du bar plongé dans la pénombre et après quelques enlaçades fiévreuses je la questionne sur Stéphane. Elle se redresse, on se retrouve de part et d'autre de la petite table ronde. C'est comme si je l'agressais en lui en parlant, elle s'offusque puis, tandis que je lui soumets mes interrogations – qui sait ? Je ne lui dis pas mais peut-être qu'elle baise chaque jour un mec différent pendant qu'elle joue la fille sage avec moi ; toujours pas question de remonter trop haut entre les cuisses – elle change de registre pour prendre celui de la victime, presque de la femme violée ; Stéphane l'a forcée, elle n'a pu résister, c'est un traumatisme, elle le déteste et souhaite ne jamais le revoir… Je ne sais pas si la crois, mais pour la tranquillité de mon esprit je me range à sa version.

    Attiré, repoussé, plutôt attiré quand même par cette femme mystérieuse, éclatante de vie et extrêmement intelligente. Voilà ce dont je me souviens de ce qui précéda notre voyage. Et puis en Géorgie, tout a changé, nous avons fait l'amour, j'ai été séduit tout à fait par une femme calme mais vive, j'ai oublié son double visage et je suis tombé amoureux d'elle.

    La Géorgie fut un rêve, et pas seulement parce que j'étais stone au Valium et au Xanax au point d'inquiéter mon pote, 'qui ne m'avait jamais vu comme ça.' Une station balnéaire, de longues marches avec Mélanie en paréo sur la promenade le long de la mer, des heures sur la plage, regarder le coucher du soleil sous une paillote sur le sable en sirotant des cocktails, les festins offerts par les amis de Drako plus chaleureux que s'ils avaient été nos propres frères, les dîners sur le front de mer en amoureux avec Mélanie, Mélanie…

Mélanie si calme lisant des romans japonais, dans le salon ou sur la plage, Mélanie me réveillant en m'embrassant doucement, les massages de Mélanie, les baisers, la tendresse incessante, la douceur, l'amour de Mélanie. Que je me prends à aimer, qui perd son double visage, qui me manque quand elle n'est pas là, avec qui je sors la nuit nager…

Comme si toutes les barrières étaient tombées, que nous nous aimions d'un amour pur et transparent, dans une complicité totale. Je crois que jamais je n'ai ressenti une si grande fluidité entre une femme et moi que pendant ces dix jours passés dans cette station balnéaire, et que nous étions tous les deux très amoureux.

Elle avait perdu cette énergie en trop qu'elle avait à Paris, ce côté comédienne, allumeuse exubérante, son excès d'intellectualité, oui, elle était devenue – à mes yeux – transparente, vraie, et infiniment aimable dans ce naturel. Elle était calme mais chaleureuse avec tous, reposée, partait nager loin et longtemps. Aimante, prévenante, tendre et douce, elle ne jouait pas. C'était l'harmonie.

Et puis nous avons fait l'amour. Enfin. Avec plaisir, sentiment et intensité.

Dans l'eau, la nuit, elle m'avait laissé glisser quelques doigts en elle, et au retour, dans la cage d'escalier privée d'électricité où elle montait devant moi, je l'arrêtais et la pris violemment, suivant mon instinct, et le sien puisqu'elle aimait la brutalité en amour, et notre premier échange sexuel fut explosif. Comme dans cette salle de bain exiguë où d'abord elle résista, avant de se laisser coller au mur avec des cris étouffés de jouissance. Silencieusement aussi, bougeant sur moi lentement et sans bruit, plaisir tout intérieur dans cet appartement où nous vivions à huit et où la mère était restée, violemment encore, l'appartement vide cette fois, pliée en deux par-dessus la barre du balcon, la nuit, me demandant de la frapper, puis m'implorant de ne plus bouger juste après que j'ai éjaculé, paralysée par son orgasme...

Quatre fois, quatre fois nous avons fait l'amour en Géorgie, je me rappelle de chacune d'elles.

Marcher en tenant sa main sur la promenade ou sur le sable...

Ces dix jours avec elle furent un rêve, à peine émaillé à la fin d'incidents que je négligeais : La veille du retour, dans une salle de billard enfumée, Mélanie enchaînant les bières, riant, se moquant et parlant fort en jouant avec les amis de Drako que j'avais l'impression qu'elle draguait, Mélanie vulgaire, puis le matin du départ Mélanie m'engueulant quand je la réveillais tendrement, Mélanie...

La magie continua chez moi, tôt le matin de retour de CDG, à écouter Franck Sinatra fatigués et amoureux, émerveillés par la vie, puis quelques semaines encore malgré mes défaillances... Réveiller à six heures, diriger sous la douche, aider à se vêtir et nourrir un zombie qui a pris trop de Valiums le soir ne fut certainement pas pour Mélanie une expérience amusante. Et quand j'ai pissé au lit avec Mélanie dedans, pour avoir pris une dose massive de Valiums le soir, et qu'elle a essayé mais n'a pas réussi à me réveiller... Là aussi la magie a continué, je l'ai trouvée le matin sur le canapé, compréhensive, elle connaissait mes troubles psychiques et les difficultés de mon traitement.

D'ailleurs, la bipolarité lui avait parue romantique et tout à fait vivable au début, presque une qualité, par contre, quand elle a constaté à quel point le traitement affectait ma libido... Une fois elle me présente deux copines, nous sommes assis dans un café, et tout à coup elle me glisse à l'oreille : 'Prends-moi dans les toilettes,' mais je ne peux pas, je n'ai aucun désir et il sera difficile de stimuler une érection en si peu de temps...

Frustrée, blessée dans son orgueil de femme, il faut qu'elle comprenne que si je ne la désire pas, et il n'est pas facile de répondre à une femme qui demande dans un taxi, et veut une réponse franche : 'est-ce que tu as envie de moi ?' – 'Non, je n'ai pas envie de toi,' et d'essayer de lui expliquer que ce n'est pas parce qu'elle n'est pas désirable, mais parce que je ne peux moi désirer personne. Il nous restait les soirées suaves, que j'ai décrites plus haut, et le sexe sous les draps, excité par le contact de son corps.

Je l'ai présentée à mes potes, elle s'est bien intégrée, à l'aise, elle a parlé à tout le monde, j'étais bien, parmi eux, avec elle.

Dîner avec un couple d'ami, la copine de mon pote vante la beauté et la poésie de Bombay, et Mélanie la recadre en lui rappelant que la première chose qu'on voit le matin ce sont les camions qui enlèvent les cadavres. J'adore Mélanie. Elle est allée en Inde plusieurs fois, elle m'en parle, j'apprends, entre nous c'est fort et lumineux.

Et puis elle a lu.

Un soir elle est rentrée avant moi, elle avait ma clef, a fouillé les documents de mon ordinateur et lu les passages du journal copié plus haut, Elisa Steele, notre rencontre, ses visites à l'hôtel... Et elle a craqué. Ou alors c'était un prétexte, parce que finalement elle ne supportait plus les symptômes des paragraphes précédents. Quoi qu'il en soit, ce fut un coup de tonnerre, les nuages noirs s'accumulèrent, elle me reprochait à la fois la crudité du récit de mes ébats avec Elisa, ('je n'aurais jamais imaginé que tu parles d'une femme comme ça,') mon éblouissement à son sujet contrastant avec la tiédeur du récit de la rencontre avec la Mélanie à la fois attirante et repoussante, et surtout le 'pas moyen de lui toucher la chatte...'

Et la foudre frappa à Lisbonne.

Elle y fut hideuse, une sorcière, l'inverse de la Mélanie Géorgienne.

Ça a commencé le matin.

Elle était souvent de mauvaise humeur le matin. Irascible à m'envoyer chier dans l'appartement. Au volant, roulant trop vite et brusquement, d'une vulgarité et d'une violence insensée elle insultait les conducteurs qu'elle dépassait.

A l'aéroport, elle fut exaspérée parce qu'une plaquette de Valium avait fait sonner le détecteur de métal. Dans la salle d'attente, hostile, impossible de l'embrasser ou de la toucher depuis le matin, elle voit mon livre du Dalaï Lama et d'une grimace méprisante grince : 'J'en ai lu un dans les chiottes d'un mec que j'aimais pas...'

On arrive à Lisbonne, à l'hôtel les lits sont faits en twin, elle dit que c'est très bien, on s'installe et on se balade, et elle recommence à me prendre la tête avec ce que j'ai écrit sur Elisa Steele, des heures, à quel point ça l'a choquée, à quel point c'est inacceptable, j'essaie de lui parler de l'écriture, de Miller même, mais en vain, elle ne démord pas de son dégoût et de son agressivité, et puis elle passe à ce que j'ai écrit sur elle, je lui explique que je ne la connaissais pas, que c'était avant la Géorgie, en vain.

On voit des belles choses pendant notre week-end à Lisbonne, on a des instants de grâce et on fait même l'amour une fois, mais Mélanie est détestable. Elle me trouve trop féminin, n'aime pas ma façon de dire : 'Le chien ! Le chat !' quand j'en croise, elle est dégoûtée que je les caresse, quand je veux l'embrasser elle se détourne, me repousse, parle d'incompatibilités de caractères qu'elle n'avait jamais abordées avant, de ses doutes de pouvoir mener une relation de front avec sa carrière, et quand ma carte bleue ne marche pas parce qu'elle n'est pas internationale elle se montre encore une fois extrêmement agressive, cynique, bref….

Elle me traite comme un chien et montre un visage détestable, extrêmement surprenant. J'ai croisé Stéphane il y a peu, Stéphane que je n'avais pas vu depuis des années. Juste quand j'écris Mélanie. On parle d'elle. Avec sa finesse habituelle : 'On est copains de chatte ! T'as touché le bord ? Je suis passé avant toi…' Il dit être resté deux ou trois semaines avec elle, et, chose surprenante, la garde en grande estime, mais ce qui m'intéresse c'est qu'il me dit qu'elle a 'un vrai talent de comédienne.' Et c'est vrai. J'ai pu le voir entre Paris, la Géorgie et Lisbonne. J'aurais pu m'en douter en voyant toutes les facettes du personnage.

Jouait-elle la comédie en Géorgie, m'a-t-elle montré son véritable visage à Lisbonne ? Je ne crois pas, je crois qu'elle a surtout joué la comédie à Paris. A Lisbonne qu'est-ce qui s'est passé ? Jouait-elle un jeu pour que je la quitte ? Sinon quelle était la véritable source de son exaspération ? Quoi qu'il en soit, c'est allé crescendo…

Le jour du retour, on prend le taxi pour l'aéroport, je sais que j'ai perdu mon cuir, celui que Manu m'a offert une Saint Valentin, et auquel je tiens le plus au monde, mais bon, je ne suis pas attaché aux choses matérielles alors le taxi roule et là Mélanie me demande sèchement : 'T'as ton billet ?' et je me rappelle qu'il est dans mon cuir... Le taxi fait demi-tour, je le récupère à l'hôtel et elle me fait un scandale ; elle me hait, me tance puis fixe la vitre le visage tourné loin de moi, et rejette violemment une main qui s'aventurait vers son visage.

Puis, dans l'aéroport elle recommence : 'Et si t'avais oublié ton billet !? Hein !? Qu'est-ce qu'on aurait fait !? Avec ta carte qui marche pas !' Dans la file d'attente je veux l'embrasser mais elle me repousse.

Je dors pendant le vol.

A CDG, en attendant nos bagages nous sortons fumer une cigarette. Ça s'était déjà dégradé pendant les semaines précédant le voyage, j'avais à nouveau vu plusieurs visages de Mélanie, dont certains agressifs. Je lui dis que je la quitte. Abruptement. Prise de court, elle est estomaquée. 'Personne ne me traite comme ça Mélanie. Personne. Surtout pas la femme que j'aime.'

Ça se passe bien, on reste cool, elle me raccompagne en voiture, je lui rembourse l'argent que je lui dois, elle veut même me dire au revoir en m'embrassant sur la bouche, je refuse.

On reste en bons termes, on continue à se voir deux ou trois fois par mois, en amis, sans se prendre la tête, en causant agréablement de tout et de rien. Nous n'avons pas de rancœur l'un envers l'autre. Nous sommes toujours attirés l'un par l'autre. Mais quelque chose ne va pas quand nous sommes amants, on ne sait pas exactement quoi, on n'en parle pas, on jouit simplement du plaisir de se voir sans aborder cet amour enterré. Parfois on a envie de s'embrasser, on ne le fait pas, et une fois, à la sortie de Mercerie, rue Oberkampf, elle me propose de dormir chez elle. Sur un malentendu, je crois qu'elle me propose encore de dormir dans le même lit sans faire l'amour, je refuse, quelques jours plus tard elle me dira qu'elle voulait faire l'amour avec moi. Je ne sais pas, peut-être que j'ai laissé filer quelque chose.

Je garde d'elle le rêve de la Géorgie, quand nous étions si harmonieux, quand elle était si douce et si aimante. Le rêve... Et le souvenir d'une femme mystérieuse d'une intelligence, d'une densité et d'une diversité extraordinaire, immense.

www.ingramcontent.com/pod-product-compliance
Lightning Source LLC
Chambersburg PA
CBHW031602210526
45464CB00004B/1393